U0244261

胃切除术后消化道重建

名誉主编　郝希山

主　　编　梁寒　李勇

人民卫生出版社

图书在版编目（CIP）数据

胃切除术后消化道重建/梁寒,李勇主编.—北京：
人民卫生出版社,2019
ISBN 978-7-117-27907-9

Ⅰ.①胃…　Ⅱ.①梁…②李…　Ⅲ.①胃切除②消化
道-修复术　Ⅳ.①R656

中国版本图书馆 CIP 数据核字（2019）第 009290 号

人卫智网	www.ipmph.com	医学教育、学术、考试、健康，
		购书智慧智能综合服务平台
人卫官网	www.pmph.com	人卫官方资讯发布平台

胃切除术后消化道重建

主　　编：梁寒　　李勇
出版发行：人民卫生出版社（中继线 010-59780011）
地　　址：北京市朝阳区潘家园南里 19 号
邮　　编：100021
E - mail：pmph @ pmph.com
购书热线：010-59787592　010-59787584　010-65264830
印　　刷：三河市宏达印刷有限公司（胜利）
经　　销：新华书店
开　　本：787×1092　1/16　印张：16
字　　数：389 千字
版　　次：2019 年 3 月第 1 版　2019 年 3 月第 1 版第 1 次印刷
标准书号：ISBN 978-7-117-27907-9
定　　价：168.00 元
打击盗版举报电话：010-59787491　E-mail：WQ @ pmph.com
（凡属印装质量问题请与本社市场营销中心联系退换）

编　者（以姓氏汉语拼音为序）

边识博　中国人民解放军第一医学中心普通外科
曹　晖　上海交通大学附属仁济医院普通外科
崔　明　北京大学肿瘤医院胃肠肿瘤微创外科
崔建新　中国人民解放军第一医学中心普通外科
陈　凛　中国人民解放军第一医学中心普通外科
陈　韬　南方医科大学南方医院普通外科
丁学伟　天津医科大学肿瘤医院胃部肿瘤科
樊跃平　首都医科大学附属北京世纪坛医院胃肠外科
胡　祥　大连医科大学第一附属医院普通外科
季加孚　北京大学肿瘤医院胃肠肿瘤外科
李　勇　河北医科大学第四医院胃肠肿瘤科
李国新　南方医科大学南方医院普通外科
李双喜　北京大学肿瘤医院胃肠肿瘤外科
李子禹　北京大学肿瘤医院胃肠肿瘤外科
梁　寒　天津医科大学肿瘤医院胃部肿瘤科
刘　奔　天津医科大学生理学教研室
潘　源　天津医科大学肿瘤医院胃部肿瘤科
饶本强　首都医科大学附属北京世纪坛医院胃肠外科
石汉平　首都医科大学附属北京世纪坛医院胃肠外科
苏向前　北京大学肿瘤医院胃肠肿瘤微创外科
田　园　河北医科大学肿瘤医院胃肠肿瘤科
王晓娜　天津医科大学肿瘤医院胃部肿瘤科
邢加迪　北京大学肿瘤医院胃肠肿瘤微创外科
薛英威　哈尔滨医科大学附属肿瘤医院胃部肿瘤科
徐泽宽　南京医科大学第一附属医院普外科
徐淑梅　天津医科大学生理学教研室
姚震旦　北京大学肿瘤医院胃肠肿瘤微创外科
杨　宏　北京大学肿瘤医院胃肠肿瘤微创外科
杨　力　南京医科大学第一附属医院普外科
严　超　上海交通大学医学院附属瑞金医院胃肠外科
燕　敏　上海交通大学医学院附属瑞金医院胃肠外科
朱正纲　上海交通大学医学院附属瑞金医院胃肠外科
于雪峰　哈尔滨医科大学肿瘤医院胃部肿瘤科
赵　群　河北医科大学肿瘤医院胃肠肿瘤科
赵恩昊　上海交通大学医学院附属仁济医院普通外科
张成海　北京大学肿瘤医院胃肠肿瘤微创外科

主编简介

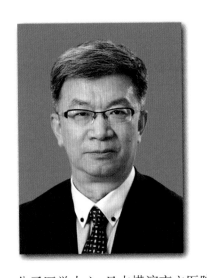

梁寒，男，主任医师，教授，博士后导师。1985 年毕业于天津医学院医疗系，师从我国著名的胃肠外科大家、中国工程院院士郝希山教授。现任天津医科大学肿瘤医院胃部肿瘤科主任、中国抗癌协会胃癌专业委员会候任主任委员、中华医学会肿瘤学分会胃肠外科学组副组长、中国医师协会肿瘤外科专业委员会候任主任委员、中国临床肿瘤学会（CSCO）胃癌专家委员会副主任委员、中国抗癌协会胃肠间质瘤专业委员会副主任委员、广州医科大学南山学者杰出人才特聘教授。此外，还兼任 6 个国家级学会专业委员会常委，同时担任《中华胃肠外科杂志》《中国实用外科杂志》等 10 余本杂志的编委。

曾先后在瑞士圣加仑州立医院、德国洪堡大学 MDZ 分子医学中心、日本横滨市立医院、美国 MD 安德森肿瘤中心、美国哈佛大学 Beth Israel Deaconess 医学中心进修学习或接受短期培训。曾参加北京外语学院歌德德语学院"德语中级班"和清华大学"医疗品质持续改进高级研修班"及美国哈佛大学"高年资肿瘤科主任继教项目"并获结业证书。从事胃肠肿瘤外科 33 年，专注胃癌外科及综合治疗 20 年。在国内较早开展了胃癌的标准、扩大根治术。对胃周淋巴结转移规律以及淋巴结转移与患者预后关系有深入研究。长期专注于胃癌手术消化道重建的临床研究。作为专家组核心成员，全程参与了全国胃癌规范手术巡讲工作。成功举办了 4 届中日韩胃癌天津高峰论坛。发表科研论文 350 余篇，以主编、主译出版专著、译著 6 部。其中包括国内第一部以开放手术野照片为主要内容的《胃癌根治手术写真》。与北京大学肿瘤医院等单位合作，"胃癌综合防治体系关键技术的创立及其应用"先后获得国家科技进步二等奖、教育部一等奖和中华医学会一等奖。

主编简介

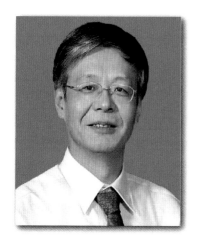

李勇,男,主任医师、博士生导师。河北医科大学第四医院前副院长、河北省肿瘤研究所前副所长、外三科主任。普通外科、肿瘤学科国家临床重点专科学科带头人。普通外科河北省医学重点学科带头人。获评卫生部(现为国家卫生健康委员会)有突出贡献中青年专家、国务院政府特殊津贴专家、河北省省管优秀专家、河北省突出贡献中青年专家、全国及河北省优秀科技工作者、全国优秀教师、全国优秀医生、河北省杰出专业技术人才、河北省医德医风标兵等荣誉称号。

中国抗癌协会肿瘤营养与支持治疗专业委员会常务委员、中国医师协会肿瘤防治规范化培训工作委员会常务委员、中国医师协会肿瘤外科医师分会常务委员、中国医师协会肿瘤 MDT 专业委员会常务委员、中国抗癌协会胃癌专业委员会委员、中国医师协会外科分会委员、中国医学营养整合联盟副理事长、吴阶平医学基金会营养学部副主任委员等。

从事普通外科及肿瘤外科医疗、教学、科研工作 35 年,重点从事胃肠道恶性肿瘤、外科急腹症及营养支持方面的临床与基础研究。发表论文 358 篇,其中 SCI 论文 56 篇;主编、参编专著 14 部;国家专利 2 项。获省部级科技进步一、二、三等奖 12 项、河北省教学成果一等奖 1 项、市厅级奖励 18 项。承担各级科研课题 44 项。培养硕士、博士研究生 256 名、博士后研究生 1 名。

序 一

胃癌是我国最常见的恶性肿瘤之一,其发病率居高不下。由于缺乏有效的普查机制,我国临床收治的胃癌病例绝大多数为进展期。经过几代人的不懈努力,我国胃癌防治工作取得了长足的进步。虽然近年来化疗、靶向和免疫治疗均取得了长足的进步,但是手术治疗仍然是胃癌治疗不可动摇的基石。作为人体重要的消化器官,胃切除特别是全胃切除会造成术后系列并发症,甚至严重影响患者的生活质量。

天津医科大学肿瘤医院在过去的20余年致力于胃切除术后消化道重建的临床和基础研究,也取得了一些成果。其中"全胃切除连续间置空肠术的临床及基础研究"获得国家科技进步二等奖。近年来由于外科技术及器械的进步,腹腔镜、机器人等微创手术技术取得了日新月异的进步。随着微创技术的蓬勃发展,消化道重建越来越受到临床医生的重视。有鉴于此,梁寒教授、李勇教授组织全国10余家单位的30余位中青年专家历时3年共同编写了《胃切除术后消化道重建》一书。作者均是近年来活跃在国内胃癌外科领域的著名学者,均对消化道重建的不同方法有独到见解,并作出了突出贡献。本书内容详实,涵盖了开放手术、腹腔镜手术及机器人手术,近端、远端、全胃以及保留幽门胃切除等不同消化道重建术式。本书最突出的特点是每一种重建术式均配以手术野高清照片及示意图,从而使读者更直观地理解手术操作要点,是一本不可多得的有关胃切除后消化道重建的专著。

相信该书的出版,一定能为从事胃癌外科的专科医师及广大基层胃肠外科医师的临床工作提供有益参考,为提高我国胃癌外科治疗水平,改善胃癌患者术后生活质量作出贡献。

中国工程院院士

中国抗癌协会名誉理事长

天津市肿瘤研究所所长

天津医科大学名誉校长

序　二

国家癌症中心 2014 年的数据显示,胃癌是我国男性发病第 2 位、女性第 4 位的最常见恶性肿瘤。中、日、韩三国同处胃癌高发区,但是与日、韩相比,我国临床诊断的胃癌病例中进展期占绝大多数,据中国胃肠外科联盟 2014—2016 年统计的数据,我国临床收治的胃癌病例早期胃癌占 22%,局部进展期胃癌占 70%。因此胃癌的治疗仍然需要以手术为主的综合治疗模式。过去的 10 年中,中国抗癌协会胃癌专业委员会联合中华医学会胃肠学组在全国开展胃癌规范化手术巡讲,特别是近年来随着腹腔镜技术的逐渐普及,使我国胃癌外科治疗水平取得了长足进步,也得到了包括日、韩在内国际同行的高度认可。2017 年 6 月在北京召开的第 12 届国际胃癌大会,向世界展示了中国医生在胃癌防治方面所作的贡献。

作为重要的消化器官,胃切除术对患者的营养吸收影响显著,100 年来外科医生对消化道重建方法的探索从未停止,但是仍然没有公认的最佳方法。特别是基层医生,由于不能正确选择恰当的重建术式,造成部分患者术后生活质量降低,甚至直接影响术后治疗方案的实施。此外,近年来随着腹腔镜、机器人辅助胃癌手术的广泛应用,微创时代消化道重建又是临床医生面临的新问题。作为中国抗癌协会胃癌专业委员会的候任主任委员,梁寒教授的团队在郝希山院士的指导下,长期致力于胃癌术后消化道重建的临床研究,取得了很多研究成果。

基于我国胃癌外科治疗的现状,梁寒、李勇教授率全国 30 余位活跃在临床一线的中青年专家共同编写了《胃切除术后消化道重建》一书,是对我国近年来消化道重建临床工作的高度总结,同时也向读者介绍了在日本广泛开展的保留幽门的胃切除术和近端胃切除术后双浆肌层瓣重建等新术式。全书配有大量的手术术野照片和示意图,为读者正确理解手术操作要点提供了便利。该书的出版也填补了我国胃癌专业书籍在消化道重建方面的空白,为广大胃癌外科医师提供了一部优秀的参考书。

国际胃癌协会主席

中国抗癌协会副理事长

北京大学肿瘤医院院长

北京市肿瘤防治研究所所长

中国抗癌协会胃癌专业委员会前任主任委员

前　言

　　胃癌是世界范围内高发的恶性疾病,中国每年新诊断的胃癌病例约50万例,占全球病例的50%。伴随循证医学、个体化治疗及精准医学的浪潮,胃癌治疗的精细化管理已经成为共识。在保障根治性手术的前提下,微创外科风起云涌,手术适应证在不断扩大。在使患者获得更长期生存的前提下,患者的生存质量也引起临床医师的重视。此外,随着对胃肠间质瘤生物学机制的深入了解,胃肠间质瘤手术原则是兼顾了R0切除和保留胃功能并重。胃是人体最重要的消化器官之一,特别是对采取全胃切除术的患者,术后消化道症状及吸收不良的并发症严重影响患者的生活质量,甚至直接影响患者后续治疗措施的实施。REGATTA研究的亚组分析显示,对于不能达到根治目的的全胃切除患者,由于术后消化吸收功能严重受损,化疗的耐受性极差,平均仅能接受3个疗程的化疗。而接受远端胃切术的患者,由于手术对其消化吸收影响较小,因此可以接受平均6个疗程的化疗,与单纯化疗患者比较,有生存获益趋势。最近10余年有关改善患者生活质量的术式相继问世,受到越来越多临床医师的关注并应用于临床。例如保留幽门的远端胃切除术、保留迷走神经的胃切除术、近端胃切除术后双通路消化道重建、近端胃切除术后浆肌层瓣食管残胃吻合、空肠贮袋在消化道重建中的应用等。此外,随着微创外科腹腔镜机器人辅助胃切除手术的普遍开展,适用于微创外科的消化道重建术式不断涌现、论证、改进。例如腹腔镜下远端胃切除术后三角吻合,uncut-Roux-en-Y消化道重建等。

　　文献报道的胃切除术后消化道重建术式五花八门,但是缺乏公认的最佳消化道重建术式,因此使得手术医师,特别是基层的胃肠外科医师无所适从。笔者注意到,除了2005年日本医学图书出版株式会社曾出版过一本《胃切除后再建术式》以外,市场上缺乏一本专门针对这一主题的专著。笔者基于20余年的临床经验,邀请国内10余个单位30余位相关中青年专家历时3年共同编写了本书。本书既重点介绍了经典的传统重建术式,也将近年来出现的流行术式向读者逐一介绍,全书有大量的手术照片及重建示意图,帮助读者直观了解重建的具体步骤。初衷是为了向读者全面描述胃切除术后消化道重建的全貌,以便读者根据自己的理解、自己的经验结合所在医疗机构的条件,选择最适合患者的术式。本书部分插图(标注)由天津市儿童医院刘薇院长绘制,在此表示衷心感谢。由于作者的水平及经验有限,在编写过程中难免出现疏漏谬误,有不当之处还望广大读者批评指正,不吝赐教,以共同提高我国胃癌外科治疗水平,改善患者的生活质量。

梁寒　李勇

2018年3月

目　　录

第一章

迷走神经生理解剖

第一节 概 述

胃肠运动的主要生理功能是通过对食物进行消化和吸收来摄取营养物质,为机体完成各种生理功能、从事劳动及维持体温的能量来源,为生长发育、生殖和修复不断破坏的组织(组织自我更新)提供物质基础,并将消化后的食物残渣等以粪便的形式由肛门排出体外。胃肠的功能活动是在神经体液的调节下进行的。

神经系统分为位于颅腔内和椎管内的中枢神经系统(central nervous system)以及与脑和脊髓相连的周围神经系统(peripheral nervous system)。周围神经又可分为躯体神经(somatic nerves)和内脏神经(visceral nerves)。躯体神经分布于体表、黏膜、骨、关节和骨骼肌;内脏神经分布到内脏、心血管、平滑肌和腺体。根据其功能又分为感觉神经(sensory nerves)和运动神经(motor nerves),感觉神经将神经冲动自感受器传向中枢,故又称传入神经(afferent nerves);运动神经是将神经冲动自中枢传向周围,故又称传出神经(efferent nerves)。内脏神经中的传出神经即内脏运动神经(visceral motor nerves)支配的心肌、平滑肌和腺体的活动不受人的主观意志控制,故有时又称自主神经系统(autonomic nervous system),它们又可分为交感神经和副交感神经。

神经系统对胃肠功能调节有三个层次:第一层次是中枢神经系统,包括从大脑皮层到脊髓各级胃肠运动调控中枢,接受体内、外环境传入信息,经整合后由自主神经系统和神经-内分泌系统将调节信息传出。第二层次是自主神经系统,它是中枢神经系统与肠神经系统之间的桥梁,主要由交感神经和副交感神经构成。自主神经系统接受神经中枢的调控信息,传出信息一方面直接支配平滑肌运动和腺体分泌,另一方面和肠神经形成联系,再由后者支配胃肠道内效应器。另外,自主神经系统本身也具有传入的神经纤维,接受来自包括胃肠道在内的内脏感受器的信息,形成完整的反射活动。第三层次是位于胃肠壁内的肠神经系统,该系统本身具有完整的神经调控网络,既包括感觉神经元和中间神经元,也包括支配效应器的运动和分泌神经元,能独立形成神经反射,同时,它们也受到外来神经(交感和副交感神经)纤维的支配。肠神经系统分两类:位于纵行肌与环行肌之间的为肌间神经丛(myenteric plexus),而位于黏膜层与环行肌层之间的为黏膜下神经丛(submucosal plexus)。前者主要与胃肠运动有关,后者主要与胃肠分泌和吸收有关。

在消化道中口腔、咽、食管上端和肛门外括约肌是骨骼肌,受躯体神经支配,其余部分都由平滑肌所组成,受自主神经支配。

第二节　胃肠道的自主神经支配

一、胃肠道的副交感神经分布

副交感神经(parasympathetic nerve)的低级中枢位于脑干的一般内脏运动核和脊髓 S2~S4 节段灰质的骶副交感核,由这些核的细胞发出的纤维为节前纤维。副交感神经的节前纤维随迷走神经或盆神经至胃肠的壁内神经节交换神经元,与壁内神经元形成突触,然后发出节后纤维支配胃肠道的平滑肌细胞、腺细胞和上皮细胞。

1. 迷走神经　迷走神经是第十对脑神经,在所有脑神经中,其走行最长,分布最广,末梢弥漫分布腹腔、胸腔内,不易区分,故得名"迷走"神经。迷走神经的成分也很复杂,包含多种神经纤维,主要有:一般内脏运动纤维、特殊内脏运动纤维、一般内脏感觉纤维和一般躯体感觉纤维(图 1-1)。其副交感成分通常仅指支配内脏器官的传出纤维,不包括内脏感觉传入纤维。

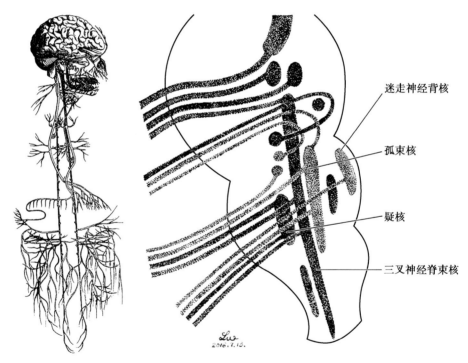

图 1-1　迷走神经的纤维成分(由背核发出的纤维为副交感神经纤维)

随迷走神经走行的副交感节前纤维(一般内脏运动纤维),由延髓的迷走神经背核发出,在舌咽神经稍后方经颈静脉孔出颅。出颅后,迷走神经在颈部的颈动脉鞘内下行,于颈内静脉与颈内动脉或颈总动脉之间的后方至颈根部,经胸廓上口入胸腔。左迷走神经在颈总动脉与左锁骨下动脉间,越过主动脉弓前方,经左肺根的后方至食管前面分散成若干细支,构成左肺丛和食管前丛,在食管下端延续为迷走神经前干。右迷走神经过锁骨下动脉前方,沿气管右侧下行,经右肺根后方达食管后面,分支构成右肺丛和食管后丛,向下延为迷走后干。迷走前、后干再向下与食管一起穿膈肌的食管裂孔进入腹腔，分布于胃前、后壁，其终支为腹腔支，参加腹腔丛（图 1-2）。迷走神经在颅、胸和腹部发出许多分支，其中较重要的分支有：

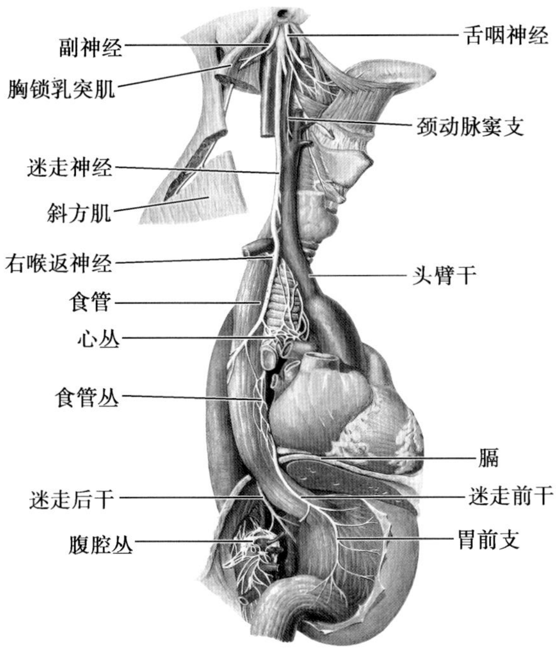
副神经
胸锁乳突肌
迷走神经
斜方肌
右喉返神经
食管
心丛
食管丛
迷走后干
腹腔丛
舌咽神经
颈动脉窦支
头臂干
膈
迷走前干
胃前支

图 1-2　迷走神经走行

（1）颈部的分支

1）喉上神经：起自下神经节，在颈内动脉内侧下行，在舌骨大角处分为内、外支。外支支配环甲肌。内支与喉上动脉一同穿甲状舌骨膜入喉，分布于声门裂以上的喉黏膜以及会厌、舌根等。

2）颈心支：有上、下两支，下行入胸腔与交感神经一起构成心丛。上支有一分支为主动脉神经或减压神经，分布至主动脉弓壁内，感受压力和化学刺激。

（2）胸部的分支

1）喉返神经：右迷走神经走行至右锁骨下动脉前方处发出右喉返神经，并勾绕此动脉，返回至颈部。左喉返神经在左迷走神经经过主动脉弓前方处发出，并绕主动脉弓下方，返回至颈部。在颈部，两侧的喉返神经均上行于气管与食管之间的沟内，至甲状腺侧叶深面、环甲关节后方进入喉内称为喉下神经，分数支分布于喉部。其运动纤维支配除环甲肌以外所有的喉肌，感觉纤维分布至声门裂以下的喉黏膜。喉返神经在行程中发出心支、支气管支和食管支，分别参加心丛、肺丛和食管丛。

2）支气管支和食管支：此两支均为左、右迷走神经在胸部发出的小分支，与交感神经的分支共同构成肺丛和食管丛，再由神经丛发出细支至气管、肺及食管，除支配平滑肌和腺体外，也具有传导脏器和胸膜的感觉纤维。

（3）腹腔的分支：进入腹腔后，迷走神经前干在胃贲门前方附近分为胃前支和肝支；迷走神经后干在胃贲门后方附近分为胃后支和腹腔支（图 1-3）。

1）胃前支：在小网膜内沿胃小弯向右行，沿途发出贲门支和 3~4 条胃前壁支分布于胃前壁，其终支以“鸦爪”形分支分布于幽门部前壁及十二指肠上部。

2）肝支：迷走神经前干分出后向右行进入小网膜内，随肝固有动脉走行，分支与交感神经分支一起构成肝丛，分布于肝、胆囊等处。

3）胃后支：由迷走后干在贲门附近发出，沿胃小弯的后面向右行，沿途发出胃底支和 3~4 条胃后壁支分布于胃后壁。终支以类似“鸦爪”形分布于幽门部后壁。

4）腹腔支：为迷走神经后干的最大分支，行向后下方，与交感神经一起构成腹腔丛。由腹腔丛发出的分支会跟随腹腔干、肠系膜上动脉和肾动脉及其动脉分支分布于脾、小肠、盲肠、结肠、横结肠、肝、胰和肾等大部分腹腔脏器。

迷走神经主干损伤所致内脏活动障碍的主要表现为脉速、心悸、恶心、呕吐、呼吸深慢和

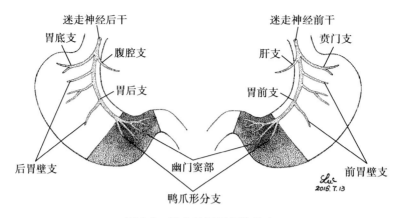

图 1-3　迷走神经胃部的分支

窒息等。由于咽喉感觉障碍和肌肉瘫痪,可出现声音嘶哑、语言困难,发呛、吞咽障碍、软腭瘫痪及腭垂偏向患侧等。

2. 盆神经　节前纤维由脊髓 S2~S4 节段的骶副交感核发出,随骶神经出骶前孔,而后从骶神经分出组成盆内脏神经(pelvic splanchnic nerves)加入盆丛。与交感神经纤维一起行走至盆内脏器,在脏器附近或脏器壁内的副交感神经节交换神经元,节后纤维支配结肠左曲以下的消化管和盆腔脏器(图 1-4)。

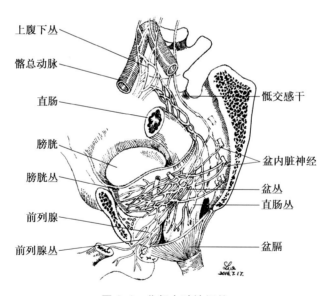

图 1-4　盆部内脏神经丛

3. 面神经和舌咽神经中的副交感纤维　随面神经走行的副交感神经节前纤维,由脑桥的上泌涎核发出,部分节前纤维经鼓索加入舌神经,至颌下神经节换神经元,节后纤维分布于颌下腺和舌下腺。

随舌咽神经走行的副交感节前纤维,由延髓的下泌涎核发出,在耳神经节换神经元,节后纤维经耳颞神经分布于腮腺。

4. 其他 支配食管上端骨骼肌的迷走神经来自延髓疑核,直接终止于肌纤维而无中介的突触。支配食管平滑肌的迷走神经来自延髓背核,颈部食管由胸部迷走神经发出的喉返神经支配,胸部食管由胸部迷走神经形成的食管丛支配。

二、胃肠道的交感神经支配

支配胃肠道的交感神经(sympathetic nerve)节前纤维起源于脊髓的第 5 胸节段至第 3 腰节段(T5~L3)的灰质侧柱的中间外侧核(图 1-5),经脊神经前根、脊神经、白交通支进入交感干内,并穿过椎旁交感神经节经内脏神经在椎前神经节内形成突触。

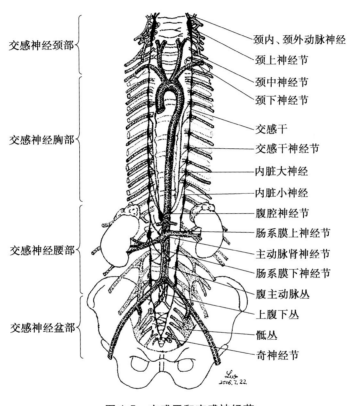

图 1-5 交感干和交感神经节

椎前神经节包括腹腔神经节、肠系膜上神经节、肠系膜下神经节及主动脉肾神经节等。胸交感干位于肋骨小头的前方,每侧有 10~12 个(以 11 个最为多见)。腰部交感干约有 4 对,位于腰椎体前外侧与腰大肌内侧缘之间。由穿过第 5 或第 6~9 胸交感干神经节的节前纤维组成内脏大神经,向前下方行走中合成一干,并沿椎体前面倾斜下降,穿过膈脚,主要终于腹腔神经节、肠系膜上神经节。由穿过第 10~12 胸交感干神经节的节前纤维组成内脏小神经,下行穿过膈脚,主要终于主动脉肾神经节。由腹腔神经节、肠系膜上神经节、主动脉肾神经节等发出的节后纤维,分布至肝、脾、肾等实质性脏器和结肠左曲以上的消化管(图 1-6)。由穿过腰神经节的节前纤维组成的腰内脏神经终于肠系膜下神经节,交换神经元后节后纤维分布至结肠左曲以下的消化道。

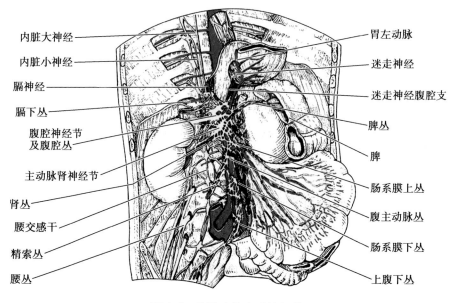

内脏大神经
内脏小神经
膈神经
膈下丛
腹腔神经节
及腹腔丛
主动脉肾神经节
肾丛
腰交感干
精索丛
腰丛

胃左动脉
迷走神经
迷走神经腹腔支
脾丛
脾
肠系膜上丛
腹主动脉丛
肠系膜下丛
上腹下丛

图 1-6 腹腔内的内脏神经丛

三、交感和副交感神经系统的递质和受体

支配胃肠道的副交感神经(迷走神经和盆神经)大多数节后纤维末梢释放的递质为乙酰胆碱,与胆碱能 M 受体结合,使消化腺分泌增加,胃肠运动增加,括约肌舒张,加快胃肠内容物推进的速度,并促进胃肠激素的释放。在正常情况下,到胃肠去的副交感神经具有一定的紧张性,即经常发出低频率的传出冲动以升高胃肠壁的张力,加强胃肠运动。

副交感神经的传出纤维不全是兴奋性的,其中尚有一部分是抑制性的纤维,末梢释放的递质为肽类物质,如血管活性肠肽、P 物质、脑啡肽和生长抑素等,故此类神经称为肽能神经(peptidergic nerve),其作用与平滑肌和血管的舒张活动有关,如在胃的容受性舒张过程中起调节作用。

支配胃肠道的交感神经节后纤维末梢释放去甲肾上腺素,与肾上腺素能受体(α 受体和β 受体)结合,可抑制神经元的兴奋活动,抑制胃肠道的各项运动和消化液的分泌,抑制由迷走神经或壁内神经丛所引起的反射弧运动(如扩张小肠反射性引起肠蠕动时,若传来交感神经冲动,蠕动便受到抑制),但可使胃肠道括约肌收缩。

与支配消化道的交感神经和副交感神经伴行的还有传入的感觉纤维,可以接受消化道各种感受器的各类信息,以引起饥、渴、饱、胀、便意、恶心和疼痛等感觉,从而反射性地引起消化活动的改变。

第三节 肠神经系统

从食管中段起至直肠为止的绝大部分消化管壁内,含有内在的神经结构,称为内在神经丛(intrinsic nerve),又称肠神经系统(enteric nervous system,ENS)或壁内神经丛(图 1-7)。

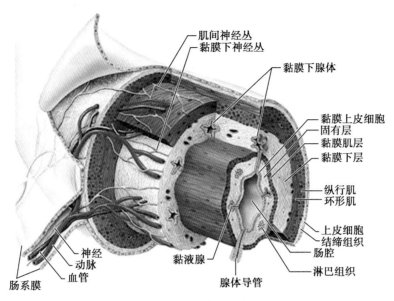

图 1-7　肠神经系统

　　壁内神经丛分两类:位于纵行肌与环行肌之间的称为肌间神经丛(myenteric plexus),而位于黏膜层与环行肌层之间的称为黏膜下神经丛(submucosal plexus)。这些神经丛是由大量神经节细胞和无数神经纤维构成,神经纤维中含有进入壁内的外来神经(交感和副交感神经)纤维和内在神经纤维(壁内神经丛中神经节细胞的突起),内在神经纤维在丛内延伸几厘米,它们可与同一个神经节或较远的神经节细胞形成突触,进而将壁内神经节连接在一起。

一、肌间神经丛

　　肌间神经丛也称欧氏神经丛(Auerbach's plexus),位于胃肠道管壁外肌层的环行肌和纵行肌之间,肌间神经丛的兴奋性神经元以乙酰胆碱和 P 物质为递质,抑制性神经元以血管活性肠肽和一氧化氮为递质,主要调节消化道运动。

二、黏膜下神经丛

　　黏膜下神经丛的运动神经元释放乙酰胆碱和血管活性肠肽,主要调节胃肠道分泌和局部血流量。

　　肠神经系统中神经元数量在人类约为 1 亿个,按其功能不同分为感觉神经元、运动神经元、分泌神经元和中间神经元。肠神经系统的神经元可以合成和释放多种神经递质和调质(表 1-1),具有复杂多样的反射通路与回路网络。从而形成一个完整的相对独立的调节结构,可完成局部反射,即食物对消化管壁的机械或化学刺激,可局部地通过壁内神经丛引起消化腺的分泌和消化管的运动。在正常情况下,外来神经对内在神经丛具有调制作用,当切断消化管道外来神经,由壁内神经丛产生的局部反射仍可出现(图 1-8)。

　　肠神经系统中的神经递质或调质如表 1-1 所示:

表 1-1 肠神经系统中具有或可能具有神经递质功能的物质

物　　　质	存在的部位和功能
已确认和可能的神经递质	
乙酰胆碱（ACh）	平滑肌、肠上皮细胞、壁细胞、某些内分泌细胞的兴奋性递质及在神经元-神经元突触部位的兴奋性递质
腺苷三磷酸（ATP）	平滑肌的抑制性递质
降钙素基因相关肽（CGRP）	由肠感觉神经元释放和作用于肠神经节和中枢神经节的中间神经元
促胃液素释放肽	由促分泌神经元释放至 G 细胞
一氧化氮（NO）	平滑肌细胞的抑制性递质
P 物质（及其他速激肽）	平滑肌细胞的兴奋性递质
血管活性肠肽（VIP）	平滑肌细胞的抑制性递质，上皮和腺细胞的兴奋性促分泌递质，舒血管递质
存在于神经元中但递质功能未定	
缩胆囊素（CCK）	存在于一些促分泌神经元和中间神经元中，可能是兴奋的
强啡肽和强啡肽基因相关肽	存在于一些促分泌神经元、中间神经元和肌肉的运动神经元中
脑啡肽和脑啡肽基因相关肽	存在于一些中间神经元和平滑肌的运动神经元中
甘丙肽	存在于一些促分泌神经元、中间神经元和平滑肌的抑制性运动神经元中
谷氨酸	可能是肠神经元突触部位的兴奋性递质
γ-氨基丁酸（GABA）	有该递质的存在，但其作用不详
神经肽 Y	可能抑制电解质和水的分泌
5-羟色胺（5-HT）	可能是肠神经元突触部位的兴奋性递质
生长抑素	存在于许多肠神经元中，但其递质作用不详

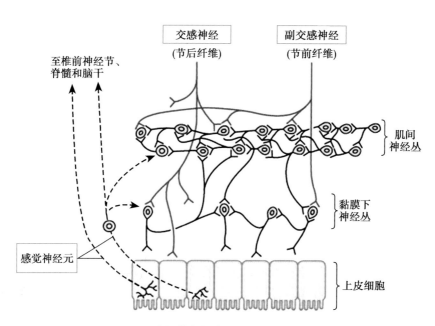

图 1-8 消化道内在神经丛与自主神经的关系

（刘奔　徐淑梅）

第二章

胃肠道的运动

第一节 胃 的 运 动

胃是一个中空的囊状器官,其主要功能是暂时贮存食物,对蛋白质进行初步消化。当然,胃并非只是一个简单的贮存食物的囊腔,也是一个复杂的内分泌器官,并且是机体抵御食物源性微生物侵袭的第一道防线。成人的胃一般能容纳 1~2L 的食物,因此人只需要一日进食 2~3 餐,每次进餐后首先由胃承接食物,再缓慢地排入小肠。消化期胃运动主要是接纳和贮存食物,食物入胃后即受到胃壁肌肉的机械作用,与胃液混合,形成粥样食糜,再以适当的速率通过幽门排入十二指肠。同时,在胃液的作用下,食物中的蛋白质被初步分解。非消化期胃运动则是清除胃内的残留物。

根据胃运动的特点,将胃分为头区和尾区,胃头区包括胃底和胃体近上 1/3,其余部分属于胃尾区,分界线是从小弯中点到胃大弯上 1/3 点的连线(图 2-1)。头区运动较弱,在容纳和贮存食物的同时,调节胃内压力并促进液体排空;尾区运动明显,是研磨和混合食物的主要部位,并将形成的固体食糜加快排空。

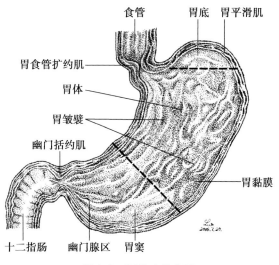

食管　胃底　胃平滑肌
胃食管扩约肌
胃体
胃皱襞
幽门括约肌
胃黏膜
十二指肠　幽门腺区　胃窦

图 2-1 胃的功能分区

一、消化期胃的运动

（一）胃的容受性舒张

食物被咀嚼和吞咽时,由于刺激了口腔、咽、食管等处的感受器,反射性地通过迷走神经引起胃头区肌肉舒张以容纳食物,这种舒张称为容受性舒张。每次吞咽,胃会出现相应舒张,使胃的容量由空腹时的50ml左右增加到进食后的1500ml。这种舒张除了满足胃容纳大量食物的功能外,更重要的是使胃内的压力不致过分升高。迅速上升的胃内压不光会导致胃内容排到十二指肠过快,而且会引起食物反流入食管。

胃的容受性舒张是通过迷走神经的传入和传出通路反射实现的。在这个反射中,迷走神经的传出通路是抑制性纤维,其末梢释放的递质并非乙酰胆碱,而是某些肽类物质或一氧化氮。

在有效的抑酸药使用之前,治疗十二指肠溃疡常用迷走神经切除术来减少胃酸分泌,手术的副作用就是阻断了容受性舒张的传出途径,导致消化期胃内压较正常时高,胃内容物加速排空,称为倾倒综合征(dumping syndrome)。由于食物排入小肠过快,超过小肠消化吸收的速度,倾倒综合征还会引起患者的慢性腹泻。

（二）紧张性收缩

胃平滑肌保持的一种微弱的、持续的收缩状态称为紧张性收缩(图2-2),这是消化道平滑肌共有的运动形式,它可使胃腔内保持一定的压力,既有助于胃液渗入食物内部,促进化学性消化,也有助于胃保持一定的形状和位置,不会因为短时间内容纳大量食物而出现位移和变形(如胃下垂)。

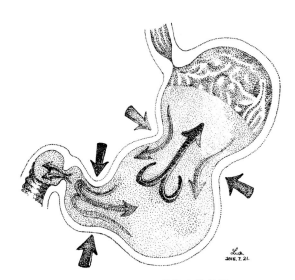

图2-2 胃平滑肌的紧张性收缩

（三）蠕动

胃的蠕动是食物进入胃约5分钟后,在贲门部开始出现的收缩环,起初收缩幅度很小不易见到,在胃中部才明显,并且有节律地向幽门方向推进。有些蠕动波可达幽门,甚至进入十二指肠,有些波未达幽门即行消失。蠕动波在胃体移动的速度小于1cm/s,在胃窦处加快为3~4cm/s,在胃的任何一点持续不超过1.5秒,占据1~2cm宽的肌肉。通常蠕动波每20秒左右会产生一次,而其从发生到在幽门部结束需要约1分钟,故在同一时间可出现二三个蠕动的收缩环,所以这种现象也被形容为一波未平,一波又起。蠕动波起初比较小,在向幽门传播过程中,波的幅度和速度逐渐增加,当接近幽门时,幽门口开放,约1~3ml食糜被送入十二指肠。因此胃的蠕动作用也有幽门泵之称。被蠕动波推送的食物只有小部分能通过幽门口,大部分仍保留在胃窦内,并折返回来,在胃内进一步的混合和研磨。甚至有时蠕动波会快于食物到达胃窦终末部,引起胃窦肌肉的强力收缩,部分胃内容物被反向推回到近侧胃窦和胃体部。固体食物通过多次这样的推进和后退,与胃液部分充分混合和反复研磨后排入十二指肠。

胃的蠕动受胃平滑肌的慢波控制,胃的慢波起源于胃大弯上部沿纵行肌向幽门方向传播。胃肌的收缩通常出现在慢波后 6~9 秒,动作电位后 1~2 秒,神经和体液因素可通过影响慢波和动作电位而影响慢波。慢波的起搏细胞已被证实是位于纵行肌和环形肌的 cajal 间质细胞。

(四) 消化期胃运动的调节

胃的运动受神经和体液双重因素调节。迷走神经冲动、促胃液素和胃动素可以使慢波和动作电位的频率增加,传播速度加快,引起胃的收缩频率和强度增加;交感神经兴奋、促胰液素和抑胃肽作用相反。精神紧张、情绪激动时交感神经兴奋,胃的运动受抑制。此外,食物对胃壁的机械和化学刺激,可局部地通过壁内神经丛,使胃肌的紧张性收缩加强,蠕动波传播加快。

二、消化间期胃的运动

可消化的食物被胃排空后,不被消化的固体食物会残留在胃内,但经过一段时间仍然会被全部排空。这是胃重复地周期性地爆发大量电活动,并随之出现胃强烈收缩的结果。这种在消化间期出现的静息和运动循环往复的运动模式,被称为移行性复合运动(migrating motor complex,MMC)。MMC 的每一周期 90~120 分钟,可分为四个时相。Ⅰ 相(静息期):胃无明显收缩活动,持续 45~60 分钟。Ⅱ 相(不规则收缩期):由间歇收缩组成,持续 30~45 分钟。Ⅲ 相(强力收缩期):远端胃强烈有力收缩,胃的蠕动达到最高峰,于是不被消化的固体食物即使直径很大,也可排放入十二指肠,持续 5~10 分钟。最新的研究发现,此期可能与进餐后饥饿感的回归有关。Ⅳ 相(收缩消退期):是由第三相转入新周期的 Ⅰ 相之间的短暂过渡期,持续 5 分钟。

MMC 的特征是以间歇性强力收缩伴有较长的静息期。胃的 MMC 起始于胃体上 1/3 部位,从胃沿着整个小肠向回肠末端传播。当收缩波到达回肠末端时,另一个收缩波又在胃和十二指肠出现。特别是在 MMC Ⅲ 相胃窦收缩过程中,幽门几乎是完全打开的,当强力收缩通过胃肠道时将残留的各种大小的未被消化的固体食物、黏液及脱落的上皮细胞、细菌快速排空,而不被胃窦幽门阻力和肠反馈机制所阻碍,起着"清道夫"的作用。

MMC 周期的启动受肠神经系统和胃肠激素的调节。一氧化氮可能是 MMC Ⅰ 相(静息期)的控制者,而胃动素通过作用于肠神经系统中的胃动素神经元触发 MMC Ⅲ 相的发生,在胃动素启动 MMC Ⅲ 相的调节机制中,有 5-羟色胺(5-HT)和乙酰胆碱(ACh)参与。

进餐使消化间期 MMC 消失。

三、胃的排空及其控制

食物由胃排入十二指肠的过程称为胃排空(gastric emptying)。一般在食物入胃后 5 分钟就开始发生。不同食物的排空速度不同,这和食物的物理性状和化学组成有关。一般来说,稀的流体食物比稠的或固体的食物排空快;切碎的、颗粒小的食物要比大块的食物排空快;等渗的比非等渗液排空快;不消化的固体食物排空最慢。在三种主要营养物质中,糖类的排空时间较蛋白质短,脂肪排空最慢。脂肪餐后,胃运动被抑制,胃排空时间延长。混合食物由胃完全排空通常需要 4~6 小时。温度对排空也有影响,高于或低于体温的溶液排空较慢。

胃排空的动力来源于胃的收缩运动,只有胃内压大于十二指肠内压,压差足以克服幽门阻力时才发生排空。排空的速度受来自胃和来自十二指肠两方面因素的控制。而十二指肠内容物对胃运动的抑制作用是实现胃排空调节的主要方面。

1. 胃内促进排空的因素　胃内容物对胃的机械扩张刺激通过壁内神经丛或迷走-迷走反射,使胃运动加强。机械性扩张刺激和食物的化学成分还可引起胃窦黏膜释放促胃液素,加强胃的运动,促进胃的排空。胃黏膜本身有很强的抗酸能力,但十二指肠的抗酸能力较弱,胃排空过快易导致十二指肠溃疡。

$$
胃内食物
\begin{cases}
机械扩张
\begin{cases}
迷走\text{-}迷走反射 \\
壁内神经丛
\end{cases} \\
胃内食物 \to G细胞 \to 促胃液素
\end{cases}
\begin{cases}
胃蠕动 \uparrow \\
紧张性 \uparrow
\end{cases}
胃内压>十二指肠内压\\
(排空)
$$

2. 十二指肠内抑制排空的因素　而进入十二指肠的胃内容物反过来对胃运动以及胃排空又有抑制作用。现已证明,在十二指肠壁上存在酸、脂肪、渗透压多种感受器。酸、脂肪、渗透压过高或过低及牵张刺激都可刺激这些感受器,反射性引起胃运动减弱,胃排空减慢,这个反射被称为肠胃反射。这个反射的冲动可通过迷走神经、壁内神经丛,甚至可能还有交感神经等几条途径传到胃,反射性地抑制胃的运动。十二指肠内容物对胃排空的抑制还可以通过激素的作用来实现。食糜特别是酸或脂肪由胃进入十二指肠后可引起小肠黏膜释放促胰液素、抑胃肽等抑制胃运动,延缓胃排空,这些激素统称为肠抑胃素。

$$
食糜 \xrightarrow{进入} 十二指肠 \xrightarrow[酸、脂肪]{高渗溶液}
\begin{cases}
肠胃反射 \\
肠抑胃素
\end{cases}
\begin{cases}
胃蠕动 \downarrow \\
紧张性 \downarrow
\end{cases}
\to 胃内压<十二指肠内压\\
(排空停止)
$$

随着进入十二指肠的盐酸被中和,食物的消化产物被吸收,它们对胃的抑制影响便消失,胃运动又逐渐增强,继续推送食糜进入十二指肠,如此反复,使胃的排空适应小肠内消化和吸收的速度,直至食物完全消化和吸收为止。

$$
食糜在肠内吸收 \xrightarrow{抑制性因素解除} 胃运动 \uparrow \longrightarrow 胃内压>十二指肠内压\\
(再排空)
$$

四、呕吐

呕吐(vomiting)是指胃及肠内容物通过食管从口腔被强烈驱出的反射动作。是由机械和化学刺激作用于多处感受器而引起。舌根、咽部、胃、大小肠、胆总管、泌尿生殖器等处的感受器刺激都可引起呕吐,视觉和内耳前庭的位置感觉发生改变也可引起。

呕吐时,先是深呼吸,声门紧闭,然后胃和食管下端舒张,膈肌和腹壁肌猛烈收缩,从而挤压胃内容物通过食管进入口腔。同时,十二指肠和空肠上段的运动变得强烈起来,蠕动加速,并可转为痉挛。由于胃舒张而十二指肠收缩,平时的压力差倒转,使十二指肠内容物倒流入胃,所以呕吐物中常有胆汁和小肠液。

呕吐反射活动的传入冲动由迷走神经和交感神经传至延髓内的呕吐中枢,再由该中枢发出的冲动,沿迷走神经、交感神经、膈神经和脊神经等传至胃、小肠、膈肌、腹肌等处。呕吐中枢的位置在延髓外侧网状结构的背外侧缘,颅内压增高可直接刺激中枢而引起呕吐。呕吐中枢在解剖上和功能上与呼吸中枢、心血管中枢均有密切关系,它能协调这些邻近结构的活动,从而在呕吐时产生复杂的反应。

在延髓呕吐中枢附近,还存在一个特殊的化学感受区,某些中枢性催吐药如阿扑吗啡,实际上是刺激了该化学感受区,通过它再兴奋呕吐中枢,从而引起呕吐。

呕吐是一种具有保护意义的防御反射,它可将胃内有害的物质排出。但呕吐对人体也有其不利的一面,长期剧烈的呕吐,会影响进食和正常消化活动,并使大量消化液丢失,造成体内水、电解质和酸碱平衡的紊乱。

第二节　小肠的运动

食糜由胃进入十二指肠后开始了小肠内的消化。小肠内消化是整个消化过程最重要的阶段。食物在小肠内受到胰液、胆汁和小肠液的化学性消化,以及小肠运动的机械性消化,逐步分解为简单的可吸收成分在小肠内吸收。因此食物通过小肠后,消化过程基本完成,未被消化的食物残渣,从小肠进入大肠。

食物在小肠内停留的时间,根据食物的性质有所不同,个体之间也有差异,一般3~8小时。空腹时,小肠的运动很弱,当食糜进入小肠后小肠运动立即增强。通过小肠的运动,一方面使食糜与小肠内的消化液充分混合,便于消化酶的作用;另一方面食糜会与肠黏膜广泛而紧密的接触,利于营养物质的吸收;第三也可推动食糜从小肠近端向小肠远端移动。

一、小肠运动的形式

(一) 紧张性收缩
小肠平滑肌是典型的内脏平滑肌,有自动节律性,引起自身紧张性收缩(tonic contraction)。紧张性收缩使小肠平滑肌保持一定的紧张度,并维持肠腔内的压力,既是进行其他形式运动的基础,也有助于肠内容物的混合、转运和吸收。当小肠紧张性降低时,肠腔易于扩张,肠内容物的混合无力、运转减慢;相反,当小肠紧张性升高时,有利于消化液渗透到食物中,促进化学消化,食糜在小肠内的混合和运转就加快。

(二) 分节运动
分节运动(segmental motility)是一种以环行肌舒缩为主的节律性运动。食糜所在的肠管上,同一时间内一定间隔的环形肌同时收缩,把食糜分割成多个节段(图2-3)。数秒钟后,原收缩处舒张,而原舒张处收缩,使每个节段的食糜分为两半,而邻近的两半食糜融合形成一新节段,如此有节律地交替轮换,食糜得以不断地分开和混合,并在局部肠管内来回运动。分节运动在空腹时几乎不存在,进食后才逐渐增强,使食糜与消化液混合,便于各种消化酶的作用。另外,分节运动也可使肠内容物与肠黏膜充分接触而促进吸收,并挤压肠壁有助于血液和淋巴液的回流。

分节运动有一个频率梯度即小肠上部频率较高,下部较低。在人,十二指肠分节运动频率一般为每分钟11次,回肠末端为每分钟8次,这是由小肠平滑肌慢波的频率所决定的。从十二指肠到回肠末端,慢波的频率逐渐下降,上部频率较高的肠段可控制相邻的下部频率

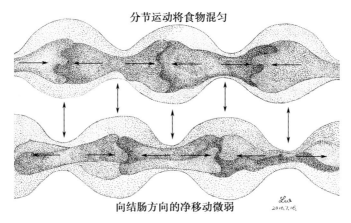

图 2-3　小肠的分节运动

较低的肠段,在整个小肠形成若干个频率平台,并决定了分节运动的频率梯度。分节运动对肠内容物向结肠方向的推进作用很微弱。

(三) 蠕动

蠕动(peristalsis)是一种环行肌和纵行肌共同参与的把食糜向着结肠方向推送的运动。小肠的任一点受到刺激时,在刺激点的上方发生收缩,下方发生舒张,这种现象称为肠定律,推动食糜向结肠方向移动,食糜在新的位置又可刺激此处上方肌肉收缩下方舒张,如此不断继续下去,就形成了蠕动波。小肠的蠕动速度很慢(0.5~2cm/s),每个蠕动波只把食糜推进约数厘米后即消失,食糜的移动速度约为 1cm/min,故此,食糜从十二指肠冠移至回盲瓣约需 3~5 个小时。此外,进食吞咽动作及食糜进入十二指肠或者小肠黏膜受到强烈的刺激时,可以发生一种常见的进行速度很快(2~25cm/s)而传播较远的蠕动称为蠕动冲(peristaltic rush),这种强劲的蠕动波,可以把食糜从小肠始端一直推送到小肠末端,甚至可达结肠。

小肠的蠕动是由食糜对肠壁的机械和化学刺激,通过壁内神经丛而引起。它的发生不需要外来神经参与,但受外来神经和体液因素调节。蠕动的意义在于使经过分节运动的食糜向前推进到下一段肠管,并在此开始新的分节运动。

(四) 消化间期小肠的运动

在消化间期小肠也存在移行性复合运动(MMC),小肠的 MMC 发源于胃,向着回肠末端传播,当一个收缩波到达回肠末端时,下一个 MMC 又从胃开始。其功能是起“清道夫”作用,防止肠淤滞和细菌过度生长。

二、小肠运动的调节

(一) 神经调节

1. 内在神经丛的作用　位于纵行肌和环行肌之间的肌间神经丛对小肠运动起主要调节作用。当机械和化学刺激作用于肠壁感受器时,通过局部反射可引起小肠的蠕动。切断小肠的外来神经,小肠的蠕动仍可进行。

2. 外来神经的作用　一般来说,副交感神经兴奋能加强肠运动,而交感神经则产生抑制作用。但上述效果还根据肠肌当时的状态而定,如肠肌紧张性高,则无论副交感神经或交感神经兴奋都使之抑制,相反都可增强其活动。

（二）体液调节

小肠壁内神经丛和平滑肌对各种化学物质具有广泛的敏感性。除两种重要的神经递质乙酰胆碱和肾上腺素外,还有一些胃肠本身形成的化学物质 5-HT、脑啡肽、促胃液素、胃动素、胆囊收缩素等都可促进小肠的运动。促胰液素、血管活性肠肽、抑胃肽、胰高血糖素等能抑制小肠运动。

三、回肠括约肌

回肠末端与盲肠交界处的环行肌显著加厚,称为回盲括约肌。回盲括约肌在平时保持轻微的收缩状态,进食时当食物进入到胃,可通过胃-回肠反射,引起回肠蠕动,在蠕动波到达回肠末端最后数厘米时,回盲括约肌便舒张,这样当蠕动波到达时,大约有 4ml 食糜由回肠被驱入结肠。对盲肠黏膜的机械刺激或充胀刺激,可通过肠肌局部反射,引起括约肌收缩,从而阻止回肠内容物向盲肠排放。回盲括约肌的作用是使回肠内容物不至过快进入大肠,延长食糜在回肠内停留的时间,有利于食糜在小肠内的消化和吸收。此外,回盲括约肌还有活瓣样作用,可阻止盲肠内容物倒流入回肠。

（刘奔　徐淑梅）

参 考 文 献

1. 周吕,柯美云. 胃肠动力学. 北京:科学出版社,1999.
2. 李国彰. 神经生理学. 北京:人民卫生出版社,2007.
3. 柏树令. 系统解剖学. 第 2 版. 北京:人民卫生出版社,2010.
4. 姚泰. 生理学. 第 2 版. 北京:人民卫生出版社,2012.
5. Berne & Levy. 生理学原理. 北京:高等教育出版社,2008.

第三章

消化道吻合的基本手技

消化道吻合是胃切除手术的关键步骤,有些外科医师"重切除而轻吻合",导致吻合后严重并发症的出现,严重影响患者的生活质量。近年来,随着外科技术的不断进步和各种吻合器械的广泛使用,消化道吻合的安全性已经大大提高,但是胃切除消化道吻合术后可能出现的手术相关并发症,如吻合口瘘、吻合口出血、吻合口狭窄等,仍然是困扰胃肠外科医师的难题之一。胃切除术后,一旦出现上述并发症,会延长术后住院时间、增加住院费用,一部分患者会需要通过二次手术来挽救生命,甚至有部分患者会因此导致围术期死亡。不仅如此,目前有研究证实,术后吻合口瘘会显著缩短消化道肿瘤患者的远期生存时间。因此,胃癌手术绝不仅仅是淋巴结清扫的问题,如何提高消化道吻合技术,减少和避免术后并发症的出现,是胃肠外科医师亟需思考的重要问题。

第一节　胃切除术后消化道吻合技术的发展历史

胃切除术后消化道吻合约有 130 年的历史,手工吻合是消化道重建的基础,1881 年,Theodor Billroth 在维也纳成功开展第 1 例胃切除 Billroth Ⅰ式吻合。1883 年,Courvoisier 首次施行胃部分切除术结肠后胃空肠吻合术。1884 年,Rydygier 为十二指肠球部溃疡患者施行了胃大部切除术及胃空肠吻合术,并对吻合技术做了较大改进。至 1885 年,Billroth 和 VonHacker 成功施行了胃大部切除术,关闭胃和十二指肠残端,并在结肠前行胃空肠吻合术,即 Billroth Ⅱ式,以后该术式发展成为治疗十二指肠溃疡的经典术式。1896 年 Schlatter 进行了全胃切除食管空肠吻合。1908 年,Volcker 进行了近端胃切除、食管胃吻合重建。其后,各种吻合方式应运而生,时至今日,仍然不断有新的吻合重建方法出现,但是迄今为止,关于哪一种吻合重建方法更优,仍没有统一的、有循证医学高级别证据的明确意见。

消化道重建的具体吻合方式从最初的三层吻合技术逐步发展到双层缝合技术、单层缝合技术。双层缝合包括全层加浆肌层吻合术(Albert-Lembert 法)和分层吻合术(Parker-Ken-Halsted 法)等术式。1887 年,Halstd 发现胃肠道黏膜下层中存在大量致密胶原,是吻合口缝线拉拢打结时的主要着力部位,并据此提出消化道单层缝合技术是安全的。但限于当时的技术水平和缺乏抗感染手段,医生仍沿用古典的双层缝合技术。直到 20 世纪 50 年代,Gambee 等设计了一种单层缝合技术,成功应用于临床,并在法国作为标准的消化道重建吻合技术。自 1965 年,慕尼黑大学 Zenker 小组开始把单层缝合技术应用于各种胃肠道吻合后,单层缝合技术逐渐开展起来。时至今日,国内的多家医院都采用此单层缝合技术进行胃肠吻合,天津医科大学肿瘤医院采用单层缝合技术进行胃肠道吻合 20 余年,其中将垂直褥式内翻缝合作为本院特色获得了广泛的应用,取得了很好的临床效果。

第二节　消化道吻合的组织愈合机制

胃肠道吻合的愈合过程受很多因素的影响,如消化液的容量、性质,内容物的作用,胃肠道内细菌及菌群失调感染的威胁,麻醉方法和时间深度,胃肠道自身的自律性收缩、蠕动或痉挛的干扰,缝合线材质在组织内的刺激、变化等,都对吻合部位及愈合产生独有的影响。总之,胃肠道的愈合过程极为复杂,是一个多因素介入、时间依赖性的动态过程,每个环节的把握、认识及最佳处置会极大地改善预后和结果。因此最大限度地减少影响吻合愈合失败的因素,严格围术期管理是非常重要的。

一、各部位组织特性

胃切除术后消化道吻合主要涉及食管、胃、小肠三个器官,这三个器官的组织结构有各自不同的特性。

食管的组织结构特点:黏膜层为未分化的复层扁平上皮,下端与胃贲门部单层柱状上皮相连。黏膜下层为疏松结缔组织,含黏液性食管腺。肌层分为内环外纵 2 层,上 1/3 为骨骼肌,下 1/3 为平滑肌,中 1/3 为骨骼肌与平滑肌的混合。外膜为疏松结缔组织构成的纤维膜。

胃的组织结构特点:黏膜表面有许多不规则形小而浅的胃小凹,内表面为单层柱状上皮。黏膜下层有较粗的血管、淋巴管和神经。肌层较厚,可分为内斜、中环、外纵三层。外膜为浆膜,外覆间皮。

小肠的组织结构特点:小肠分为十二指肠、空肠和回肠。小肠黏膜腔面有环形皱襞,表面有细小绒毛覆盖,小肠上皮为单层柱状上皮,由吸收细胞、杯状细胞和内分泌细胞组成。十二指肠黏膜下层结构较为特殊,内含十二指肠腺,为副管泡状黏液腺、分泌碱性黏液和碳酸氢盐。小肠黏膜下层含丰富淋巴组织,肌层由内环外纵两层组成。外膜除十二指肠中段一部分为纤维膜外,其余均为浆膜。

二、组织愈合分期

消化道吻合过程分为力学愈合期、病理学愈合期、组织学炎症期、组织学愈合期(纤维化期)和成熟期。力学愈合期是指两断端在缝合材料的纯机械作用下结合的时期;术后 3～5 天为病理学愈合期(炎症期),此时吻合口的结合力由缝合材料张力和组织的支持力决定;组织学愈合期是在缝合材料张力的基础上断端向肉芽组织增殖的组织学愈合过程;到组织学纤维化期(术后 4～5 天),炎症细胞水肿、出血、坏死等开始衰退,黏膜上皮新生,覆盖保护吻合口,到术后 7 天消化道吻合部位初期的愈合基本完成;成熟期时结合力没有变化,是生理修复、整合期(图 3-1)。

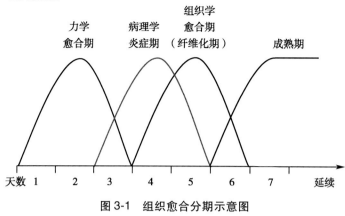

图 3-1　组织愈合分期示意图

三、组织愈合的分子生物学机制

胃肠道吻合部位组织愈合与经典的皮肤组织愈合过程具有共同的特征。在力学愈合期即炎症期,凝血、止血、炎性渗出、中性粒细胞浸润、炎性细胞释放多种炎性因子、组织生长因子。其后进入组织学愈合期(创伤后 3~5 天),成纤维细胞增殖,胶原蛋白分泌,Ⅱ型胶原蛋白增加明显,毛细血管再生、微循环建立。随后进入成熟期,即肉芽组织的重塑阶段。胃肠道吻合也经由力学愈合期、组织学愈合期和成熟期,在各种细胞因子、增殖因子的调控下完成组织愈合过程。然而因其独特的解剖学构造和胃肠道内消化液的存在,胃肠道吻合又不同于经典的皮肤愈合,具有自己独特的规律。胃肠道吻合部位主要在富含血管淋巴管网、血流量丰富及大量胶原蛋白(Ⅰ型 68%、Ⅲ型 20%、Ⅴ型 12%)的黏膜下层进行愈合。黏膜层的修复是由上皮细胞增殖覆盖完成,胃肠道的固有肌层、浆膜层均以纤维化方式修复愈合,因此,胃肠道吻合时的层层对合有益于修复愈合的过程。其实在胃肠吻合法建立之初,人们就已经认识到这一点。1827 年 Lembert 曾经提出吻合三原则:①黏膜与黏膜缝合不愈合;②黏膜与浆膜缝合愈合不充分;③浆膜与浆膜缝合愈合佳。胃肠道吻合中层层对合吻合至关重要,其中黏膜下层愈合最为关键。

第三节　胃肠道吻合的基本原则

一、消化道吻合技术的共同原则

如前所述,在消化道重建中,黏膜下层在吻合部位的愈合上起着主导作用,对该层的严密对合、缝合至关重要。目前尚无一种公认对所有患者完全满意的消化道吻合方式,医生应该在手术中结合患者的情况、术式的特点,根据经验,选择适合的吻合方式。胃切除后消化道重建方式多种多样,但是重建的基本原则是相同的,主要包括以下几点:①保证吻合口的安全性,做到吻合部位的血运佳、张力低、尽量少的吻合口数量;②具有食物贮存、排出的功能并且有防反流性胃、食管炎的功能,尽量利用生理路径;③尽可能保证术后内镜检查的可行性(包括残胃、胆道、胰的检查)。早在 100 年前,Halsted 就提出外科操作基本六原则,这些原则也适用于胃肠道吻合。总结起来包括:首先要合理选择吻合方法,把握吻合对象的构造、组织功能(如食管、低位直肠缺少浆膜且外膜脆弱等);把握异常情况下如营养不良、高龄、糖尿病、幽门梗阻、肠梗阻、黄疸、激素、癌性腹膜炎、炎性水肿时胃肠道的变化特点,选择安全的、合理的吻合方式。技术操作中应注意使用器械、材料的特性及其对组织的影响、医源性损害(如镊子、钳子挟持力对组织的挫伤、能量的热损伤、缝合材料的物理性损伤和致组织的炎性反应)。低侵袭性、微创伤的吻合技术有助于胃肠道吻合部位的顺利愈合和修复。

二、消化道吻合技术的注意事项

(1) 切除范围的确定:正确决定胃的切除范围,既要保证病变切除的完整性,又要保证吻合的顺利进行。胃癌行胃切除时,因胃周淋巴结的清扫,胃周血管的切断和神经的破坏,残胃过大,容易发生术后残胃动力不良和吻合口血运不良,残胃过小,影响患者术后的进食量。

(2) 注意肠管的血液供应:进行 Roux-en-Y 吻合或其他需要切断肠管进行吻合的术式,切断肠管时,注意切断的肠管两侧边缘血管弓的完整性,以保证吻合部位的良好血运。

(3) 选择正确的吻合方向:对于肠系膜较短的患者,器械吻合时应根据实际情况,选择合理的吻合方向,保证在吻合过程中,保留的肠系膜不会受到过度的牵拉,从而导致肠系膜撕裂、出血。

(4) 吻合时注意避免肠管扭曲:肠管扭曲不仅会影响食物的通过,严重的可以影响肠管的血运,因此吻合进行前应仔细核对检查,避免肠管的扭曲。

(5) 吻合时内翻不宜太多:避免造成吻合口处的瓣膜,缝合前壁应时肠壁内翻,缝合浆肌层时必须浆膜面对合,不要缝的太深或太浅。吻合完毕后必须仔细检查吻合口有无漏针,尤其应注意系膜附着处两面及系膜对侧是否妥善对齐。

(6) 吻合器械吻合:应根据组织厚度,选择合适高度的钉仓,以避免吻合口出血或成钉不良。

(7) 缝合系膜:注意不要扎住血管,同时也要注意不要漏缝,以免形成漏洞,产生内疝。

(8) 注意无菌操作:目前胃切除后多为开放式吻合,应注意勿使胃肠内容物流入腹腔,污染腹腔和切口,造成感染。术中应使用无菌巾或盐水纱垫妥善保护手术野,用肠钳夹住切开的肠管,以防肠内容物外溢,及时用吸引器吸净流出的肠内容物,必要时使用大量生理盐水冲洗腹腔,吻合完毕后,应更换使用的器械和手套后,再进行关腹。

第四节　消化道吻合、缝合技术

胃切除术后,消化道重建,吻合技术对于手术安全和质量具有极为重要的影响。胃切除术后消化道重建根据吻合部位主要包括:食管胃吻合、胃十二指肠吻合、胃空肠吻合、空肠空肠吻合;根据吻合口的对接方式分为端-端吻合、端-侧吻合、侧-侧吻合;根据消化道愈合方式分为内翻吻合、外翻吻合;按照缝合方法分为单层缝合和双侧缝合、间断和连续缝合。间断缝合局部血流影响小、断端组织对合良好,缝合间距易于调整,较少造成吻合口狭窄,但止血效果差。连续缝合止血效果确切,但是对局部血流影响大,断面对合差,吻合口狭窄相对多见。

一、手工吻合法

手工吻合法按胃肠道管壁的对合方式有浆膜对合缝合、断端对合缝合法。浆膜对合缝合主要的代表方法是 Alber-Lembert(全层、浆肌层缝合)法,还有 Gzerny 法、层层缝合法均为双层缝合法,浆膜对合、全层缝合具有止血佳、抗张力强的特征,此法简单、安全,但是内翻缝合过多,易导致术后狭窄。断端对合缝合法主要有 Gambee 法、Jourdan 法、Olsen 法和层层缝合法。Lembert 法、Halsted 法、Connell 法、Gambee 法、Jourdan 法、Olsen 法,属于单层缝合法。对端对合吻合法是消化道切缘的各层对合缝合法。由于层层对合,黏膜下层对接,富含血管网络的黏膜下层内能够早期建立血液循环,易于血管愈合及组织修复愈合。层层对接的吻合法,各层能良好对接愈合,故不宜发生不良肉芽和黏膜面溃疡。因此,狭窄和瘘的发生率较低。

手工吻合法按吻合缝合方法分类为单层缝合和双层缝合。双层缝合具有闭合肠壁完全和增加吻合口拉力强度的优点,但是有以下的缺点:①组织反应大,有明显的水肿;②缝合的内层血液循环不良,容易坏死;③缝合处凸向肠腔,术后容易形成较大的瘢痕,导致肠管狭窄;④操作时间长。与双层缝合相比,单层缝合对肠管愈合影响小,愈合较快。因此,目前的手工吻合趋势是提倡单层吻合,但是在操作中应注意弥补闭合肠壁不够完全的缺点。操作中注意事项如下:①吻合口处肠系膜剥离 0.5~1.0cm;②两端吻合口要求等大,切缘断面直接全层充分对合,无张力;③用 3-0 或 4-0 可吸收缝线缝合,针距 3~4mm,进针距边缘 4~5mm,切忌一处多次进针;④结扎用力适中,以组织靠拢为妥,过紧造成组织切割损伤,过松则组织对合不良;⑤必须全层缝合。

二、机械吻合法

机械吻合简便、安全,对于手工操作缝合困难的部位很有使用价值。机械吻合法主要有圆形吻合法和线形吻合法。圆形吻合法是内翻缝合,肠管壁各层的排列与手工吻合的 Albert-Lembert 法类似,但其愈合过程并不完全相同,内翻缝合时浆膜可成为血液循环通过的屏障,须通过压榨在组织中的血运,至浆膜退缩以及金属钉孔破损浆膜部位的血运再生重建后,方开始愈合过程。线形吻合器的修复愈合过程是外翻缝合的愈合过程。外翻部位的黏膜脱落以后进入愈合过程,外翻缝合中的浆膜层缝合有利于自然生理的愈合过程。

三、手工吻合与机械吻合比较

随着外科器械的发展,手术当中越来越多地采用了机械吻合,与传统的手工吻合相比较,机械吻合有如下优点:①可完成一些手工吻合困难的吻合,如位置比较深的弓上、膈下吻合;②手术时间短,减少因手术及麻醉时间延长带来的创伤,减轻对心、肺、肝、肾等重要脏器的影响,增加手术安全性;③吻合质量高,针距、边距一致,吻合口内壁光滑、整齐,吻合后两排钉紧密可靠,吻合口血运较好,吻合口并发症低于传统的双层缝合法;④吻合器的吻合材料是金属钉,组织相容性好,异物引起的炎症反应轻,有利于吻合口愈合。机械吻合不仅适用于开腹手术,也同样适用于腹腔镜及机器人手术。在腹腔镜和机器人手术中,由于吻合角度的问题,线性吻合器的应用更加广泛。

目前,多数学者认为机械吻合的吻合口瘘发生率低于传统的手工双层缝合。机械吻合的吻合口狭窄发生率与双层缝合相当,高于单层缝合。其狭窄早期主要与术中所选择的吻合器型号和吻合器设计有关,后期还与吻合口的瘢痕形成有关。

　　虽然机械吻合有上述优点,但不可能完全替代手工吻合,手工缝合是外科医师必须掌握的最基本的操作技能,应用吻合器械必须以良好的手工缝合经验和扎实的外科基础理论为前提,才能取得最佳疗效。此外,机械吻合也不是绝对安全的,仍可发生吻合口瘘、出血、狭窄等并发症。同时,为了更好地保证吻合质量,有的外科医师在机械吻合之后会再进行手工缝合加固,以达到降低吻合口张力和吻合口缝合止血的目的。在加固缝合的过程中,同样应注意缝合的针距和边距。

第五节　消化道吻合中缝线和器械选择

一、缝线

　　理想的缝线材料应能保持足够的强度,抗张能力等于或略高于所缝合组织愈合过程中所需要的张力,组织相容性好,无异物反应,无炎性反应,不利于细菌生长,无致癌性,组织损伤小,易于操作,打结牢固不滑脱,易于组织切口愈合。各种材料的缝线均有多种型号,型号越小,表示缝线直径越小,其所具有的抗张强度就越小。美制和欧制缝线型号规格与我国习惯不一,对照情况见表3-1。最常用的是美制5-0~1号缝线,缝合组织越厚实或胶原含量越丰富,应用的缝线越粗。6-0以下的缝线通常用于显微外科的微小血管缝合或整形外科,需要在手术放大镜或显微镜下操作。胃肠外科应用最多的是3-0或4-0号缝线。外科公认的原则是适应组织缝合需要选择最小型号的缝线,以使缝合操作和缝线本身对组织的损伤降低至最小。

表3-1　缝线规格对照

中国缝线规格	美国药典(USP)	欧洲药典(EP)	直径(mm)
	3	6	0.60~0.69
	2	5	0.50~0.59
10#	1	4	0.40~0.49
7#	0	3.5	0.30~0.39
4#	2-0	3 或 2.5	0.25~0.29
1#	3-0	2	0.20~0.24
0	4-0	1.5	0.15~0.19
3-0	5-0	1	0.10~0.14
	6-0	0.7	0.07~0.099
	7-0	0.5	0.05~0.069
	8-0	0.4	0.04~0.049
	9-0	0.3	0.03~0.039
	10-0	0.2	0.02~0.029

1. **缝线的分类** 根据缝线在体内的吸收性可分为可吸收缝线和不可吸收缝线。可吸收缝线能暂时维系伤口张力,直到伤口愈合到足以承受正常张力后缝线材料完全吸收。根据材料可分为天然可吸收缝线(如羊肠线、铬肠线等)和人工合成可吸收缝线,如聚糖醇酸(PGA),聚糖乳酸(PGLA,如 Vicryl 薇乔、Vicryl Plus),聚二氧六环酮(polydioxanone,如 PDS Ⅱ普迪思),聚糖己内酰胺(poliglecaprone,如 Monocryl 单乔)等。部分学者认为人工合成可吸收缝线容易被消化液中的酶降解吸收;实际上,人工合成可吸收缝线是通过吸收组织中的水分水解吸收,最终产生水和二氧化碳,不会被酶所降解。当然,组织液的 pH 值对可吸收缝线的材质吸收降解有一定影响。因为人工合成可吸收缝线具有组织反应小、张力支撑时间和材质吸收时间稳定而可预知等特征,被广泛用于外科手术中。不可吸收缝线不能被机体酶类消化或水解吸收,临床常用不可吸收线按材料可分为天然不可吸收缝线(如医用丝线)和人工合成不可吸收缝线,如尼龙线(nylon,如 ethilon 爱惜良)、聚酯线(polyester,如 ethibond 爱惜邦)、聚丙烯线(polypropylene,如 Prolene 普理灵)等。根据缝线的编织方法可分为单股纤维缝线和多股纤维缝线。单股纤维缝线穿过组织阻力小,并可减少可能引起伤口感染的细菌在缝线上附着,但易于折叠或卷曲而断裂;多股缝线是由数条或数股纤维编织而成,具有更好的抗张强度、柔韧性和弹性。

天然可吸收缝线如肠线和胶原线通过机体细胞酶作用而降解,因此,会引起缝线周围的炎症反应和变态反应。而人工合成的可吸收缝线是通过自身水解过程而降解,不需要缝线周围的细胞活性,其降解产物都是乳酸、羟基乙酸或两者的共聚体,最后在体内生成水和二氧化氮。

2. **缝线的选择** 外科医师应根据患者营养状况、手术性质、伤口部位和缝合组织特性等因素,选择能够承受被缝合组织张力,并足以维持抗张强度至组织充分愈合的最细缝线;使缝合的组织损伤减小到最低限度,同时达到在体内最少的异物存留,避免因缝合线存留引起的并发症。

在消化道重建方面,由于丝线吻合的异物肉芽肿发生率、线结残留率及吻合口水肿、溃疡、出血发生率等均显著高于可吸收线,故推荐使用可吸收缝线。对于食管、胃肠道等愈合较快的吻合手术,为了降低吻合部位异物的长期存留,应选用可吸收缝线(如 vicryl plus);由于消化道吻合手术具有潜在污染,为了减少外科手术部位感染的发生,在保证抵抗局部张力的情况下,应避免使用细菌容易附着的多股纤维缝线,尽量选用较细的人工合成单股缝线或具有抗菌涂层的缝线。丝线穿针针眼对胃肠道软组织损伤较大,局部容易出现缺血坏死而形成吻合口溃疡或漏(瘘);由于胃肠道手术为潜在感染手术,丝线吻合时易于将细菌带出胃肠道而引起局部感染,形成窦道或局部脓肿;丝线不可吸收,故形成吻合口漏(瘘)后不易愈合,除非发生丝线脱落。另外,丝线在局部并不能长期保持一定的张力。因此,丝线不宜作为常规胃肠吻合材料。

近年来,腹腔镜技术和外科机器人手术在胃肠外科领域得到了广泛的开展,在腹腔镜手术和机器人手术中,缝合是比较困难的一项操作,镜下打结相对困难,以 V-Loc 可吸收缝线为代表的倒刺线,被广泛应用于此类手术中。V-Loc 可吸收缝线是单向倒钩的可吸收缝线(每厘米 20 个倒钩);线体上是双角度倒钩与焊接线圈设计;在不需要打结的情况下可以完成伤口的组织对合;给伤口提供三周的张力支持,完成伤口的愈合过程;倒刺缝线的使用,缩短了腹腔镜和机器人手术的时间,降低了镜下缝合的难度。很多研究已经证实,V-Loc 可吸收缝线在胃癌根治术后消化道重建过程中的应用,安全、简便。

二、缝针的选择

临床缝针的选择原则以缝合组织时损伤最小为好,同时要兼顾缝针的强度、粗细、弧度、抗弯性和稳定性等。缝针按针尖形状可分为圆针、角针和铲针,应根据缝针所要穿过的组织特性来选择。圆针常用于缝合容易穿过的组织,而角针或其他特殊缝针较多用于缝合坚韧的、难以穿过的组织。缝针按针体形状分为直、弯两种类型,由于弯针更适合在较小的空间内操作,故在手术中最为常用。弯针按其对应的角度分为不同弧度,角度的定义和对应缝针弧度。缝针的弧度决定了其穿透组织的深度,根据缝合所需穿透组织的不同深度,在外科手术中选择不同弧度的缝针。弧度较小的缝针,通常只适用于易于接近的凸起表面,如1/4弧度弯针。3/8弧度弯针是最常用的缝针,适用于缝合皮肤和浅表伤口;1/2弧度弯针适用于上皮组织的缝合;而5/8弧度弯针通常用于操作困难的受限空间,如盆腔等深部体腔手术和腹腔镜手术中。

缝针的尺寸以直径×弦长的形式表示。弦长为缝针的针尖到其针孔或融合缝线的直线距离,决定了缝针穿透组织的宽度。综合缝针的弦长和弧度,决定了其缝合组织的广度和深度。相同弦长,弧度越大的缝针穿过的组织深度越深;反之,相同弧度,弦长越长的缝针穿过的组织宽度越宽。胃肠道、胆管和胰腺组织吻合多采用3/8弧度或1/2弧度的缝针,针尖应选用圆针,以减少针道对软组织的损伤。此外,缝针的尺寸及物理特性必须与缝线的粗细相匹配以便协调工作。

三、吻合器械的选择

吻合器、闭合器向组织击发并植入交错排列的B形缝钉对组织进行离断缝合,并达到止血目的。根据组织的厚度与吻合口径,选择恰当高度的钉仓和吻合器管径,对于吻合的成功至关重要。吻合器的设计理念在以下几方面是共通的:①对组织施予适当的压榨力。由于组织具有双相性和黏弹性,在吻合时,需要通过适当的压力来排除组织中液体成分,适当降低组织厚度,以保证良好的缝合。但需注意:过大的压力会损伤组织,尤其是当内皮细胞损伤后,会对愈合造成巨大的影响。②适当的压榨时间。组织的滞后性表明当受到一定的压力后,组织回弹力和外力达到平衡是需要一段时间的。通过对活体组织的试验分析,组织的安全压缩比例应在25%以内,超过以后将会对组织产生伤害。因此,适当的压力和压榨时间对于吻合质量是非常重要的。③合适的缝钉材质。组织的黏弹性和滞后性表明组织在受到压力时会缓慢压缩,而当压力解除后,则有缓慢恢复原始高度的倾向。因此,会对已经成型的缝钉造成一定的回弹力。缝钉要抵消这部分力维持已经形成的"B"字形,就要求其材质本身具有这种抗回弹、不易发生形变的性质。目前普遍采用的缝钉材质有纯钛和钛合金,部分低成本吻合器还有采用不锈钢作为缝钉材质的,不过种类较少。与纯钛相比,钛合金加入了铝、锡和锆等作为合金元素,分子结构更为复杂和立体化,发生形变所需的力也就增加。相比纯钛的缝钉,钛合金的材质对抗组织反弹力的能力要更强,但同时,在器械击发成钉时也会需要较大的力。除了材质,钉腿的直径也直接影响抗回弹的能力。

第六节　手工胃肠吻合方法

一、一层吻合

一层吻合操作时间短、组织血供影响小、狭窄程度轻和胃肠道功能恢复快,目前已经成为常用的消化道吻合方法。

1733 年学者们认为应该将肠缝合后和腹壁紧贴作为一个整体;1882 年开始强调浆膜对合的重要性,指出肠缝合后不和腹壁紧贴也能愈合;1824 年以后,确定了肠吻合浆膜对合的原则,先后出现了 Jobert 法和改进的 Jobert 法(也称 Lembert 法)以及 Gely 法,此后,随着麻醉学的发展,择期胃肠道切除成为可能,吻合方法不断发展,先后出现了间断水平褥式内翻缝合、连续水平褥式内翻缝合、连续全层水平褥式内翻缝合、间断全层水平褥式内翻缝合。1951 年,Gambee 改进了 Jobert 法,提出了间断全层垂直褥式内翻缝合,这种方法操作相对复杂,但是组织对合好,内翻少。1968 年,Path 改进了 Gambee 法,强调黏膜愈合对肠吻合愈合的作用,拉紧缝线切断黏膜后结扎,以便恢复黏膜血流,也称"压榨"缝合法。1969 年,Orr 改进了 Halsted 法,先从一侧浆膜缝合到黏膜,又从黏膜缝合到浆膜,再缝合对侧。因为缝线在肠腔外跨越吻合口,避免了外翻,浆膜对合非常好。1964 年,Getzen 采用黏膜对合,即间断全层外翻缝合,同样安全可靠,但是容易导致肠管腹腔粘连。Weinber(1956 年)和 Oslen(1966 年)把一层吻合推向一个新台阶,即间断全层内翻缝合,线结在外,操作更简单,浆膜对合满意。一层吻合时间短、组织血供影响小、不容易造成狭窄、并且胃肠道功能恢复较快,但是腔面的缝线可能增加炎性反应而影响愈合。

二、二层吻合

二层吻合是 18 世纪以来最常用的胃肠外科吻合方法之一,但由于二层吻合的内层组织压迫、血供不良可导致愈合不良和狭窄,目前的应用越来减少。目前只有部分学者对组织水肿、脆的胃肠道采用二层吻合来减轻吻合口张力,对血管丰富的组织,对胃仍采用二层吻合。

1840 年,Wolfler 采用二层间断缝合,即内层为黏膜缝合,外层胃黏膜下层和浆肌层内翻缝合。1881 年 Czerny 在 Lembert 法的基础上,增加黏膜层缝合,线结在腔外,即 Czerny-Lembert 法;Gussenbauer 结合一层吻合和二层吻合的优点,断面 8 字缝合全层,即用一层缝合的方法,达到二层吻合的效果。1885 年,Bishop 切断肠壁部分肌层,再行二层缝合,即间断全层缝合,再浆膜缝合。1944 年,Mikulicz 采用全层连续缝合法,即缝针从一侧黏膜缝合到浆膜,对侧从浆膜缝合到黏膜,将缝线向腔内侧及切口平行方向拉紧,使黏膜内翻和浆膜面对合紧密,再行 Lembert 缝合。

以上这些二层吻合的方法有共同的缺点就是容易造成吻合口狭窄。为了克服这个问题,1891 年,Kummer 把 Wolfler 法的外层内翻缝合改为外翻缝合。1952 年,Hertzler、Tuttle 采用黏膜对合,即二层间断外翻缝合,内层间断全层(除浆膜)缝合,外层连续浆膜缝合,操作少繁琐但同样安全可靠。1973 年 Akiyama 对 Wolfler 法又做改进,缝合黏膜和黏膜下层,结在腔内,浆肌层缝合,强调进针方向和预留稍多的黏膜和黏膜下层。

三、黏膜外吻合、浆肌层吻合、袖套吻合

这些吻合方法,在历史上也都出现过,但因其操作上和组织愈合上的各种缺点,目前多数已经不再采用。

第七节　临床常用的手工缝合方法

一、浆肌层连续一层吻合

全胃切除术、远端胃次全切除后术 Roux-en-Y 吻合,消化道重建时均可采用空肠-空肠浆肌层连续缝合法。现以空肠端-侧吻合为例,具体吻合方法如下。

【操作步骤】

在计划行端-侧吻合的空肠对系膜缘用电刀剖开肠壁,长度与空肠直径相同。肠管断端止血确切。由近端空肠断端肠管前壁开始进针,进针点距肠管切缘6mm,由浆膜面垂直进针,至黏膜下出针;于对侧肠管断端黏膜下进针,浆膜面出针,出针位置距切缘6mm。然后打结固定(图 3-2A)。于距第一针 4mm 处开始连续缝合,同样遵循浆肌层-黏膜下-浆膜的顺序(图 3-2B)。缝合完第二针后,收紧缝线,并由助手保持缝线适度紧张状态(图 3-2C)。继续连续浆肌层缝合,每次出针后由助手收紧缝线,黏膜自然内翻(图 3-2D)。保持针距4mm 连续缝合直至完成前壁缝合,打结固定(图 3-2E)。将两侧的牵引线交叉,将吻合口后壁变前壁,同样方法完成连续浆肌层缝合,打结固定,完成全部缝合(图 3-2F)。图 3-3为示意图。

【注意事项】

该方法的主要要点是不缝合黏膜层,只缝合肌层、浆膜层。缝合时从前后壁交界处开始,右侧肠管从浆膜层进针,切缘处黏膜下层出针;左侧肠管从切缘处黏膜下层进针,浆膜层出针,将第一个线结打在浆膜面,保留较长的线尾留作打结。

①吻合部位从后壁至前壁连续缝合,使用 3-0 或 4-0 可吸收缝线进行缝合。缝合的针距为 4mm。②因为黏膜下层血运丰富,容易出血,因此,应注意不要缝到黏膜下层。

二、垂直褥式内翻 Gambee 缝合法

Gambee 是美国波特兰市的一位外科医师,他在 1951 年发表了这种消化道吻合方法,称为 Gambee 缝合法。Gambee 缝合法是将黏膜层、黏膜下层、肌层、浆膜层进行一层缝合的吻合方法。优点是:①将血运丰富的黏膜层、黏膜下层进行缝合,组织愈合能力强;②黏膜下层比较牢固,缝合后支持力强,愈合好;③黏膜层的正确对合,不容易发生吻合口瘘;④端-端吻合,吻合口部位对合整齐平整,没有隆起,吻合口狭窄少见;⑤一层缝合,组织损伤小,产生的肉芽组织少。Gambee 的最初缝合方法即垂直褥式缝合,一层缝合后,后壁在黏膜层结扎,前壁在浆膜侧结扎,当吻合的一端或两端活动度差,难以翻转时采用此种吻合。当吻合两端活动度均较好,容易进行翻转时,可以将所有的缝合都在浆膜面进行结扎。Gambee 缝合法广泛适用于胃肠吻合、小肠-小肠之间的吻合、小肠和结肠之间的吻合。下面以空肠-空肠侧-侧吻合前壁缝合为例,具体吻合方法如下:

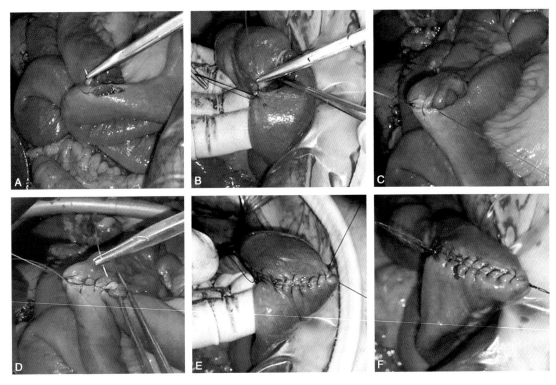

图 3-2　浆肌层连续一层吻合

A. 先由前壁开始距肠管切缘 6mm 浆膜面进针,黏膜下层出针;对侧由黏膜下进针,浆膜面出针,出针位置距肠管切缘 6mm,打结固定;B. 于距第一针约 4mm 开始进针、连续缝合;C. 缝合第二针后收紧缝线,由助手保持缝线紧张状态;D. 继续连续浆肌层缝合,随着收紧缝线,黏膜自然内翻;E. 完成前壁缝合,打结固定;F. 将后壁翻到前面,同样方法完成缝合,打结固定

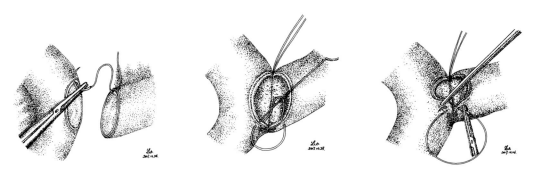

图 3-3　浆肌层连续缝合示意图

先从肠管一侧浆膜面距切缘 7mm 垂直进针,同侧于黏膜面距切缘 2mm 出针(图 3-4A)。于对侧肠管距切缘 2mm 浆膜下进针,于距切缘 7mm 由黏膜侧垂直进针,浆膜面出针(图 3-4B)。两侧缝线同时收紧、打结,黏膜-黏膜靠拢,浆膜-浆膜靠拢内翻打结(图 3-4C)。针距 5mm 继续遵循浆膜进针全层,黏膜-肌层出针,对侧肌层-黏膜进针,黏膜-浆膜全层的原则缝合,直至完成前壁缝合(图 3-4D)。视具体情况,每针距间加针:全层间断缝合(图 3-4E)。至此,完成全部缝合,检查肠管吻合口通透性,针距是否匀称、确切(图 3-4F)。图 3-5 为示意图。

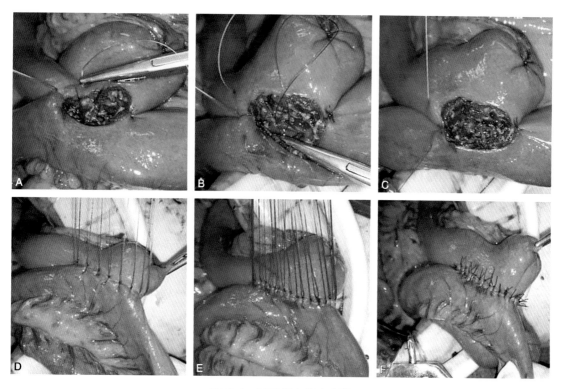

图 3-4　垂直褥式缝合步骤

A. 于距切缘 7mm 处由浆膜面垂直进针全层,再由黏膜面距切缘 2mm 垂直出针;B. 对侧肠管先由浆膜面距切缘 2mm 垂直进针,再由黏膜面距切缘 7mm 垂直出针;C. 完成缝合后,打结时黏膜自然内翻,浆膜自然合拢;D. 针距约 5mm,完成吻合;E. 视具体情况在每个针距之间全层缝合加固 1 针;F. 完成全部吻合

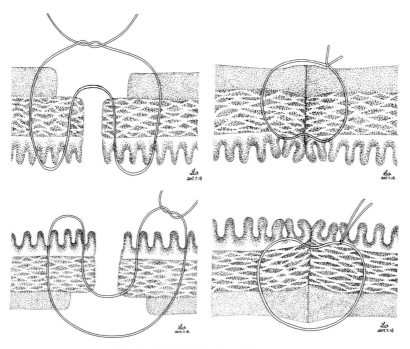

图 3-5　浆膜面结扎的垂直褥式缝合

【注意事项】

①本法可行一层吻合,但必须每一针均符合要求,如有一针缝合不当,则可能造成渗漏。因此吻合完毕,一定仔细检查吻合口一周。如间距太大或切断缘翻入不满意,应补行浆肌层缝合。②食管、胃、直肠针缘距为 5mm,结肠、小肠针缘距为 4mm;针间距以 4mm 为宜。③正确掌握针缘距、针间距与结扎松紧度。过疏、过松易产生侧漏,过紧、过密易造成血运不良。④缝合技术熟练后,1、2、2 针可一步完成,即缝合后壁时,空肠全层-空肠全层-空肠黏膜层,一针即可穿过;胃黏膜侧单缝一针,缝合前壁一针即可完成。

三、改良的垂直褥式内翻缝合

天津医科大学肿瘤医院腹部肿瘤外科自 20 世纪 70 年代就采取一种改良的垂直褥式缝合方法进行手法缝合消化道吻合,该方法广泛适用于胃-空肠吻合、空肠-空肠侧-侧吻合、结肠之间的吻合。笔者近年来先后在全国 100 余家医院会诊、演示手术,尚未发现有该种缝合方法者。该缝合术是从垂直褥式缝合改良而成,保留了垂直褥式缝合后黏膜内翻的特点。该缝合术的最大特点是简单、确切。可以采取间断缝合或连续缝合,后者特别适用于腹腔镜或机器人下,利用倒刺线进行连续缝合。

【操作步骤】

间断缝合具体操作步骤　遵循"深进,浅出"、"浅进,深出"的八字原则。所谓"深"与"浅"是指进针点距肠管切缘的距离。距离远谓之"深",距离近谓之"浅"。右侧全层深进针时进针点距肠管切缘约 6mm(深进,图 3-6A、B)。左侧全层出针时在对侧黏膜面距切缘约 2mm(浅出);然后继续右侧全层浅进针,左侧全层深出针(图 3-6C)。至此,完成了(深进、浅出,浅进、深出)的完整缝合过程(图 3-6D)。将左右缝线同时收紧、打结(图 3-6E),浆膜-浆膜靠拢,黏膜-黏膜靠拢内翻。间断缝合重复上述步骤,针间距约 5mm,完成全部缝合(图 3-6F)。每一个针距间再采取全层缝合加固(图 3-6G)。

【优点】

全部缝合均采取全层,保证了缝合的确切。完成八字步骤后,收紧线、打结一气呵成。不需要助手协助,完成打结后,可以确保黏膜-黏膜自动对齐,同时黏膜完全内翻,浆膜-浆膜对齐(图 3-7A)。如图 3-7B 示,完成缝合后,随着两根线沿箭头方向逐步收紧,肠管切缘处形成的线圈的直径会逐渐缩小,直至完全闭合形成一个点(图 3-7C)。随着两根线收紧、打结,"1""4"两点将自动收拢、靠紧,同时将肠管两切缘自动内翻。而传统的垂直褥式只能保证黏膜-黏膜对齐,不能保证打结后黏膜完全内翻。

【注意事项】

1. 准备吻合的肠管两侧长度一致。

2. 深进进针与深出出针点距切缘距离尽量保持等距(6mm);浅出与浅进的针距也要尽量保持等距(2mm)(图 3-8A~C)。深进、深出是为了肠管吻合牢固;浅出、浅入是为了保持切缘黏膜、浆膜对合确切。

3. 完成"深进、浅出;浅进、深出"八字步骤后,打结时切记左右两根线同时收紧,一定打"正结",切忌打"滑结"。因为如果仅收紧一根线,那么另一根线必定会松,影响打结质量。

4. 进针、出针,再进针、出针的 4 个点(图 3-8A,B)在于肠管纵轴垂直的一条假想直线上。在图 3-8B 肠管横断面示意图中,4 个点在同一平面。

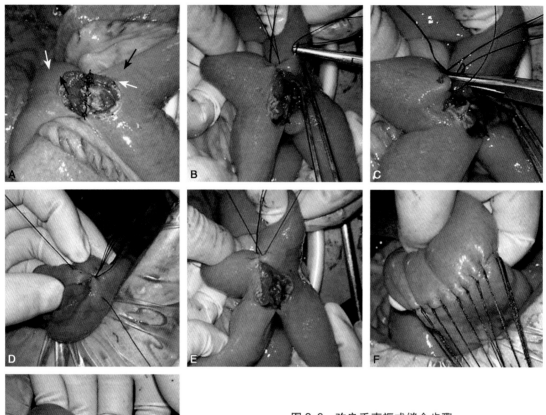

图 3-6　改良垂直褥式缝合步骤

A. 准备缝合;B. 参考黑箭头:右侧深进针,对侧浅出针;C. 参考白箭头:右侧浅进针,对侧深出针;D. 完成改良垂直褥式缝合,对照A:进针线为右侧黑箭头指示点,出针线为左侧白箭头指示点,准备打结;E. 将缝线从两侧收紧,打结,黏膜自然内翻;F. 间断缝合重复上述步骤,针间距约 5mm;G. 视具体情况间断加针全层缝合加固

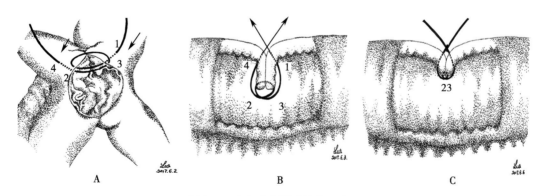

图 3-7　改良垂直褥式缝合示意图

A. 右侧深进针,左侧浅出针;然后右侧浅进针,左侧深出针;B. 横断面图:左右缝线同时收紧、打结,结果使"1"、"4"点靠拢,"2"、"3"点靠拢;C. 完成打结后横断面图:"2"、"3"点完全收紧

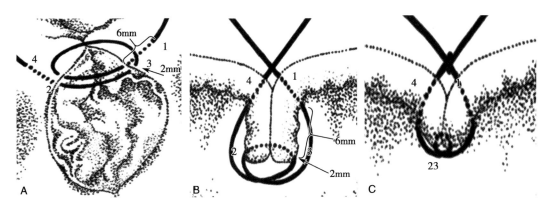

图 3-8　改良垂直褥式缝合步骤示意图
A. 右侧进针点(1)距黏膜切缘约 6mm,对侧出针点(2)距黏膜切缘约 2mm;B. 逐渐收紧缝线过程中,"1"
与"4"点;"2"与"3"点逐渐靠拢;C. 完成打结后,"2"、"3"靠拢对齐,"4"与"1"点靠拢对齐,同时保证了
"2"、"3"点完全内翻

【连续缝合操作步骤】

开放手术一般采取上述间断缝合,在腹腔镜或机器人下,利用倒刺线采取连续缝合更能体现出改良垂直褥式缝合术的优势,为演示方便,以倒刺线,开放下连续缝合。准备同前(图3-9A)。在计划缝合的肠管切缘旁约 5mm 处先全层缝合一针,穿过线末端的环,拉紧缝线。此后遵循间断缝合的步骤:深进,浅出,浅进,深出(图 3-9B-D)。这 4 个点应该保持在一条直线上。在重复上述八字步骤,完成全部缝合(图 3-9E,F)。两次进针的间距保持大约

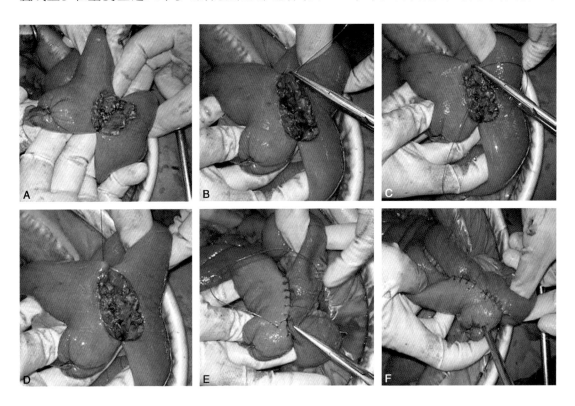

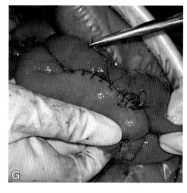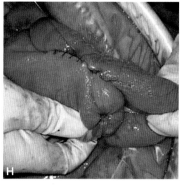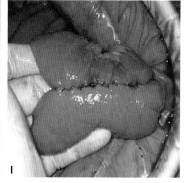

图 3-9 连续改良垂直褥式缝合步骤

A. 准备缝合前壁;B. 右侧深进针,左侧浅出针;C. 右侧浅进针,左侧深出针;D. 左侧深出针后收紧缝线;E. 重复"深进、浅出、浅进、深出";F. 完成全部单层缝合;G. 浆肌层连续缝合;H. 继续浆肌层连续缝合;I. 完成缝合

5mm。实际完成连续缝合后,露在浆膜面的倒刺线走向应该是与肠管横断面呈一定角度:以缝线作为三角形的斜边,一条直角边是针距(5mm),另一条直角边是深进(6mm)+深出(6mm)收紧打结后的长度(图 3-10)。完成连续缝合后,浆肌层连续缝合加固,进针、出针方向与吻合口平行(图 3-9G)。连续缝合3~4针后再适度收紧缝线,使浆膜面靠拢(图 3-9H)。完成浆肌层连续缝合加固(图 3-9I)。

在 da Vinci 机器人胃癌根治术后用倒刺线连续缝合可以非常简便、快速、安全地完成吻合。第1针距切缘约6mm由浆膜进针,全层(图 3-11A),由对侧距切缘约2mm出针(图 3-11B)。缝合过程中检查空肠腔,避免缝到对侧肠壁(图 3-11C)。继续重复上述操作,针距掌握在 4~5mm(图 3-11D)。完成缝合后,在做间断浆肌层连续缝合,针距掌握在5mm 左右(图 3-11E~H)。完成浆肌层连续缝合后,检查吻合质量,浆膜层对合整齐(图 3-11I)。

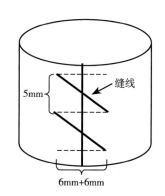

图 3-10 连续缝合完成模式图

四、连续 Albert-Lemcert 吻合

Albert-Lemcert 吻合是一种双层连续缝合方法。远端胃切除,胃十二指肠、胃空肠吻合、空肠-空肠吻合可以采用连续 Albert-Lemcert 吻合。在毕 I 式胃十二指肠吻合中,Lemcert 缝合对浆肌层牵拉程度小,吻合好。下面以空肠-空肠侧-侧吻合为例进行说明。

【操作步骤】

缝合从后壁开始,刚开始时,空肠和空肠残端不用开放,于预定的位置先在浆肌层缝合一针,打结固定(图 3-12A)。之后采取连续或间断的浆肌层缝合,针距保持在 4mm。随后沿缝合线两侧距缝合线约2mm用电刀剖开肠壁,确切止血(图 3-12B)。此时已经缝合的部分变成吻合口后壁,再连续全层加固,针距4mm,完成缝合后保留线尾(图 3-12C)。开始前壁缝合,采取浆肌层连续缝合。第一针缝完后,线尾与开始后壁缝合是保留的线尾打结,针距保持4mm(图3-12D)。随后以针距4mm连续浆肌层缝合,由助手保持缝线张力,随着缝线收紧,黏膜自然内翻(图3-12E)。继续按浆膜层,保持4mm针距连续缝合,最后一针保留线尾与后壁预留的线尾打结。至此完成全部吻合(图3-12F)。

图3-13为Albert-Lemcert吻合示意图,浆肌层连续缝合(A);吻合口后壁全层连续缝合(B);前壁浆肌层连续缝合(C)。

【注意事项】

该缝合方法的浆肌层缝合属于辅助性缝合,打结不用太紧。

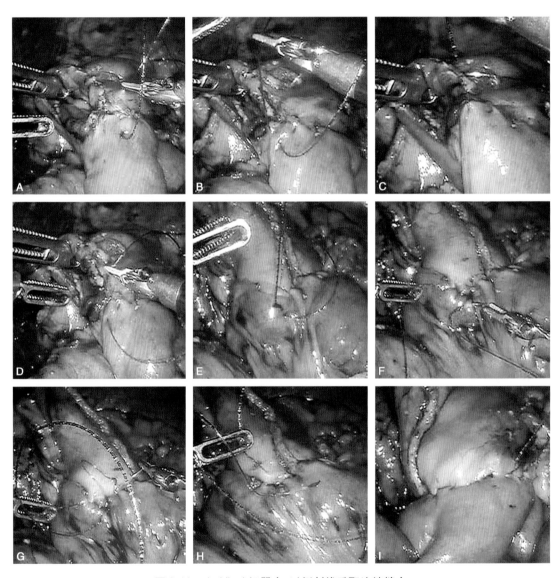

图3-11　da Vinci机器人,以倒刺线采取连续缝合

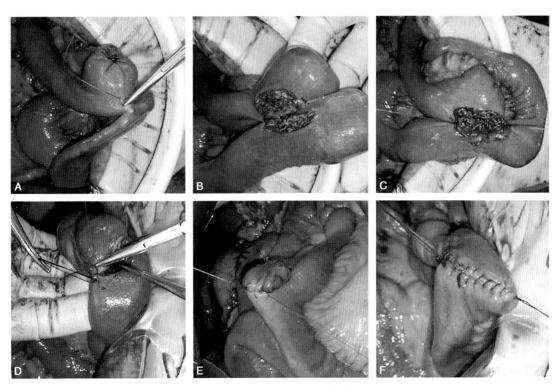

图 3-12 空肠-空肠侧-侧吻合

A. 由后壁开始,浆肌层连续缝合约 20mm;B. 用电刀沿缝合处肠管剖开肠腔;C. 后壁再连续缝合加固;D. 前壁采取浆肌层连续缝合;E. 缝合过程中黏膜自然内翻;F. 完成前壁缝合

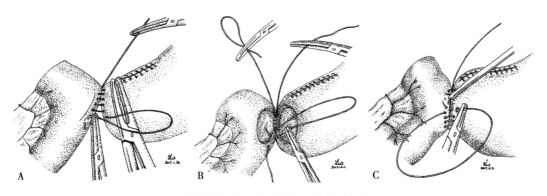

图 3-13 胃-空肠侧-侧吻合示意图

A. 后壁浆肌层连续缝合;B. 后壁全层连续缝合;C. 继续前壁全层连续缝合;前壁连续浆肌层缝合

第八节 消化道吻合并发症的防治

一、吻合口狭窄

机械吻合时应尽量选择口径较大的吻合器,并选择合适的部位进行吻合。手工缝合时注意内翻黏膜不要过多,以免在吻合口内形成活瓣。另外应该选择可吸收缝线、减少术后吻

合口炎症反应,从而减少瘢痕的形成。推荐使用 3-0、4-0 多股编织可吸收缝线(如 Vicryl Plus),须使用针体纤细,针形为 1/2 弧的小圆针,可以最大限度减轻缝针对周围组织的损伤。条件允许,尽早拔除胃管,鼓励患者尽早进食,利用食物的体积,扩张吻合口。如术后晚期出现吻合口狭窄,可考虑通过内镜下多次扩张吻合口,多数患者可经内镜引导下球囊扩张治愈,少数患者需要在内镜下切开吻合口狭窄处。

二、吻合口出血

胃切除后吻合前,应仔细检查胃黏膜下有无活动性出血,必要时缝扎止血。手工吻合时,后壁缝合完毕,缝合前壁时应仔细检查后壁有无出血点,必要时加固缝合,前壁缝合完毕,也应仔细进行检查。器械吻合时,应仔细检查吻合口有无出血。术后常规留置胃管引流,如果术后胃管内有新鲜血液流出,可以先给予去甲肾上腺素冰盐水、凝血酶或云南白药等进行局部止血治疗,同时给予质子泵抑制剂和生长抑素,如无效,应进行内镜检查,如发现明确出血点,可内镜下用止血夹夹闭。

三、吻合口瘘

国外报道胃切除术后吻合口瘘的发生率为 2.1%,外科医师的手术经验和吻合器的应用经验,可以减少吻合口瘘的发生。在胃切除术后,吻合前,应该检查残胃和预行吻合的小肠的血运,如发现胃残端或拟行吻合的小肠颜色和血运有可疑,应果断再切除部分残胃或肠管,确保吻合部位的血运良好。手工吻合后,应仔细检查缝合部位对合是否良好,如发现漏针,及时进行缝合。器械吻合完成后,应立即检查上下吻合口环是否完整,如发现不完整的部位,及时加固缝合。对于营养状况不好、有愈合风险的患者,应该放置鼻肠营养管或空肠造瘘管,以利于术后的营养支持。如果术后出现吻合口瘘,应禁食水,给予生长抑素减少消化液分泌,同时给予营养支持和抗感染治疗。如果引流通畅,可等待瘘口自行愈合,如果引流不畅,应尽早进行超声或 CT 引导下穿刺引流,如仍不能改善,须再次手术行外科引流。

四、十二指肠残端瘘

胃切除术后十二指肠残端瘘的发生率远高于吻合口瘘,十二指肠残端瘘是较为严重的并发症之一。如果术后出现不明原因发热、右上腹痛、腹膜炎体征等都应考虑十二指肠发残端瘘的可能,另外需要指出的是,有相当数量的十二指肠残端瘘表现为不明原因的消化道出血,甚至低血压休克,原因是十二指肠残端瘘,流出的消化液腐蚀周围血管,引起的出血逆流入十二指肠残端,因此表现为消化道出血。早期诊断、早期干预是十二指肠残端瘘患者转归的重要因素。十二指肠残端瘘一旦发生,良好的引流是关键。因此,必要时可在 B 超引导下局部穿刺,若引流效果良好,局部无积液,可给予禁食、胃肠减压、抗感染药物、生长抑素和营养支持等保守治疗。发生出血的患者可考虑进行血管造影,如能发现明确出血点,可给予栓塞治疗,如果出血量大或引流不畅,应及时进行手术治疗。再次手术的目的是放置引流管,十二指肠残端可考虑放置造瘘管,切忌修补,因为此时局部组织炎症水肿明显,任何企图缝合修补瘘口的措施不仅很难成功,且会导致更严重的后果。预防十二指肠残端瘘的措施包括:①注意十二指肠残端血运,十二指肠残端不要游离过多,残端周围的血管不要切断过多,十二指肠残端的缝合不要过密,过密会影响局部血运;②如果肿瘤部位较低,保留的十二指肠残端较少时,不要强行缝合,可以考虑行十二指肠残端造瘘,待周围形成粘连后,再拔除造瘘管;③空肠输出袢梗阻会导致十二指肠残端压力过大而破裂,因此输出袢长度不宜过短或过长。术后早期鼓励患者及早活动,尽早使用肠内营养,促进肠道功能尽早恢复,减少空肠输出袢压力。

　　总之,胃切除术后消化道重建过程是胃癌外科手术中的关键步骤,理解消化道愈合过程的组织愈合机制有助于手术技术的进步和并发症的防治。正确的吻合方式以及缝针、缝线、吻合器的选择,是保证消化道重建安全的前提。时至今日,手工吻合仍然是胃肠外科医师必须熟练掌握的基本技能。手工吻合中,一层缝合逐渐替代了二层、三层缝合,成为胃切除术后手工吻合的主流。

(王晓娜　梁寒)

参 考 文 献

1. 赵华,皮执民. 胃肠外科学. 北京:军事医学科学出版社,2011:86,91-92,125-127.

2. Gambee LP,Garnjobst W,Hardwick CE. Ten years' experience with a single layer anastomosis in colon surgery. Am J Srug,1956,92(2):222-227.

3. 李曙光,李荣,张静. 消化道吻合术及其愈合的研究进展. 河北北方学院学报(医学版),2006,23(6):63-67.

4. 刘凤林,秦新裕. 胃肠外科吻合技术发展与应用. 中国实用外科杂志,2008,28(1):28-29.

5. 胡祥. 胃癌手术的基本技术. 中华消化外科杂志,2011,10(6):401-404.

6. 刘俊峰,白世祥. 消化道吻合口的愈合过程. 医学理论与实践,1991,4(6):4-6.

7. 黄从云,彭淑牖. 肠道吻合愈合研究进展. 国外医学外科学分册,2005,32(2):114-119.

8. 赵玉沛,张太平. 消化道重建基本原则与基本技术. 中国实用外科杂志,2014,34(3):197-204.

9. 中华医学会外科学分会. 胃切除术后消化道重建技术专家共识. 中国实用外科杂志,2014,32(3):205-212.

10. 秦新裕,刘凤林. 充分重视上消化道重建基本原则及吻合方式合理性. 中国实用外科杂志,2012,32(8):601-602.

11. 张太平,王天笑,赵玉沛. 上消化道重建手术缝线材料的合理选择. 中国实用外科杂志,2012,32(8):669-671.

12. 马榕,吕斌. 普通外科缝合技术训练与应用. 中国实用外科杂志,2008,28(1):33-34.

13. Patri P,Beran C,Stjepanovic J,et al. V-Loc,a new wound closure device for peritoneal closure—is it safe? A comparative study of different peritoneal closure systems. Surg Innov,2011,18(2):145-149.

14. De Blasi V,Facy O,Goergen M,et al. Barbed versus usual suture for closure of the gastrojejunal anastomosis in laparoscopic gastric bypass:a comparative trial. Obes Surg,2013,23(1):60-63.

15. Lee SW,Nomura E,Tokuhara T,et al. Laparoscopic technique and initial experience with knotless,unidirectional barbed suture closure for staple-conserving,delta-shaped gastroduodenostomy after distal gastrectomy. J Am Coll Surg,2011,213(6):e39-45.

16. 中华医学会外科学分会外科手术学学组. 胰腺外科手术中胰腺断端吻合、缝合技术及材料选择专家共识(2008). 中国实用外科杂志,2008,28(10):807-809.

17. Frasr I. An historical perspective on mechanical aids in intestinal anastomosis. Surg Gynecol Obstet,1982,155:566-574.

18. 恒添忠生,笹子三津留. New Surgical Oncology Operative Technigues. TOKYO:Medical View CO.,LTD,2002,98-110.

19. 陈俊青,夏志平. 胃肠癌根治手术学. 北京:人民卫生出版社,1999:36-38.

20. 梁寒. 一种新型垂直褥式胃肠缝合技术. 中华胃肠外科杂志,2017,20(8):961-963.

第四章

吻合器在胃切除术后消化道
重建中的应用

消化道重建作为胃肠手术中重要的组成部分,是每个外科医师必须掌握的基本技术。随着吻合器的出现和推广使用,消化道重建已进入到"机械吻合"时代。与传统的手工缝合相比,应用吻合器所进行的消化道重建能够明显缩短手术时间,使胃肠吻合操作技术更加标准化、规范化,且大大减少组织的损伤、出血,降低患者的平均住院日;同时吻合器也是微创手术中完全腹腔内胃肠吻合中不可或缺的工具。

目前大多数外科医师在消化道重建中更倾向选择机械吻合,但是机械吻合技术仍不能尽善尽美,不能完全取代手工缝合技术,吻合器应用相关并发症也时有发生。外科医生在消化道重建中起着至关重要的作用,而吻合的成功与否也与其密切相关。笔者将结合自身的临床经验和国内外最新的研究进展,介绍胃切除术后几种常见消化道重建方法中吻合器的合理选择、操作技巧、步骤要点及吻合器相关并发症的预防和处理。

一、吻合器概述

(一)吻合器发展历史

1826 年法国学者 Denaus 研制出金属缝合器。1892 年,美国医生 Murphy 开始在临床工作中使用缝合器。1908 年,Hultl 第一次使用缝合器械完成了胃切除术后的消化道重建。1950 年,前苏联学者 Gudov 研制出了第一代吻合器械,并由 Androsov 医生用于术中血管吻合。1968 年,美国器械公司研发出了直线切割吻合器。1978 年,商业化的吻合器开始在临床上推广使用。之后吻合器被不断改良,使用更加方便、吻合更加牢固;同时适合腔镜下手术的缝合器、吻合器不断出现。最近以电力驱动的腔镜直线切割吻合器开始应用于临床,使得吻合时整个激发过程平稳流畅,显著降低了器身头端的晃动,有效降低吻合器对组织过度牵拉、撕扯造成的损伤。

(二)吻合器种类

吻合器种类繁多,主要分为以下几类:①按工作机制分为压合式吻合器、钉合式吻合器;②按吻合器形状分为线状切割吻合器、圆形切割吻合器、弧形切割吻合器、按钮状吻合夹、回形针状吻合夹;③按产品来源分为国产吻合器、进口吻合器;

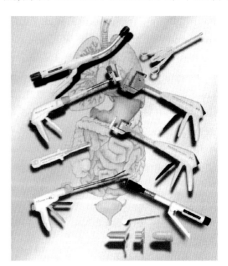

图 4-1　不同型号的吻合器

④按照使用术式分为开放手术下吻合器、腔镜手术下吻合器(图 4-1)。腔镜手术下吻合器设计灵巧、方便,在开放手术中,遇到较深位置处的胃肠吻合时,也可选择腔镜下器械。

(三) 吻合器工作原理

吻合器的工作原理是在对齐匹配的组织之间,置入 B 形吻合钉,吻合钉交错排列,在离断管壁的同时将组织钉合,达到吻合的目的。机械吻合的组织愈合过程与手工缝合类似,由炎症期、纤维化期、成熟期构成。圆形吻合器的吻合是内翻吻合,与手工缝合中 Albert-Lembert 法的愈合过程相似。直线切割吻合器的吻合是外翻吻合,吻合处浆膜层的缝合加固有助于组织的自然愈合过程。

二、胃切除术后吻合器的应用技巧和步骤

(一) 全胃切除术后食管空肠 Roux-en-Y 吻合术

游离全胃及食管下端,在十二指肠预定离断处,使用直线切割吻合器离断十二指肠(图 4-2)。在食管预定切割处放置荷包缝合钳,胃端直角钳封闭,离断食管,置入圆形吻合器(25mm)的抵钉座。距 Treitz 韧带 20cm 左右处横断空肠(图 4-3,图 4-4),此处肠管的长度要适宜,肠管预留过长,容易造成术后排空不良;长度太短,肠管容易形成调角,造成肠管扭曲。距空肠断端 50~60cm 处完成近、远端空肠侧-侧或端-侧吻合。

(1) 空肠间侧-侧吻合:在两段空肠肠壁上各开一个直径 0.4cm 左右的小孔,将直线切割吻合器的两机械臂分别

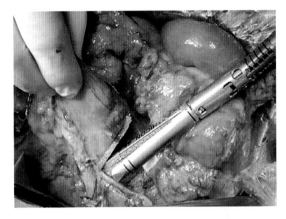

图 4-2　直线切割吻合器离断十二指肠

插入,两侧肠管的对系膜缘紧靠,调整好角度位置后对合关闭吻合器,保持 20 秒后激发吻合器(图 4-5),残留的小孔可手工缝合闭合(图 4-6)。

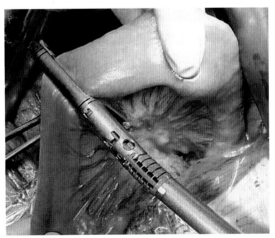

图 4-3　距 Treitz 韧带 20cm 处空肠

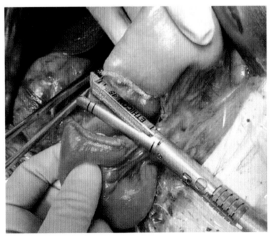

图 4-4　直线切割吻合器离断空肠

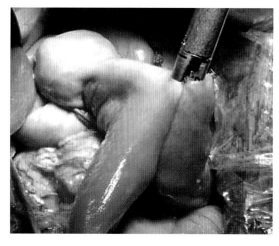

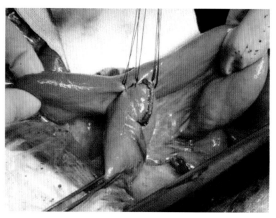

图 4-5 直线切割吻合器完成空肠间侧-侧吻合

图 4-6 空肠间侧-侧吻合完成图

（2）空肠间端-侧吻合：圆形吻合器（25mm）抵钉座放入近端空肠断端，远端空肠放入吻合器身，完成空肠间的端-侧吻合。最后将远端空肠经结肠前提上，在远端空肠放入圆形吻合器（25mm）器身，经断端 5~10cm 处穿出（图 4-7），完成食管空肠端-侧吻合（图 4-8），空肠残端可使用直线切割吻合器关闭（图 4-9）。食管空肠吻合后，空肠的残端不宜过长，以避免食物在此处的滞留。一般不采用食管空肠端-端吻合，这会明显增加术后吻合口瘘的发生。注意在食管空肠吻合、空肠间吻合完成后，不要急于关闭残端，可钳夹一块小方纱布在肠管内进行探查，确定吻合是否完全、吻合口通畅情况及吻合口瘘的发生与否，同时探明吻合口有无明显出血。

Roux-en-Y 吻合方法（图 4-10）操作简单、安全，手术风险小，是目前全胃切除术后最常用的消化道重建方法。许多外科医师在开腹手术中更愿意使用圆形吻合器完成胃空肠间、空肠空肠间的端-侧吻合。笔者在开腹手术消化道重建中更愿意选择直线切割吻合器，甚至是腔镜下吻合器，是因为：①此类器械操作方便简单，避免了荷包缝合、抵钉座置入以及圆形吻合器在肠腔内穿行等繁琐的操作步骤；②吻合时不受管腔直径限制；③吻合过程中出血

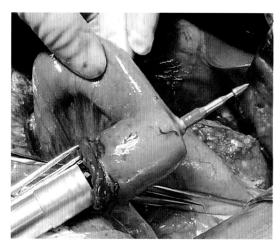

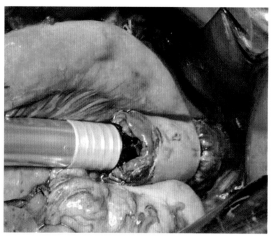

图 4-7 圆形吻合器钉砧头从远端空肠穿出

图 4-8 食管空肠端侧吻合

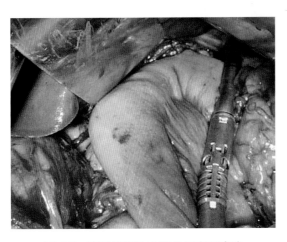

图 4-9　直线切割吻合器关闭空肠残端

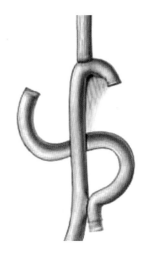

图 4-10　全胃切除术后食管空肠 Roux-en-Y 吻合完成图

少,吻合时不易造成组织撕裂、损伤或吻合不全;④缩短了吻合的操作时间;⑤相比于圆形吻合器,直线切割吻合器在术中多次使用时只需更换钉仓,减少了手术花费。

日本学者对 441 例行远端胃切除 Roux-en-Y 吻合的患者进行术后长期随访,发现相比于圆形吻合器和手工缝合,使用直线切割吻合器的患者食管反流症状更轻,术后吻合口狭窄发生率更低。至于与圆形吻合器相比,直线吻合器是否能真正降低术后并发症的发生率,还有待进一步的临床验证。

（二）远端胃切除术后消化道重建

1. 胃十二指肠端-端吻合术（毕 I 式）　行 Kocher 切口,游离十二指肠。于幽门下切断十二指肠,残端以荷包缝合器完成荷包缝合,在十二指肠残端置入圆形吻合器（25mm）的抵钉座（图 4-11）。使用直线切割吻合器（TLC10）横断胃体（图 4-12）,距残端 4~5cm 胃体前壁处切一小口,送入吻合器身,钉砧头从胃残端的大弯侧角穿出完成胃十二指肠的端-端吻合（图 4-13~4-15）,前臂切口可手工缝合或使用直线型吻合器闭合。钉砧头也可以从胃后壁穿出完成胃十二指肠的端-侧吻合。

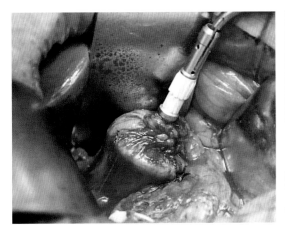

图 4-11　十二指肠残端包埋圆形吻合器抵钉座

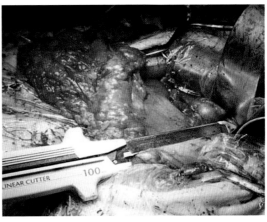

图 4-12　直线切割闭合器横断胃体

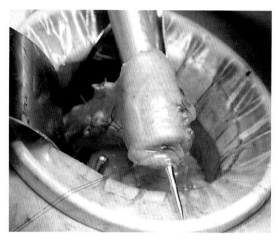 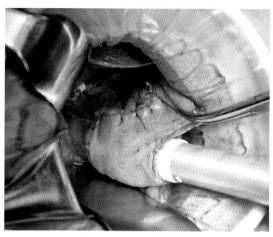

图 4-13　圆形吻合器钉砧头从残胃大弯侧角穿出　　图 4-14　圆形吻合器完成胃十二指肠端-端吻合

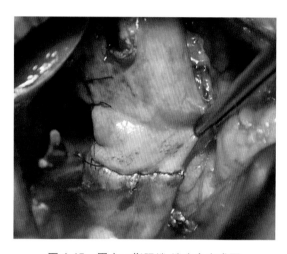

图 4-15　胃十二指肠端-端吻合完成图

笔者建议在远端胃切除后采用胃十二指肠端-端吻合,这样形成的吻合口张力小,术后并发症发生风险低;同时此术式操作较为简单,消化道重建后接近于正常的解剖生理状态。无论采用何种吻合方法,一定要保证吻合口处无张力及血供充足。在端-端吻合时,残胃切割线与残胃-十二指肠吻合口重合的地方被称为"危险三角",是术后吻合口瘘的高发部位,应缝合加固。如采用端-侧吻合,则残胃切割线与残胃-十二指肠吻合口的距离不宜过近,否则影响吻合口的局部血供。Kim 等学者认为采用 28mm 或 29mm 的圆形吻合器,会减少术后吻合口狭窄、水肿和胃排空延迟的发生几率。具体选择何种型号的吻合器还需要外科医师术中判断。

2. 胃空肠侧-侧吻合术(毕Ⅱ式)　十二指肠处应用直线切割吻合器切断。距 Treitz 韧带约 20cm 处提起空肠,对系膜缘肠壁与胃后壁使用 2 根缝线牵引,在胃后壁与对系膜缘肠壁开口,用直线切割吻合器完成胃空肠侧-侧吻合(图 4-16)。注意吻合口的最长径控制在空肠肠径的 1.5~2 倍,吻合口长径过短,容易造成术后狭窄、梗阻;过长则易导致倾倒综合征。为防止反流性胃炎等术后并发症的发生,可在毕Ⅱ式的基础上加行空肠间侧-侧吻合(Braun 吻合,图 4-17)。Braun 吻合位置:距胃肠吻合口下 15cm 处的输入袢与 30cm 处的输出袢行侧-侧吻合,可有效抵抗反流。

毕Ⅱ式吻合也可由单一的圆形吻合器完成,将圆形吻合器的抵钉座放入空肠拟吻合处,器身由胃后壁距残端上 2cm 或从残端的大弯侧角穿出完成胃空肠侧-侧吻合(图 4-18)。

3. 胃空肠 Roux-en-Y 吻合术距 Treitz 韧带 20cm 处使用直线切割吻合器切断空肠,远端空肠经结肠前或后位,在胃后壁与残胃行侧-侧吻合,侧-侧吻合时注意远端空肠残端方向朝

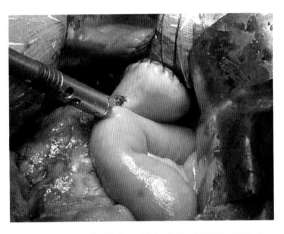

图 4-16　直线切割吻合器完成胃-空肠侧-侧吻合

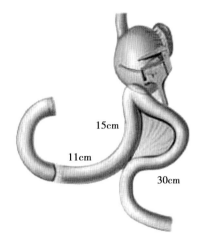

图 4-17　B-Ⅱ式+Braun 吻合完成图

上。距此吻合口下 40~50cm 处,在近、远端空肠间完成空肠间侧-侧或端-侧吻合。空肠断端处的系膜裂口可使用缝线手工缝合关闭(图 4-19)。

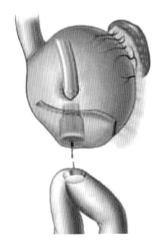

图 4-18　圆形吻合器完成胃-空肠侧-侧吻合

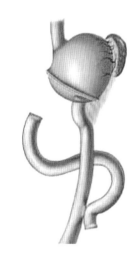

图 4-19　远端胃切除胃空肠 Roux-en-Y 吻合完成图

　　使用吻合器进行胃空肠 Roux-en-Y 吻合术时,可以使用一把直线切割吻合器完成胃空肠、空肠间侧-侧吻合;也可使用两把圆形吻合器(25mm)完成空肠间的端-侧吻合及胃空肠的侧-侧吻合;也可将圆形与直线吻合器结合使用。术者可根据术中情况和自己的习惯进行选择。

　　Lee 等研究发现在远端胃切除术后,Roux-en-Y 吻合优于毕Ⅰ式吻合、毕Ⅱ式加 Braun 吻合。由于毕Ⅰ式吻合更符合胃肠道的固有解剖,所以笔者在临床中一般多采用毕Ⅰ式或 Roux-en-Y 吻合。也有学者采用空肠间置术,这种吻合方法增加了胃的容量,减少了术后并发症的发生,但该术式仍处于研究阶段,不推荐常规使用。

　　(三) 近端胃切除术后食管胃端-端吻合术

　　游离好近端胃及食管下段后,使用直线切割吻合器(TLC10)封闭残胃,注意在大弯侧保

留与食管口径相同的切口。食管断端荷包缝合后
置入圆形吻合器(CDH 25)的抵钉座,收紧荷包线。
通过胃前壁切口送入吻合器身,钉砧头于胃断端大
弯侧切割线侧方穿出,与抵钉座连接完成食管胃端-
端吻合。

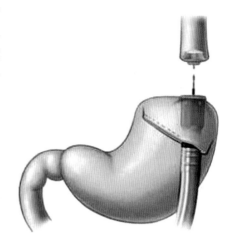

　　部分学者采用胃后壁与食管的端-侧吻合(图
4-20),笔者认为该种吻合方法没有充分利用胃壁的
长度,同时容易造成盲袢的产生;而端-端吻合可以
保留胃大弯侧的血管,局部血运良好,张力小。De-
guchi 等研究发现使用 25mm 圆形吻合器完成食管
与胃的吻合,能显著减少术后并发症的发生几率。
但是有些患者的食管内径较小,使用较大型号的吻
合器容易造成黏膜与肌层组织的撕裂损伤,所以外

图 4-20　食管胃端侧吻合

科医师一定要根据患者的实际情况选择适宜的吻合器型号。

(四) 吻合注意事项

1. 吻合前准备　在机械吻合时可能会遇到吻合器闭合后无法击发、无法出钉或出钉受
阻、吻合完成后部分吻合线缺钉的情况发生,发生上述现象的原因很多,但主要是吻合器使
用前的准备工作不到位所致,所以在吻合器使用前一定要注意以下问题:

　　吻合器在运输和拿放过程中,要轻拿轻放、避免磕碰,否则会导致吻合器重要部件的位
置发生偏移,造成吻合器在击发时不能准确地将吻合钉推出或出钉受阻。如果移位情况比
较严重,吻合时可能无法送出吻合钉,发生"卡壳"现象。器械护士在接到吻合器揭除钉面的
保护垫之后,不要用湿的治疗巾擦拭吻合器械出钉面,也应避免湿手套接触,以防不慎将吻
合钉带出。

　　美国统计数据显示:未能成功击发的吻合器只占总数的 0. 000 03。虽然器械本身的故
障率很低,但是一旦发生将会影响外科医师原定的手术计划,甚至影响到吻合效果和患者术
后的恢复,所以术者在使用前一定要检查吻合器是否完整,部件是否缺损或移位。

　　2. 吻合器的使用技巧

　　(1) 圆形吻合器的使用:①向残端置入抵钉座的时候动作应轻柔、缓慢,斜行置入,必要
时可涂抹适量碘伏或液体石蜡,起到润滑和降低阻力的作用,切忌强行插入造成黏膜组织受
损或撕裂。②荷包缝合位置恰当,笔者一般使用荷包钳制作荷包。如果残端位置较深或空
间狭小可采用手工缝合荷包。荷包线距残端的距离一定要合适,太远会造成吻合时包入的
组织过多;太近则容易导致黏膜回缩。荷包线一定要全层扎紧于抵钉座或中心杆上。③吻
合器身在管腔中穿行时应缓慢推进。中心杆与抵钉座连接后旋钮不要调节过紧,否则容易
导致吻合处组织缺血坏死或黏膜肌层断裂;过松则易导致吻合不全的发生。④在吻合器旋
紧的过程中,要防止近端肠管扭转,否则会使系膜血管受压。⑤在吻合器击发前应保持 20
秒,这样有利于组织塑形,减少吻合口出血。⑥吻合器退出时勿强行硬拉,特别是切割不全
时强退易致吻合口组织撕脱。

　　(2) 直线吻合器的使用:①击发时一定要扶稳吻合器,推杆一推到底或将手柄闭合完
全,以防吻合不全的发生。如果吻合线末端仍有组织未被切断,可使用剪刀剪断后手工缝合

残端开口。②使用吻合器行侧-侧吻合时,应将两机械臂完全深入管腔中,吻合时空肠对系膜缘应与残胃胃壁贴紧,勿将肠系膜组织带入吻合口,否则易损伤肠系膜血管,造成吻合口处组织缺血,发生吻合口瘘。③吻合时应避免圆形与直线吻合器吻合线的重叠,否则会造成吻合口处血运较差。④使用直线吻合器时一定要将吻合组织拉紧拉平,否则易造成吻合不全,吻合口处产生小的缺损。

（五）术中注意事项

①要保证吻合两端的肠管无张力。研究显示:如果吻合口张力过大,术后发生吻合口瘘的风险会增加。②吻合口处的两端肠管系膜不宜游离过长,以保证肠管有充足的血供。③吻合口处两端肠管的脂肪组织要切除干净,以防吻合时过多组织嵌入造成吻合不全,但最好也不要超过 2cm 范围,否则会影响吻合口处肠管的血供。④吻合口周围的血管、肠管系膜缘的血管要结扎充分,否则易形成术后出血。⑤吻合时要防止其他无关组织嵌入吻合器,特别是女性患者的阴道后壁。吻合器击发前应确认阴道后壁的位置,吻合完成后可经阴道探查。

（六）吻合后注意事项

1. 吻合完成后一定要仔细检查,应观察切环是否完整。最好通过“充气试验”或注入亚甲蓝溶液检查吻合是否完全。术后通过指诊或内镜检查吻合口情况,但一定要把握好时机,过早的侵入性检查容易造成吻合口处肠壁损伤,导致吻合口瘘的发生。同时仔细检查吻合口,是否有出血或缺损。如有出血,可使用电刀或缝合止血。使用高频电刀时,刀头不要接触吻合钉,否则会造成黏膜的片状损伤和钛钉变形失效。

2. 由于食管的解剖位置较深,造成术中视野显露差,吻合操作比较困难,断端食管易撕脱,术后吻合口瘘的发生率较高。所以许多学者建议在吻合器完成消化道重建后,在吻合处手工缝合加固,不过此举一直存在争议。缝合加固从理论上讲可以使吻合更加完全,减少术后吻合口瘘的发生,但是实际上过度的缝合加固反而造成吻合处组织包埋过多,术后易形成吻合口狭窄。笔者认为是否缝合加固应根据术中的吻合情况,如果吻合时视野清楚、食管游离彻底、止血充分、吻合效果满意,可不需缝合加固;如果术中感觉吻合效果不佳,可能存在吻合不全或发现吻合口出血,可采用浆肌层缝合加固。缝线一般选择可吸收缝线(型号为 3-0 或 4-0),因为丝线吻合异物反应发生率高,易在吻合口形成溃疡、水肿和出血。如果采用丝线,可使用 3-0 或 1 号线。

3. 术中一旦发现吻合不全,应立即行手工缝合补救或切除原有吻合肠段进行再次消化道重建,此时万不可抱有侥幸心理。手工吻合时笔者一般多采用双层间断缝合法。虽然单层缝合法操作简单,手术时间较短,术后吻合口狭窄发生率低,但是双层吻合法使肠壁闭合更加完全,吻合强度高,不易形成吻合口瘘。应尽量避免使用连续缝合法,因为连续缝合提高了术后吻合口狭窄发生率。

4. 患者术后的营养状况也很重要,特别是对于高龄、低蛋白血症、贫血、糖尿病、肺肾功能不全等患者更应在术后加强营养。术中可在空肠置入营养管,当肠道功能恢复后,持续缓速给予肠内营养,这样可以促进吻合口的组织愈合,维持肠管正常结构和功能,预防肠黏膜萎缩。同时应控制患者其他基础疾病,降低机体对手术的应激反应。

三、吻合器应用相关并发症预防及处理

机械吻合成功的关键是选择适宜的吻合器、钉仓型号和规范的操作步骤,最终使吻合钉

与胃肠组织达到完美的融合。但是机械吻合后的相关并发症仍然是无法避免的。发生并发症不仅影响胃肠道的正常功能,还可增加肿瘤局部复发率及死亡率。临床医师对其应有深刻的理解和认识,掌握科学的预防处理方法,将并发症发生率控制在较低水平。

吻合器在胃肠吻合应用中产生的主要并发症为吻合口瘘、吻合口梗阻、吻合口出血。下面将简要介绍吻合器相关并发症的预防及处理措施。

(一) 吻合口瘘

吻合口瘘是吻合口处肠壁组织缺损,从而在胃肠腔内外产生的异常通道。吻合口瘘的发生会显著增加其他术后并发症和病死率,延长住院时间,影响患者术后的功能康复、生活质量及远期生存预后。

胃切除术后吻合口瘘主要发生在食管空肠吻合处。国外文献报道发生率为2.1%。术者的经验和吻合器的合理使用对降低并发症发生起着重要作用。①吻合器在运输和操作过程中,一定要保证无磕碰或受损。②术者必须掌握吻合器的工作机制及正确的使用方法。③避免过度结扎血管,保证吻合口处血供良好,选择合适的吻合器。型号过大容易造成管腔撕裂;型号过小使得吻合不全,并易造成术后吻合口狭窄。许多日本学者建议采用25mm的吻合器,能减少术后并发症的发生。但这不是绝对的,一定要根据管腔大小进行选择。④吻合时抵钉座与器身闭合不宜过紧,避免力度较大的吻合器击发,否则会造成组织撕裂、损伤,使吻合更困难;如果过松则造成吻合不全。⑤术中应仔细检查吻合口和切环,发现吻合不全时应立刻行手工缝合或切除重建。⑥术前积极控制原发病,术后加强营养支持治疗。

术中发现吻合口瘘应及时处理。术后诊断明确的吻合口瘘,患者应禁食水,必要时使用抗生素加强抗感染治疗,并保持吻合口瘘周围引流通畅。可将放置的腹腔引流管置换为双套管24小时持续冲洗,持续胃肠减压,同时应用生长激素、生长抑素、谷氨酰胺等药物治疗,肠内外营养支持相结合等措施。大部分患者经保守治疗后可治愈,极少数患者需二次手术。

(二) 吻合口梗阻

吻合口内的狭窄及吻口处肠管的扭转都可造成术后吻合口梗阻。早期梗阻发生是由于吻合器型号过小、吻合处张力过大、吻合口瘘的发生或吻合口两端黏膜对合不齐。晚期梗阻的发生是由于吻合口缺血或吻合口及周围感染引发的炎症反应以致使瘢痕组织形成。

防治措施:①选用较大号的吻合器,荷包大小适中以防组织过度堆积;②术中消毒、冲洗充分,术后保持引流通畅;③在胃肠吻合中,胃酸过度分泌易引起吻合口狭窄,所以术后抑酸很重要。

经内镜引导下球囊扩张术可治愈多数患者。少数患者需在内镜下行放射状切开术和切割(RIC)治疗。部分肠管扭转的患者保守治疗无效,需行消化道的二次重建。

(三) 吻合口出血

吻合器型号过大、缝合钉塑形不完全、吻合口周围的大血管/肠管系膜缘的血管未予以缝扎、吻合口处浆肌层加固时缝合过深刺破血管等都可造成吻合口的出血。

防治措施:①选择合适的吻合器,掌握规范的使用方法。②解剖清楚,血管结扎充分。③吻合时可避开小血管,同时在中心杆穿孔处加做小荷包缝合,以防壁内小血管因吻合器切割后回缩出血。④吻合完成后,仔细检查有无活动性出血。

术中出血可以采用缝合或电凝的方法。胃肠吻合口可缝合浆肌层达到止血的目的。电凝时一定不要接触缝合钉,因缝合钉导电可以导致片状的组织损伤。术后出血多采用保守疗法,静脉给予止血药物,局部冰盐水去甲肾上腺素、止血药灌注,输血治疗。如效果不佳,可行内镜下喷洒止血药物、烧灼止血或用止血夹夹合出血点。如因吻合缺陷所致的术后出血,或经上述治疗无效,患者持续出血,并出现休克征象,应尽早行二次手术治疗。

目前吻合器几乎能完成所有的胃肠道吻合,而且最新的 meta 分析也显示,在胃肠道手术的消化道重建中,机械吻合具有手工缝合不能比拟的优势。但是机械吻合只是胃肠吻合的手段之一,不能完全替代传统的手工缝合。临床医师只有遵循外科手术的基本原则,掌握规范的操作步骤才能获得满意的手术效果,使患者获益。

(陈凛　边识博　崔建新)

参 考 文 献

1. Sozutek A,Colak T,Dag A,et al. Comparison of standard 4-row versus 6-row 3-D linear cutter stapler in creation of gastrointestinal system anastomoses:a prospective randomized trial. Clinics,2012,67(9):1035-1038.

2. Davis B,Rivadeneira DE. Complications of colorectal anastomoses:leaks,strictures,and bleeding. Surg Clin N Am,2013,93(1):61-87.

3. 陈凛,陈少全. 上消化道重建中机械吻合的合理应用. 中国实用外科杂志,2012,32(8):667-668.

4. 中华医学会外科学分会胃肠外科学组. 胃癌手术消化道重建机械吻合专家共识. 中国实用外科杂志,2015,35(6):584-592.

5. Nagai E,Ohuchida K,Nakata K,et al. Feasibility and safety of intracorporeal esophagojejunostomy after laparoscopic total gastrectomy:inverted T-shaped anastomosis using linear staplers. Surgery,2013,153(5):732-738.

6. Kim HI,Cho I,Jang DS,et al. Intracorporeal esophagojejunostomy using a circular stapler with a new purse-string suture technique during laparoscopic total gastrectomy. J Am Coll Surg,2013,216(2):e11-e16.

7. Kawahira H,Kodera Y,Hiki N,et al. Optimal Roux-en-Y reconstruction after distal gastrectomy for early gastric cancer as assessed using the newly developed PGSAS-45 scale. Surg Today,2015,45(10):1307-1316.

8. Kim KH,Kim MC,Jung GJ. Risk factors associated with delayed gastric emptying after subtotal gastrectomy with Billroth-I anastomosis using circular stapler for early gastric cancer patients. J Korean Surg Soc,2012,83(5):274-280.

9. Lee MS,Ahn SH,Lee JH,et al. What is the best reconstruction method after distal gastrectomy for gastric cancer? Surg Endosc,2012,26(6):1539-1547.

10. Lee J,Hur H,Kim W. Improved long-term quality of life in patients with laparoscopy-assisted distal gastrectomy with jejunal pouch interposition for early gastric cancer. Ann Surg Oncol,2010,17(8):2024-2030.

11. Deguchi Y,Fukagawa T,Morita S,et al. Identification of risk factors for esophagojejunal anastomotic leakage after gastric surgery. World J Surg,2012,36(7):1617-1622.

12. Kwazneski D,2nd,Six C,Stahlfeld K. The unacknowledged incidence of laparoscopic stapler malfunction. Surg Endosc,2013,27(1):86-89.

13. Hoya Y,Mitsumori N,Yanaga K. The advantages and disadvantages of a Roux-en-Y reconstruction after a distal gastrectomy for gastric cancer. Surg Today,2009,39(8):647-651.

14. Aminian A,Panahi N,Mirsharifi R,et al. Predictors and outcome of cervical anastomotic leakage after esophageal cancer surgery. J Cancer Res Therapeut,2011,7(4):448-453.

15. Chekan E,Whelan RL. Surgical stapling device-tissue interactions:what surgeons need to know to improve patient outcomes. Med Devices(Auckl),2014,7:305-318.

16. Riss S,Stremitzer S,Riss K,et al. Pelvic organ function and quality of life after anastomotic leakage following rectal cancer surgery. Wien Klin Wochenschr,2011,123(1-2):53-57.

17. Mirnezami A, Mirnezami R, Chandrakumaran K, et al. Increased local recurrence and reduced survival from colorectal cancer following anastomotic leak: systematic review and meta-analysis. Ann Surg, 2011, 253(5): 890-899.

18. Rahbari NN, Weitz J, Hohenberger W, et al. Definition and grading of anastomotic leakage following anterior resection of the rectum: a proposal by the International Study Group of Rectal Cancer. Surgery, 2010, 147(3): 339-351.

19. Markar SR, Penna M, Venkat-Ramen V, et al. Influence of circular stapler diameter on postoperative stenosis after laparoscopic gastrojejunal anastomosis in morbid obesity. Surg Obes Relat Dis, 2012, 8(2): 230-235.

20. Kim DH, Oh CA, Oh SJ, et al. Circular stapler size and risk of anastomotic complications in gastroduodenostomy for gastric cancer. World J Surg, 2012, 36(8): 1796-1799.

21. Myers S R, Rothermel W S, Jr., Shaffer L. The effect of tissue compression on circular stapler line failure. Surg Endosc, 2011, 25(9): 3043-3049.

22. 唐云,李荣,陈凛. 胃癌切除术后吻合口漏营养支持19例报告. 中国实用外科杂志, 2008, 28(6): 478-480.

23. Muto M, Ezoe Y, Yano T, et al. Usefulness of endoscopic radial incision and cutting method for refractory esophagogastric anastomotic stricture(with video). Gastrointest Endosc, 2012, 75(5): 965-972.

24. Neutzling CB, Lustosa SA, Proenca IM, et al. Stapled versus handsewn methods for colorectal anastomosis surgery. Cochrane Database Syst Rev, 2012, 2: CD003144.

第五章

胃切除术后相关并发症及其防治

第一节　胃切除手术后并发症的解剖与生理基础

一、解剖

胃从功能上分为两个区：口区（oral region）及尾区（caudal region）。口区即胃底，含有大量泌酸腺（oxyntic gland）、壁细胞，是食物储存部位，食物入胃后在此调和（accommodation）、稀释；食物进入胃后，首先在胃底储存，胃底通过迷走神经的胆碱能机制促进胃液（低渗透压）分泌，对（高渗）食物进行稀释；这一过程称为胃底调和与适应机制，以增加胃容量，而不增加胃腔压力。尾区即胃窦，是食物碾磨部位，摄入食物在此碾磨成 $1\mu m$ 的食糜，幽门连同胃窦、十二指肠形成压力梯度，促使食物排空。十二指肠是食物接收器及排空调节器，通过分泌胆囊收缩素（CCK）抑制胃排空。胃的伸缩自如如阴茎，平时容积约 50ml，进食后可达 1500~4000ml。手术减肥的方法之一是减少食物储存，所以手术部位多选择胃底（距胃食管交界 5cm）。

二、分泌

胃液的分泌是一个连续的过程，但其分泌量由于时间及刺激的不同而不同。人类胃液分泌除了头相、胃相、肠相（该 3 相为消化期分泌）外，还有第 4 相：即消化间期相（interdigestive phase），为消化间期分泌。胃液中的氢离子浓度比血液高 3~4 百万倍。正常人空腹时血浆促胃液素为 30~120ng/ml，糖、脂肪、蛋白质三种食物中，以蛋白质对促胃液素（也即是胃液）分泌的刺激最大。人体 24 小时胃酸分泌量约 150mg 当量，其中 60% 是在夜晚分泌的，特别是当人们入睡后，迷走神经活跃，促使胃酸大量分泌。如果夜晚胃酸分泌过量，易诱发胃和十二指肠溃疡，特别是十二指肠溃疡。白天的胃酸分泌量占总酸量的 40%，相对夜晚要少，加之一日三餐，食物对胃酸具有缓冲作用。普通混合饮食可使白天的胃酸被中和 50% 左右，如果是针对溃疡病的饮食（少量多餐，低脂，少刺激食物），则食物对胃酸的缓冲率更高。因此，夜晚单剂量服用抑酸作用强的 H_2 受体拮抗剂就能有效抑制过多的胃酸分泌，保护胃及十二指肠黏膜免遭酸的损害，以防止溃疡发生及复发。而白天由于有食物对酸的缓冲作用，加之较为合理的饮食，剩余酸较少，不需要再用抑酸剂。对溃疡已愈合患者，如果按常规白天继续使用作用强的 H_2 受体拮抗剂，特别是法莫替丁，可能造成胃酸过度抑制。质子泵抑制剂（PPI）的重要特点是作用于激活的质子泵以达到抑酸的目的，能够全面减轻消化性溃痂和胃食管反流病的症状。但其在夜间对胃内 pH 控制比较差,而胃食管反流病的症状多在夜间发生。肠内营养的途径与消化期胃液分泌密切相关,采取不同的措施及不同的营养支持途经,可以影响胃液的脑相、胃相分泌。肠外营养使胃液的消化期分泌减少,甚至停止。

胃液为低渗透压液体,钠含量仅为 60mmol/L(0.38%),食物中的钠量为 1.8%~3%。倾倒综合征的发病与 4 个方面有关:①迷走神经切断术使胃的调和机制丧失,使高渗透压食物快速排空出胃;②吻合口太大,人工缝合时发生率较高,25 号吻合器吻合后发生率较低;③食物的性质,高渗性(盐、糖)食物容易发生;④空肠位置,越往上,空肠吸收率越高,越容易发生;越往下,吸收减慢,发生几率较低,详见图 5-1。

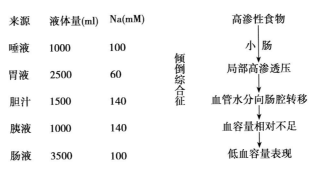

图 5-1　倾倒综合征的发病机制

三、排空

不同食物的排空速度是不同的,碳水化合物排空最快,蛋白质次之,脂肪排空最慢,这就是进食油腻食物后饱胀感与耐饿的原因。固体食物:首先摄入的食物排列于胃底及胃体的大弯侧,后来摄入的食物排列于小弯侧,由下往上(贲门)排列。液体食物:少量液体食物沿胃小弯往下至幽门,大量液体分布于整个胃壁黏膜层表面,将固体食物与胃壁隔开。液体食物与固体食物以不同的速率排空。液体食物的排空开始于进食后即刻,液体食物的排空是被动的,沿着胃窦-幽门-十二指肠的压力梯度排空,所以液体食物是指数方式(exponential fashion)排空,有一个早期快速排空期,以及一个较长尾巴的延迟排空期。液体排空的压力梯度来源于胃底的收缩形成的胃窦-幽门-十二指肠的压力梯度,半排空期 29 分钟。胃近端(胃底)控制液体食物排空。固体食物的排空起始较慢,进食后有一个碾磨期,平均持续约 45 分钟,此时几乎没有固体食物排空,一旦碾磨完毕,食糜即以线性方式(linear fashion)排空,连续不断,直至胃内完全空虚。半排空期平均 43 分钟,所以,固体食物在进食后 90 分钟排空一半。离开胃的食糜 99%<1mm,95%<0.5mm。胃远端(胃窦)控制固体食物排空(通过胃环形收缩),详见图 5-2。

禁食期间,胃每 90 分钟收缩一次,以排空任何食物残渣,从而为下一次进食腾空位置。MMC 过分强烈时即产生胃痉挛性疼痛。胃动素(motilin)引起 MMC,红霉素治疗胃瘫的机制在于直接兴奋胃动素受体,促进胃排空。胃刺激(进食)后排空的节律点位于胃底大弯侧(图 5-3),每分钟 3 次,近端胃切除吻合术由于切除了该节律点,食物排空障碍,所以需要施行幽门成形术。

其运动刺激因素有:副交感神经兴奋(通过乙酰胆碱及促胃液素)及胃内容物引起的胃

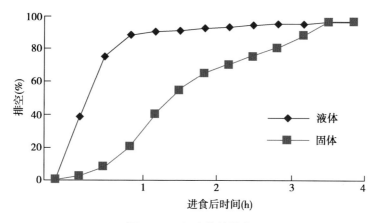

图 5-2　不同食物的排空

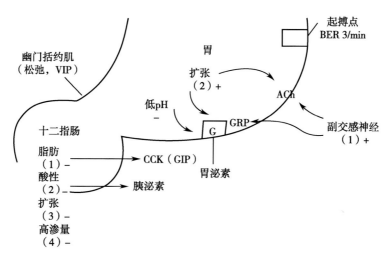

图 5-3　胃运动的调节

ACh,acetylcholine,乙酰胆碱;BER,basic electrical rhythm,基本电节律;GRP,gastrin-releasing peptide,胃泌素释放肽;VIP,vasoactive intestinal polypeptide,血管活性肠肽;GIP,gastro inhibitory polypeptide,胃抑制多肽;CCK,cholecystokinin,胆囊收缩素。+:刺激;−:抑制;括号内数字示重要性排位

扩张;运动抑制因素有:胃内容物 pH 降低及十二指肠因素(十二指肠扩张,内容物高渗量,pH 降低刺激胰泌素及脂肪刺激 CCK)。

四、气体

胃肠道气体来源:外源性,占 90%,由吞咽及饮用碳酸饮料引起;内源性,占 10%,由食物消化及食物与细菌的作用引起。胃肠道气体排出:①嗳气(打嗝):人体 95% 的胃气经嗳气排出,夏天喝碳酸饮料降温的机制也在于此;②放屁:人体 5% 的胃气进入肠道,与食物在肠道经细菌发酵产生的气体一起,经肛门排出。

屁是一种混合气体,包括①吞咽的无味气体:氮气(主要成分)及氧气;②细菌产生的无味气体:甲烷、二氧化碳及氢气;③有气味的物质,如低分子量脂肪酸如丁(酪)酸、还原硫化物(硫化氢、氧硫化碳)。肠气数量平均每天 500～1500ml,10～25 个屁。屁主要来源于肠道产生的气体,占 90% 以上,少量来源于吞咽气体。肠道来源如下:细菌作用于未消化的糖,某些产气食物(如奶酪、酵母、燕麦、洋葱、豆、卷心菜、奶)的消化。

研究发现:幽门螺杆菌(Helicobacter pylori,Hp)富含尿素酶,胃镜检查完后给受检者口服微剂量^{13}C 标记的尿素,胃内 Hp 产生的尿素酶催化尿素迅速水解成 NH_4^+ 和 $H_{14}CO_3^-$,后者吸收入血并经肺以二氧化碳形式呼出,25 分钟后收集呼气标本并测量$^{13}CO_2$ 便可判断 Hp 感染的存在,此乃^{13}C 尿素呼气试验。

第二节　胃切除手术后并发症及其防治

当 1885 年第一例胃切除术完成后不久,其术后并发症就已被 Billroth 观察到并报道,其症状是上腹部疼痛不适伴含有胆汁样液的呕吐。由于医学的不断发展及进步,目前胃部分切除或胃全切的指征也发生了变化,胃恶性肿瘤已是胃切除术的主要指征,而因胃十二指肠溃疡行胃切除术的指征已显著减少。相应的,急诊胃切除术比例显著减少,而择期胃手术治疗已很普遍。同样地,随着医学的发展及手术技术的进步,胃部分或全部切除手术后患者生存时间较以往显著延长,因而,患者术后生活质量不断得到临床医师的重视。伴随着胃的部分或全部切除,胃的许多重要生理功能都将发生改变或丧失,导致胃切除术后出现各种并发症。胃术后并发症可分为两类,即近期并发症及远期并发症。近期并发症多指围术期,常发生于术后早期,与术后病理改变、手术操作有关。远期并发症多由于术后解剖改变、生理变化及代谢障碍引起。

一、术后梗阻

术后发生梗阻较多见于毕 Ⅱ 式吻合。可分为吻合口梗阻,输入袢梗阻及输出袢梗阻。总体而言,由于吻合器的使用,该类型并发症已经明显减少。

吻合口梗阻。吻合口梗阻为术后早期并发症,在毕 Ⅰ 式、毕 Ⅱ 式及 Roux-en-Y 式吻合均可发生。吻合口处水肿是导致梗阻的常见原因,也多见于行胃肠吻合时黏膜内翻过多致吻合口过小。吻合口处梗阻可引起残胃潴留、扩张,大多数病例可通过积极保守治疗如持续、有效胃肠减压、抑酸、纠正水、电解质及酸碱紊乱,维持内稳态稳定及积极营养支持等非手术治疗后可逐渐缓解。若梗阻症状缓解不明显,应行消化道造影检查及胃镜检查明确吻合口情况,若检查证实吻合口狭窄,内镜不能通过时,多为手术操作不当引起。当梗阻症状持续,积极保守治疗效果不佳,进一步检查除外吻合口水肿时则可能需要再次手术治疗。若为毕 Ⅰ 式重建,则不能单纯行吻合口扩大,应改为毕 Ⅱ 式吻合。若为毕 Ⅱ 式重建,则应根据术中所见解除梗阻。

急性输入袢梗阻。是一种较为严重的并发症。梗阻原因有两种,一种是输入袢和输出袢肠管成交叉位置,输入袢在后,输出袢在前,输出袢系膜牵拉过紧,压迫输入袢肠管,造成输入袢闭合性梗阻;另一种是过长的输入袢穿过输出袢系膜与横结肠系膜之间的孔隙形成内疝。输入袢梗阻是一种闭袢性梗阻,易出现绞窄。胆汁、胰液潴留于输入袢内,肠袢内压力逐渐增高。多表现为上腹部剧烈疼痛,患者心率加快、白细胞计数增高、碱性磷酸酶、淀粉酶、脂肪酶亦可升高,上腹部可扪及包块,有时可误诊为急性胰腺炎。可行腹部 B 超及 CT 扫描检查,急性梗阻严重时可导致十二指肠残端破裂,甚至出现休克症状,此时常需急诊手术治疗,梗阻肠袢与远端肠袢侧-侧吻合，十二指肠残端充分引流。预防该类型梗阻的发生在于手术时应避免将输入袢及输出袢吻合于交叉位置并闭合空肠系膜与横结肠系膜之间的孔隙。

慢性输入袢梗阻。多见于毕Ⅱ式吻合时输入袢过长，过长的输入袢易于扭曲、扭转，梗阻症状多为轻度。当输入袢内肠液潴留、压力增高时，瘀滞的胆汁、胰液可排入残胃。其典型症状为腹痛后喷射式呕吐，腹痛为上腹部胀痛或绞痛，可放射至肩胛部。呕吐物内混有胆汁，呕吐后腹痛症状即得到缓解。腹部B超及CT检查有助于诊断，消化道造影可见胃肠吻合口通畅，可见输出袢显影，而输入袢不能显影，消化道造影检查的意义更多的在于除外吻合口及输出袢的问题。预防的关键是术中吻合时注意避免输入袢过长或过短，注意勿使输入袢与胃吻合处翻入过多。此型阻梗多需再次手术治疗。

慢性输出袢梗阻。输出袢梗阻多见于术后肠粘连或结肠后吻合系膜压迫肠管所致。其临床表现类似小肠梗阻。立位腹平片、腹部CT及消化道造影有助于诊断。结肠前胃空肠吻合后输出袢肠管有时可通过空肠系膜间的孔隙形成内疝，或发生肠套叠而出现小肠梗阻症状，这些情况多在再次手术时才能做出诊断。

二、Roux 停滞综合征

Roux 停滞综合征(Roux stasis syndrome)是指胃大部切除术后行 Roux-en-Y 吻合后发生的排空障碍，可发生于残胃，也可发生于空肠段，也可同时发生于残胃及空肠段。Roux 停滞综合征发生率为 25%～30%。其原因可能为切断了支配残胃的迷走神经从而导致胃肠张力减低，蠕动减弱，排空延迟。另外 Roux-en-Y 手术破坏了正常空肠收缩的起步电位，阻断正常电位的传导，导致空肠段异位电位存在，引起逆蠕动，使排空延迟。虽然残胃排空障碍显著，但是肠袢本身的输送功能也是不全的。主要症状为上腹部饱胀感、腹胀、伴恶心及呕吐，呕吐后症状可缓解。非手术方法可予多潘立酮、西沙必利及红霉素等促进胃肠动力药物，但通常情况下用药效果并不显著。全胃或近全胃切除为首选的手术治疗方式，将 Roux 肠袢调节在 40cm 左右可能会有近 50% 的患者症状得到改善。可试用不切断肠袢的 Roux-en-Y 吻合进行预防，即先行毕Ⅱ式吻合，然后缝合或结扎空肠输入段近段处，再将输入袢与距胃肠吻合口约 40cm 处的输出袢行侧-侧吻合，使胆汁、胰液经侧-侧吻合进入远端，而不再经过胃、十二指肠的蠕动启动电位，这样将能维持空肠的功能。

三、倾倒综合征

胃部分切除后，由于胃容积减少，幽门括约肌功能丧失，进食后食物可由胃腔迅速进入肠道从而引起一系列临床症状，称为倾倒综合征。这些症状在胃切除范围大及吻合口较大时更易发生，也与进食的食物性质及量有密切关系。倾倒综合征为胃手术后最常见的并发症之一，约 15% 见于迷走神经切断，50% 见于迷走神经切断并胃窦切除。高选择性迷走神经切断及 Roux-en-Y 重建手术术后出现倾倒综合征的情况较为少见。可分为早期倾倒综合征及晚期倾倒综合征。

正常情况下，进食后食物与胃液混合，主要形成小颗粒溶于等渗溶液排入小肠；而胃切除术后破坏了上述过程，结果是高渗性食团进入小肠，引起细胞外液快速移至肠腔以达到等渗。倾倒综合征包括两组症状，一是胃肠道症状，如上腹部胀满、恶心、腹部绞痛、腹泻等；另一组是神经循环系统症状，如心慌、出汗、苍白无力等。

早期倾倒综合征与胃内容物快速进入肠道导致肠道内分泌细胞分泌大量血管活性物质

有关(如 5-羟色胺、缓激肽样物质、神经降压素、肠高血糖素等)。也有实验研究认为高碳水化合物液体突然排入小肠内可导致微循环液体转移入肠腔,从而引起倾倒症状如腹痛、腹胀、恶心、呕吐及暴发性腹泻。其他症状包括餐后很快(20 分钟内)出现心悸、冷汗、乏力等血容量不足的表现。多用非手术方法治疗,进行饮食调整,少食多餐,避免高渗、高浓度碳水化合物摄入。生长抑素类似物奥曲肽皮下注射对大部分患者有效,主要作用是抑制血管活性及运动改变激素的过多释放,也可通过抑制胃的排空及延长小肠的输送发挥作用。术后早期倾倒综合征多数症状较轻,经过一段时期胃肠道适应及饮食调节,症状可减轻或易于控制,需手术治疗的病例少于 1%。

晚期倾倒综合征症状包括早期倾倒综合征的血管活性症状,但缺乏胃肠道症状,多发生于进食后 2~4 小时,表现为头晕、面色苍白、冷汗、脉搏细数。其发生机制为食物进入肠道后刺激胰岛素大量分泌,持续高胰岛素水平可导致发生反应性低血糖。非手术治疗亦采用饮食调整,减缓碳水化合物的吸收。手术治疗几率较小,主要针对顽固性餐后低血糖,可行逆蠕动空肠袢间置于胃残端和十二指肠间。

John S. Bolton 及同事对 1153 例因胃癌行胃切除手术的患者研究发现,在行远端胃部分切除的老年患者、保留幽门的患者及行 Roux-en-Y 吻合的患者中术后早期倾倒综合征较少发生。这个发现并不奇怪,因为倾倒综合征是幽门切除的结果,不受肠道重建方式的影响。

手术时尽量避免残胃过小及吻合口过大是预防倾倒综合征的重要措施。术后开始进食时应少食多餐,减少过甜、过咸、过浓饮食,避免使用乳制品,使胃肠道有逐渐适应的过程。进食后平卧 30 分钟也可减轻症状。手术原则为缩小吻合口、胃空肠吻合改为胃十二指肠吻合,其目的均是减缓食物直接进入空肠的速度。Y. Mori 等认为行间置空肠手术与毕 I 式相比,胃内容排空时间显著延长,从而可很好地改善倾倒综合征的症状。

四、反流性残胃炎和食管炎

为胃切除术后最常见的远期并发症,5%~15% 的胃手术患者最后将出现碱性反流性胃炎。全胃切除术后,反流性食管炎的发生率可高达 80%。目前的胃切除术后反流性残胃炎的发生率较以往减少,这可能与 Roux-en-Y 吻合术式应用增多及因消化性溃疡疾病而行胃切除术减少有关。

由于幽门的缺失,碱性肠液反流至残胃导致胃黏膜及食管的损伤。此并发症常见于毕 II 式吻合。临床表现为上腹部烧灼感,伴恶心、呕吐,呕吐物为胆汁,呕吐后腹痛症状不能缓解。症状须与输入袢综合征的疼痛相鉴别,后者呕吐后腹痛症状可缓解。胃镜检查可见胃黏膜充血、水肿、易出血,黏膜轻度糜烂,以吻合口处为著,可见胆汁反流入胃,甚至可达食管下端。活检显示胃黏膜萎缩、炎性浸润、充血水肿、胃腺肠上皮化生。消化道造影及腹部 CT 检查无输入袢扩张及梗阻。肝胆亚氨基二乙酸(HIDA)核素扫描常显示胆汁分泌入胃。一般抑酸药物效果不佳,症状严重时应考虑手术治疗,手术治疗效果较好。保守治疗多采用保护胃黏膜、抑酸、调节胃动力等综合措施。手术目的为阻止胆汁、胰液不能反流入胃,避免碱性液对胃黏膜的刺激。手术选择转为 Roux-en-Y 手术,转流碱性内容的肠袢必需超过残胃端的 45~60cm。75%~80% 的碱性反流性胃炎、食管炎的患者可从 Roux 手术受益,故 Roux-en-Y 手术仍是碱性反流性胃炎的标准手术方式。Y. Morii 等认为远端胃大部切除后行一段间置空肠吻合于残胃及十二指肠之间能够很好地预防术后碱性反流性残胃炎及食管炎。

然而就胆汁在碱性反流性胃炎、食管炎的发病机制中的作用而言目前仍未完全明了,许多胃切除后胆汁反流入胃的患者并没有任何症状,此外胆汁量或其成分与碱性反流性胃炎的形成并无明确关联。

五、吻合口溃疡

吻合口溃疡,也称为吻合口空肠溃疡、边缘溃疡、胃空肠溃疡,是较为严重的并发症,常常意味着手术失败。溃疡多发生于吻合口附近的空肠,最多见于吻合口对侧的空肠壁上,其次是吻合口边缘空肠侧,发生于胃侧的少见。大部分患者吻合口溃疡出现于手术后2年内。经胃镜检查约20%会发现吻合口溃疡。其发生机制仍是胃酸作用,如术后无胃酸分泌则不会发生吻合口溃疡。手术方式及操作技术方面的原因较多见。操作技术上的缺陷是导致发生吻合口溃疡的重要因素,如胃切除范围不够,输入肠祥过长,输入祥及输出祥间侧-侧吻合,胃空肠Y型吻合。胃迷走神经切断术加胃空肠吻合或半胃切除后,若迷走神经未完全切断,将会继续刺激胃酸分泌,导致吻合口溃疡发生。溃疡性质及患者体质与术后吻合口溃疡的发生也存在一定的联系。绝大多数的吻合口溃疡发生于十二指肠溃疡患者,胃溃疡术后吻合口溃疡发生率很低。胰源性溃疡(Zollinger-Ellison综合征)只有行全胃切除才能避免术后吻合口溃疡的发生。

疼痛是吻合口溃疡的主要临床表现,恶心、呕吐也较常见。疼痛与术前消化道溃疡疼痛的特点不同,术前节律性溃疡疼痛消失。吻合口溃疡的特点是并发症发生几率较高,消化道出血为最常见的并发症,发生率可达60%,伴有贫血表现。有1%~5%的穿孔发生率,其中更多的是慢性穿孔,形成内瘘、外瘘。胃酸检查对诊断有帮助,如胃基础游离酸在20U以上即存在吻合口溃疡发生的可能。胃镜检查可明确吻合口溃疡的诊断,可观察到吻合口处出血、糜烂,也可观察到空肠壁上的溃疡。

预防吻合口溃疡的发生非常重要,预防关键是第一次手术时要选择好最佳的手术方式,尽量降低术后胃酸的分泌,避免有利于吻合口溃疡产生的误操作。若原手术方式不当或有技术上的明显失误,则需再次手术治疗。如原手术胃切除范围不够,可再次手术扩大胃切除范围。如切除范围已足够,也未发现操作技术上的不足,则可行迷走神经切断术。

六、营养不足

胃切除手术后营养不足是一个严重问题,营养不足不仅包括宏量营养素,也涉及微量营养素。常见微量营养素的吸收与储存部位见表5-1。

表5-1　常见微量营养素的吸收与储存部位

部位	营养素
胃	铜,碘
十二指肠	铁,锌,铜,硒,脂溶性维生素A、E、K,水溶性维生素B、B_6,叶酸,烟酸,生物素
空肠	维生素C、D、K,叶酸
回肠	维生素B_{12}(需要在胃内生成的内因子)
肝脏	绝大多数的维生素和微量元素都由肝脏储存

实际上大多数行全胃或次全胃切除术的患者于术后几个月内会出现体重下降的情况,体重可减轻约10%。胃切除术后骨病理改变也常常为大家所关心,可表现为椎骨骨折及骨质减少。与同龄、同性别对照组相比,胃切除术后发生椎体变形的风险是同龄及同性别组的6倍。由于毕Ⅱ式及Roux-en-Y式吻合导致食物不经过上段可吸收钙的小肠区域,因而使得钙的吸收减少;另外,在胃切除术后胃酸减少,引起钙盐的分解及离子化程度降低也可导致钙的吸收减少。有报道称胃切除术后2~3年骨密度丢失显著,建议术后应尽早开始干预治疗。

铜的吸收部位主要位于十二指肠,也有报道胃切除术后由于铜的缺失引起的一系列临床症状,如共济失调、肌病、周围神经病变。

胃大部切除术后消化吸收功能受到影响,常会出现上腹部饱胀、贫血及消瘦等症状。患者为了避免恶心症状及倾倒综合征症状,常会减少食物摄入量或改变膳食成分从而导致营养不良的发生。可饮食调节,少食多餐,进高蛋白、低脂肪饮食,同时补充维生素、铁剂及微量元素。术前因疼痛、梗阻、出血存在营养不良者,术后多能恢复或接近正常体重。

笔者本人的体会,胃切除手术后常规实施穿刺空肠造瘘术、早期实施肠内营养是预防包括营养障碍在内的所有并发症的关键措施。具体做法为:胃部分或全部切除术时常规实施穿刺空肠造瘘术,手术当天经造瘘管输入5%葡萄糖盐水200~500ml;手术后第1天经造瘘管输入5%葡萄糖盐水200~300ml、肠内营养剂100~300ml,总量500ml左右;手术后第2天经造瘘管输入肠内营养剂400~600ml;手术后第3天经造瘘管输入肠内营养剂600~800ml;手术后第4天经造瘘管输入肠内营养剂800~1000ml;手术后第5天经造瘘管输入肠内营养剂1000ml以上,停止肠外营养。患者出院回家后常规进行口服营养补充(oral nutritional supplement,ONS)或经穿刺空肠造瘘输入肠内营养剂,每天补充的总热卡量应该大于400kcal。胃癌手术后放化疗结束(约半年左右)后拔除空肠造瘘管。此后鼓励患者终身ONS。

中国抗癌协会肿瘤营养与支持治疗专业委员会研究发现,胃癌患者营养不足发生率高达81%,仅次于食管癌及胰腺癌。《中国肿瘤营养治疗指南》对胃癌手术患者的营养治疗推荐如下:

1. 围术期每日总能量消耗(total daily energy expenditure,TDEE):卧床患者30kcal/(kg·d),非卧床患者为35kcal/(kg·d)。(B级)

2. 手术中常规实施穿刺导管空肠造瘘(NCJ)。(D级)

3. 术前营养支持推荐用于严重营养不良(体重丢失≥20%)且能从手术获益的患者。(A级)中度营养不良患者(体重丢失10%~19%)也可能获益于营养支持。(B级)

4. 术后营养支持推荐用于所有受益于术前营养支持的患者。(A级)所有营养不良的患者。(A级)术后1周经口摄食小于60%能量需求的患者。(A级)

5. 免疫营养 手术前持续7天的肠内免疫营养推荐用于所有将受益于胃癌手术的患者。(A级)手术后所有营养不良的患者即使没有并发症也推荐继续7天免疫营养,或者直到患者可以经口摄食至少60%的能量需求。(A级)

6. 不管患者营养状态如何,免疫营养可以缩短住院时间及降低医疗费用。(A级)

7. 对营养不良的患者(体重丢失≥10%),仅术前使用免疫营养没有围术期使用效果好,但均比标准营养有效。(A级)

8. 术前免疫营养降低了术后感染率,缩短住院日。(A级)但是对术后病死率无明显影响。(A级)

9. 对营养良好的患者(体重丢失<10%),术前5~7天的免疫营养可以降低术后感染性并发症,缩短住院日。(A级)

七、贫血

贫血为胃手术后最常见的代谢紊乱。胃手术后贫血发生较为常见。Shinya Adachi 等报道,50%的全胃切除患者将出现术后贫血情况。一般为逐渐出现,程度不重。贫血有两种,一类与缺铁有关,另一类与维生素 B_{12} 代谢有关。相对而言,叶酸缺乏引起的贫血较少,发生率只有约4%。较多见的是缺铁性低色素指数小细胞性贫血,超过30%的胃切除患者会出现缺铁性贫血。膳食中的铁主要是三价铁,三价铁必须和胃酸相作用转化为二价铁才能有效吸收。铁剂在胃内被盐酸溶解,在十二指肠及上段空肠吸收。胃部分切除术后,胃酸减少,食物可能不经过十二指肠,小肠上部蠕动增快,影响铁剂吸收。另外,毕Ⅱ式式使得食物越过了铁吸收的最有效的区域。高色素指数巨细胞性贫血为内因子分泌不足,促使维生素 B_{12} 吸收差从而引起维生素 B_{12} 缺乏。胃部分切除术后可发现血清及组织内维生素 B_{12} 的降低。由于维生素 B_{12} 的减少,叶酸水平随之降低。如果患者出现巨细胞性贫血则需检测血清维生素 B_{12} 水平,如发现维生素 B_{12} 水平异常,则需长期给予维生素 B_{12} 治疗。Shinya Adachi 等建议全胃切除术后应及早开始进行预防性给药口服维生素 B_{12}。

(樊跃平　饶本强　石汉平)

参 考 文 献

1. John S,Bolton W. Charles Conway Ⅱ. Post gastrectomy Syndromes. Surg Clin N Am,2011,91:1105-1122.

2. Schölmerich J. Post gastrectomy syndromes—diagnosis and treatment. Best Pract Res Clin Gastroenterol,2004,18(5):917-933.

3. 彭吉润,王杉 主译. 克氏外科. 北京:北京大学医学出版社,2015.

4. 吴阶平,裘法祖. 黄家驷外科学. 北京:人民卫生出版社,2000.

5. Morii Y,Arita T,Shimoda K,et al. Jejunal interposition to prevent postgastrectomy syndromes. Br J Surg,2000,87(11):1576-1579.

6. 黄洁夫. 腹部外科学. 北京:人民卫生出版社,2005.

7. Patel RA,Brolin RE,Gandhi A. Revisional operations for marginal ulcer after Roux-en-Y gastric bypass. Surg Obes Relat Dis,2009,5(3):317-322.

8. 石汉平,李苏宜,王昆华,等. 胃癌患者营养治疗指南. 肿瘤代谢与营养电子杂志,2015,2(2):37-40.

9. Adachi S,Kawamoto T,Otsuka M,et al. Enteral vitamin B12 supplements reverse postgastrectomy B12 deficiency. Ann Surg,2000,232(2):199-201.

10. Jun JH,Yoo JE,Lee JA,et al. Anemia after gastrectomy in long-term survivors of gastric cancer:A retrospective cohort study. Int J Surg,2016,28:162-168.

第六章

远端胃切除术后消化道重建

第一节　保留幽门的胃癌根治术

保留幽门胃切除术(pylorus-preserving gastrectomy,PPG)是针对早期胃癌的缩小手术,胃切除范围是保留胃上部 1/3 和幽门及胃窦部一部分的胃切除手术。胃的近端切除线在 Demel 线附近,远端胃切除线是距幽门 3~4cm 处,保存幽门下动脉和自主神经。淋巴结廓清范围有 D1(No,1,3,4d,4sb,6,7),D1+(No 8a,9)。PPG 可降低术后倾倒综合征,提升胃的储存食物和消化功能,抑制术后缺铁性贫血,抑制餐后高血糖减轻胰腺分泌功能的负担,防止十二指肠液的胃内反流。

一、手术适应证和禁忌证

(一)手术适应证
适应证为 cT1N0-1,局限性病灶距幽门为 4.0cm 以上的胃的中、下部早期胃癌。
(二)禁忌证
1. 中部胃的病灶,要次全胃切除者。另外,食管裂孔疝者因反流性食管炎的缘故不作为手术适应证,帕金森综合征、抑郁症者、服用抗精神病药物患者不宜选择。
2. 下部胃的病灶,距幽门过近者。

二、术前准备

同胃癌根治术,手术前胃镜下钉夹标记肿瘤部位。

三、手术步骤

(一)切口
1. 上腹部正中剑突至脐切口,纱布垫保护切口,安置悬吊拉钩和开腹器。
2. 腹腔内探查,判定腹膜、肝脏、腹膜后淋巴结有无转移,病变的部位和胃周淋巴结有无转移,确认胃的病灶部位,予以标志。决定胃切除线和淋巴结的廓清范围。
(二)胃大弯侧淋巴结廓清
1. 胃大网膜离断,胃大弯侧廓清　距胃网膜动静脉 3~4cm 处,将胃结肠韧带用超声刀或结扎后离断,保留横结肠侧的大网膜。
2. 胃网膜右静脉处理　在横结肠系膜前后叶之间疏软结缔组织间隙,将横结肠系膜前叶由胰头前面、十二指肠外侧缘处游离开。沿十二指肠第一段后方、胰腺前方游离,确认胃十二指肠动脉及胃网膜右动静脉走行。至此将胃网膜右动静脉及周围的脂肪组织、淋巴结组织从十二指肠外侧、胰头前面、胰颈的周围脏器表面整块游离,形成倒置椎体状,清除No.6组淋巴结(图6-1)。

淋巴结清除后展现出胃网膜右静脉、胰十二指肠上前静脉、Henle干。此时结扎、切断胃网膜右静脉。再度确认胰腺与十二指肠第一段背侧走行的胃十二指肠动脉,不要解剖胃十二指肠动脉周围的膜状结构以免伤及支配十二指肠后面的十二指肠动静脉。

3. 保留幽门下动脉,结扎胃网膜右动脉　清除No.6a、No.6v、No.6i后,确认胃网膜右动脉和幽门下动脉分支状况,保留幽门下动脉,结扎胃网膜右动脉(图6-2)。幽门下动脉多从胃网膜右动脉的胃十二指肠动脉分叉部发出,也有来自胃网膜右动脉、胰十二指肠后上动脉、胰十二指肠前上动脉,剥离时应予以注意。胃远端大弯游离出4~5cm。

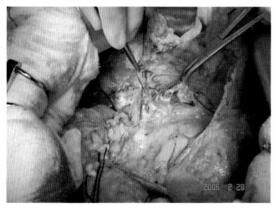

图6-1　清扫No.6组淋巴结

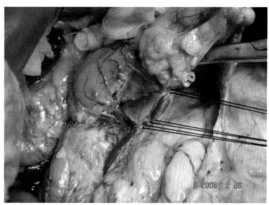

图6-2　保留幽门下动脉,结扎胃网膜右动脉

4. 胃网膜左动脉的处理与No.4sb廓清　将大网膜向左侧离断至脾下极部位,胃向头侧牵起,展现胰腺尾部及胃网膜左动静脉的立体走行,沿着此血管清除No.4sb,在根部结扎、切断胃网膜左动静脉。有时可以在大网支分出的血管末梢处结扎,保留其向大网膜供应的血流(图6-3,图6-4)。

(三) 胃小弯侧处理及淋巴结清除

1. 胃小网膜离断　用肝脏拉钩将其向头侧拉起,同时将胃由助手左手向足侧牵引展平,使胃小网膜及膈肌展现。迷走神经的前干在食管、胃接合部分出胃支和肝支,分出的肝支主要是沿着小网膜肝脏附着部走行。确认迷走神经肝支后,离断小网膜。

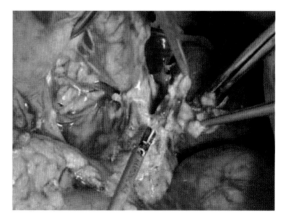

图6-3　将大网膜左侧离断至脾下极

2. 幽门上淋巴结廓清,胃右动静脉处理　幽门上淋巴结的清除,以胃右静脉为界标,沿其外侧缘清除。保留胃右动静脉及伴行的迷走神经幽门支跨越幽门的1~2支,其余部分切断(图6-5)。幽门部胃小弯游离4~5cm。No.5淋巴结仅做胃右静脉的内侧的清除。

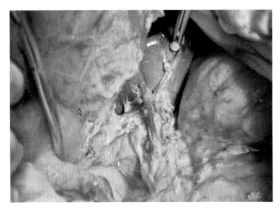

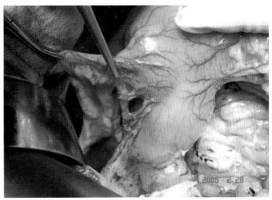

图 6-4　在大网支分出的血管末梢处结扎，
保留其向大网膜供应的血流

图 6-5　保留迷走神经幽门的 1~2 支

（四）胰腺上缘淋巴结廓清及神经的保存

1. 胰腺上缘淋巴结廓清，保存肝丛，胰丛神经　胰腺上缘肝，脾动脉周围淋巴结清除时，将胃向头侧翻转、拉起，助手左手将胰腺由足侧牵拉，使胰腺上缘胃胰皱襞展现在手术野。

胰腺上缘与 No.8a、No.11p 淋巴结表面覆盖着胰被膜，此部位的淋巴结清除时，首先是将胰腺被膜在胰腺与 No.8a 和 No.11p 接壤部位切开，在淋巴结与肝动脉或脾动脉根部的疏松结缔组织间将与淋巴结交通的小血管凝固、离断，清除淋巴结，此时的处理要在肝丛、胰丛的浅面，既可保留神经又能保护不损伤血管（图 6-6）。

2. 腹腔动脉周围淋巴结的清除　左侧入路是以胃左静脉为界标，在其左侧剖开胃胰韧带，紧贴近血管凝切淋巴结与血管间的结缔组织，向后、向下方、向左拓宽范围，将左侧脾动脉根部、脾动脉干的近侧部分显露，向后侧移行进入胃左动脉后方及根部，

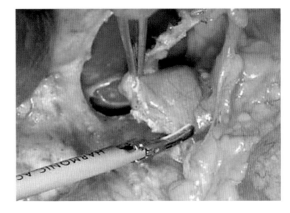

图 6-6　于肝丛和胰丛浅面清扫淋巴结

将此部分的脂肪组织和淋巴结从膈肌脚、左肾上腺的前方、胃后动脉右侧整块游离并予以清除，其后再由胃左静脉右侧清除 No.8a 和 No.9，显露出胃左动静脉及根部和肝总动脉；右侧法是由 No.5→No.8a，→No.9→No.7 膈肌脚途径清除法。迷走神经腹腔支与腹腔神经节的交感神经纤维交织形成网状的神经丛，分布与肝总动脉、脾动脉周围 No.8a、No.9、No.11p 廓清的剥离层是在血管周围的神经丛的表面层间进行廓清（图 6-7）。

3. 腹腔枝的保存　腹腔动脉周围淋巴结廓清时无论是左侧入路法或右侧入路法，最终都要下部食管、贲门以及胃胰韧带内的脂肪、结缔组织由食管裂孔、膈肌脚部的后腹膜腔游离开来，清除淋巴结及脂肪组织后可见迷走神经后干、腹腔支及胃支（图 6-8）。腹腔支在胃左动脉根部 2~3cm 处与之共干，确认该部位腹腔支后，在非并行部的胃左动脉末梢部结扎、

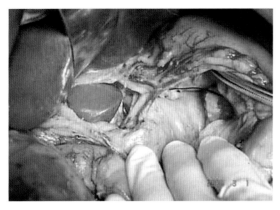

图 6-7　于血管周围的神经丛表面廓清淋巴结

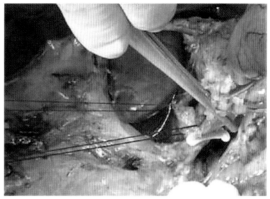

图 6-8　保留迷走神经后干、腹腔支及胃支

切断胃左动静脉。肝总动脉、脾动脉、胃左动脉根部周围包绕的腹腔神经丛予以保留。

（五）胃上部的淋巴结廓清

确认食管附近迷走神经前干后将向胃的前干的胃支切断,清除 No.1 淋巴结和向下方 No.3 淋巴结及胃小弯的脂肪组织(图 6-9)。

（六）确定胃的切除线

胃的远端切除线是以幽门括约肌的十二指肠侧为界,于幽门侧 4cm 处为远端切除线;近端切除线是以胃网膜左动脉末端前支至小弯侧的直角切除线,用 100mm 的直线切割闭合器切胃。

（七）胃-胃吻合

胃与胃的吻合采用对端吻合,吻合口两断端大小弯侧各一针 3-0 吸收线固定,胃后壁 3-0 吸收线浆肌层间断缝合,3-0 吸收线全层缝合,胃前壁 3-0 吸收线黏膜、黏膜下层连续缝合,3-0 吸收线浆肌层缝合。胃吻合部位至幽门的距离为 2.5~3cm(图 6-10,图 6-11)。

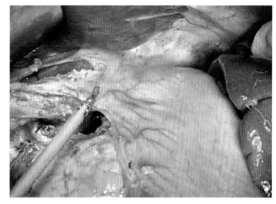

图 6-9　切断迷走神经前干的胃支

（八）关腹、放置引流

左肝下方胃胃吻合部周围硅胶管引流一枚。

四、注意事项

1. 胃的近端切除线以距离肿瘤边缘大于 2cm,远端切除线以幽门括约肌远侧缘计算胃侧 3~4cm,胃切除后的胃胃吻合到幽门距离 2.5~3cm 为宜。

2. 清除 No.1 淋巴结时应确认肝支后进行。清除 No.7、No.8a、No.9 淋巴结时应将腹腔支游离出来,胃左动脉在其末梢侧,非并行部切断。

3. 淋巴结廓清　No.5 淋巴结清除为了不损伤幽门支常采取不完全廓清或不廓清。

4. 禁食　胃肠减压可减轻胃肠道的张力,促进吻合口的愈合。患者消化道功能恢复后

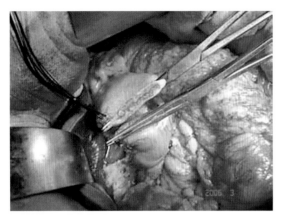
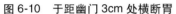

图 6-10 于距幽门 3cm 处横断胃

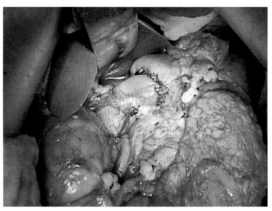

图 6-11 完成胃重建术野

可拔除胃肠减压,调整饮食。

5. 静脉营养支持,维持水电解质,酸碱平衡,必要时可输入血浆,全血改善患者营养状况,有利于吻合口及切口愈合。

6. 术后鼓励患者早期离床 术后第 1 天起即可协助患者坐起,轻微活动,适量床边活动,也可酌情应用低分子肝素预防外科手术后血栓栓塞性疾病。

（胡 祥）

第二节 Billroth Ⅰ式消化道重建

胃切除术后消化道重建最早就是从远端胃切除开始的,1881 年 1 月,维也纳外科医师 Theodor Billroth 对 1 名 43 岁的女性胃窦癌患者实施了远端胃切除、残胃小弯侧与十二指肠吻合的手术。该手术方式后来被称为 Billroth Ⅰ式吻合,即切除远端胃后行残胃与十二指肠残端吻合,可采用端-端或端-侧吻合。此术式操作较简单,保留了十二指肠通路,吻合后的胃肠道接近于正常解剖生理状态,术后由于胃肠道功能紊乱而引起的并发症较少。缝合方法包括手工缝合和机械吻合,目前机械吻合已经在全球范围内广泛使用。

一、手术适应证

远端胃肿瘤通常较小,切除后残胃和十二指肠能直接吻合,未累及幽门、十二指肠或胰头,幽门下区无明显肿大淋巴结。

二、手术步骤

1. 游离十二指肠 采用 Kocher 手法切开十二指肠降部外侧的后腹膜,充分游离十二指肠和胰头,以降低吻合口张力。但应注意不宜过多游离十二指肠,以免影响血供,导致吻合口瘘(图 6-12)。

2. 十二指肠残端准备 在十二指肠残端夹荷包钳(图 6-13),穿荷包线(图 6-14),切断十二指肠后(图 6-15),开放后置入环形吻合器钉砧头(图 6-16),收紧荷包线,结扎,将钉砧头收于荷包内(图 6-17)。

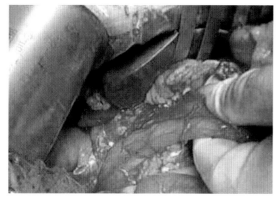

图 6-12　游离十二指肠

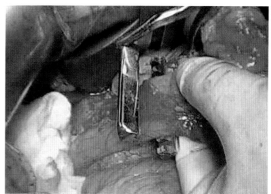

图 6-13　十二指肠残端夹荷包钳

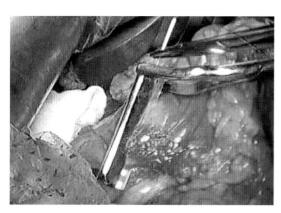

图 6-14　穿荷包线

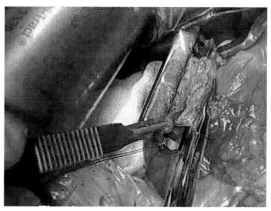

图 6-15　离断十二指肠

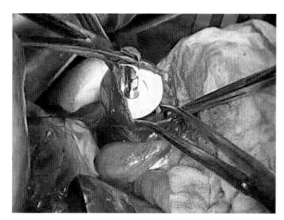

图 6-16　在十二指肠残端置入环形吻合器
钉砧头

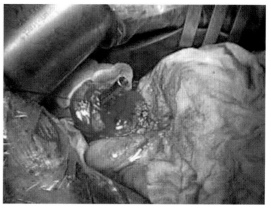

图 6-17　收紧荷包线,固定

3. 横断胃体　根据病变部位和局部进展情况确定胃近端的切除部位,在预切除部位用两把直线关闭器或直线切割吻合器关闭、横断胃体(图6-18,图6-19)。

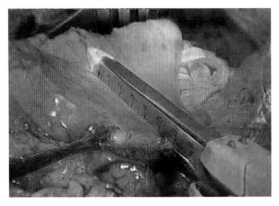

图 6-18　用直线切割吻合器沿胃大弯侧离断

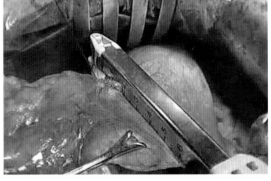

图 6-19　继续用直线切割吻合器离断胃体

4. 残胃十二指肠吻合　残胃胃体前壁距残端 4~5cm 处切一小口(图6-20),置入环形吻合器,旋出中心杆,从胃后壁近大弯侧或残端的大弯侧角刺出(图6-21),与十二指肠钉砧头连接,确认无扭转及夹杂其他组织后,旋转尾端调节旋钮至标记刻度处后击发(图6-22),旋松旋钮并缓慢退出吻合器。另一种方法是在预切除处的大弯侧用两把 Kocher 钳阻断后切开,再用直线关闭器或直线切割吻合器关闭、横断胃体剩余部分。放开近端胃大弯侧的 Kocher 钳,由开口处置入环形吻合器,旋出中心杆,从胃后壁近大弯侧角刺出,与十二指肠钉砧头连接,击发完成吻合。

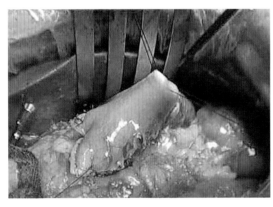

图 6-20　残胃前壁开孔

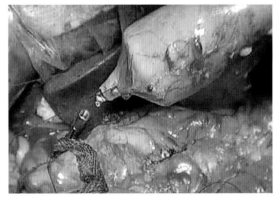

图 6-21　吻合器中心杆自残端的大弯侧角刺出

5. 关闭胃开口　用直线关闭器或可吸收线关闭胃前壁切口(图6-23)或者大弯侧开口。
6. 吻合口加固　一般完成吻合后再用 3-0 可吸收线间断全层加固缝合以确保吻合的安全。

三、注意事项

1. Billroth Ⅰ式吻合应注意吻合口张力,尤其是采用端-侧吻合时,充分切开十二指肠外侧腹膜,同时将十二指肠球部和胰头之间游离至胃十二指肠动脉右侧以降低吻合口瘘的风

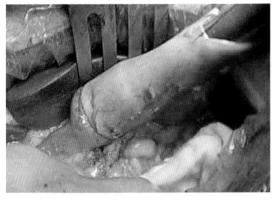

图 6-22　完成残胃-十二指肠残端吻合

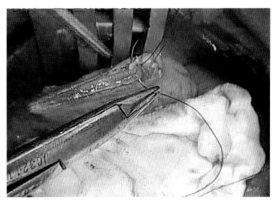

图 6-23　可吸收线关闭胃前壁切口

险。而采用端-端吻合能减小吻合口张力。

2. 采用端-端吻合时,残胃-十二指肠吻合口与残胃切断线的交界处被称为"危险三角",是吻合口瘘的好发部位,需加固缝合。如果采用端-侧吻合,则需注意残胃-十二指肠吻合口与残胃切断线之间的距离不宜过近,以免影响吻合口血供。

3. 完成胃肠吻合后可以经残胃前壁切开处用生理盐水冲洗吻合口,纱布擦拭以检查有无出血,若存在吻合口出血,可直视下用 3-0 或 4-0 可吸收线缝合止血。

4. 有学者认为使用 28mm 或 29mm 环形吻合器可以降低术后由于吻合口狭窄或水肿引起的胃排空延迟的发生率,但也有学者的研究表明管状吻合器大小与吻合口并发症无关。笔者建议不需要强行规定使用吻合器的大小,可以根据十二指肠残端直径来选择环形吻合器大小。

5. 有学者报道可在切断十二指肠后从胃残端置入环形吻合器,旋出中心杆,从胃后壁近大弯侧角刺出,完成残胃十二指肠吻合后,再用直线切割吻合器切除包含病变部位的远端胃,但是该方法仅限于良性病变,对于恶性肿瘤采用该方法难以保证吻合口切缘阴性,且由于完成吻合后难以检查胃肠吻合口情况,故不作为推荐的吻合方式。

四、术式评价

(一)优点

1. 手术简单,操作时间较短,重建后仅有一个吻合口。

2. 保留了十二指肠通路,吻合后的胃肠道接近于正常解剖生理状态。

3. 与 Billroth Ⅱ式或 R-Y 吻合相比,术后如出现胆道疾病需要行 ERCP 等检查或治疗时仍能施行。

(二)缺点

1. 与 R-Y 吻合相比,残胃炎和反流性食管炎较为严重。

2. 与 R-Y 吻合相比,残胃癌的发病率较高。

Billroth Ⅰ式、Billroth Ⅱ式和 Roux-en-Y 吻合是远端胃切除消化道重建最基本的三种方式,近年来几项随机对照研究和 meta 分析结果,可以得到以下共识:①远端胃癌根治术后行 Roux-en-Y 吻合的远期效果优于 Billroth Ⅰ式和 Billroth Ⅱ式吻合,且不会增加术后并发症的发生率;②对于肿瘤较小的胃窦癌患者,可考虑行 Billroth Ⅰ式吻合;③对于合并糖尿病的胃癌患者,行远端胃大部切除后,建议行 Roux-en-Y 或 Billroth Ⅱ式吻合,有利于糖尿病的控制。

而在生活质量评价方面,2016 年一项来自日本的多中心随机对照研究,采用癌症治疗功能评价问卷的形式比较了 Billroth Ⅰ式和 Roux-en-Y 吻合两种吻合方式术后 36 个月的生活质量,结果显示两者之间并无差别,而 Billroth Ⅰ式吻合术后患者的上腹饱胀感、腹泻和乏力症状较轻,体重下降程度也较轻。因此,在 Billroth Ⅱ式吻合方式逐渐淡出历史舞台的今天,未来 Billroth Ⅰ式和 Roux-en-Y 吻合孰优孰劣的争议也仍将继续,也期待有更多、更好的随机对照研究来帮助胃肠外科医师回答这些问题。

(曹晖 赵恩昊)

参 考 文 献

1. Inokuchi M,Kojima K,Yamada H,et al. Long-term outcomes of Roux-en-Y and Billroth-I reconstruction after laparoscopic distal gastrectomy. Gastric Cancer,2013,16(1):67-73.

2. Lee MS,Ahn SH,Lee JH,et al. What is the best reconstruction method after distal gastrectomy for gastric cancer? Surg Endosc,2011,26(6):1539-1547.

3. Namikawa T,Kitagawa H,Okabayashi T,et al. Roux-en-Y reconstruction is superior to billroth I reconstruction in reducing reflux esophagitis after distal gastrectomy:special relationship with the angle of his. World J Surg, 2010,34(5):1022-1027.

4. Zong L,Chen P. Billroth I vs. Billroth II vs. Roux-en-Y following distal gastrectomy:a meta-analysis based on 15 studies. Hepatogastroenterology,2011,58(109):1413-1424.

5. Xiong JJ,Altaf K,Javed MA,et al. Roux-en-Y versus Billroth I reconstruction after distal gastrectomy for gastric cancer:a meta-analysis. World J Gastroenterol,2013,19(7):1124-1134.

6. Kim KH,Kim MC,Jung GJ. Risk factors associated with delayed gastric emptying after subtotal gastrectomy with Billroth-I anastomosis using circular stapler for early gastric cancer patients. J Korean Surg Soc,2012,83(5): 274-280.

7. Kim DH,Oh CA,Oh SJ,et al. Circular stapler size and risk of anastomotic complications in gastroduodenostomy for gastric cancer. World J Surg,2012,36(8):1796-1799.

8. Nakamura M,Nakamori M,Ojima T,et al. Randomized clinical trial comparing long-term quality of life for Billroth I versus Roux-en-Y reconstruction after distal gastrectomy for gastric cancer. Br J Surg,2016,103(4):337-347.

第三节 空肠贮袋间置消化道重建

一、手术适应证

手术适应证同远端胃切除术 Billroth Ⅰ式消化道重建。远端胃切除后空肠贮袋间置(jejunal pouch interposition,JPI)的目的是增加或恢复残胃的容量,最大限度地减少因胃切除造成的消化系统并发症的发生。由于是非常规重建术式,因此应该严格掌握手术适应证,仅限于大型医学中心胃肠肿瘤外科临床研究范围。第 14 版日本胃癌规约在消化道重建相关章节内 6 次提到空肠间置和(或)Double Tract。应该选择 Ⅰ、Ⅱ期胃窦、胃体癌。年龄一般要求在 60 岁以下,患者体质较好,没有其他脏器伴发病,无贫血,肝肾功能正常,患者对术后生活质量有较高的要求。由于需要游离空肠袢建立空肠贮袋,因此应该选择体型适中患者(BMI:20~25)。肥胖患者小肠系膜较短,为游离空肠袢造成困难。术者应该具备娴熟的胃肠手术经验,有丰富的胃肠吻合经验。手术的预期并发症不应超过常规手术。

二、手术步骤

1. 准备工作　常规远端胃切除,D2 淋巴结清扫。建议采用 60mm/90mm 残端闭合器或 100mm 直线切割闭合器横断胃,移去标本(图 6-24)。这样既符合无菌原则,又便于在随后的重建时选择与贮袋相匹配的切口。

2. 选择适合的空肠襻　根据患者的具体情况,选择血液供应确切的空肠襻,距屈氏韧带 20~25cm,截取约 30cm 带血管蒂的空肠肠段(图 6-25),最好选择两支动脉供血的肠段。注意在预切断处各牺牲 3~4cm 肠段,这样可以减小带蒂空肠襻的张力。

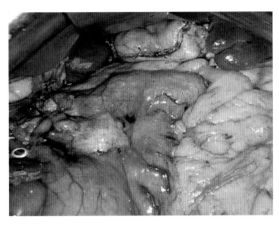 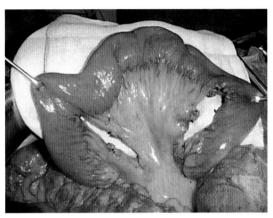

图 6-24　选用 100mm 线形切开吻合器横断胃　　　　图 6-25　选择适合的空肠襻

3. 恢复空肠的连续性　离断空肠襻后将空肠两断端进行手工缝合端-端吻合。此处不建议用吻合器,因为无论是管型或直线切割闭合器,均增加吻合口,且有盲端,人为增加相关并发症风险。闭合系膜裂孔,将已游离的带蒂空肠襻通过横结肠戳孔置于残胃与十二指肠残端之间备用(图 6-26)。特别强调恢复肠系膜正常解剖方向,切忌造成系膜扭转。操作过程中避免反复揉搓系膜,以免造成系膜血管痉挛,同时注意观察游离带血管蒂肠襻颜色,以判断血供状况。

4. 建立空肠贮袋　将空肠襻对折,预定在十二指肠吻合侧多保留 2cm,在折叠顶点用电刀在对系膜缘沿纵轴切开,用 10cm 线形切割吻合器吻合切开空肠对系膜缘建立贮袋(图 6-27)。

5. 检查贮袋黏膜渗血情况　将贮袋尽量翻转,完全暴露黏膜,检查吻合处有无活动性出血,用电凝止血(图 6-28)。必要时用 1#丝线缝合止血。100mm 直线切割闭合器应该选择质量可靠的产品,成钉高度与空肠肠壁厚度匹配,否则吻合完成后极易造成黏膜面渗血。

6. 贮袋-十二指肠吻合　将贮袋恢复正常状态,注意血管蒂方向,切忌发生扭转。用 25mm 管型吻合器将远端预保留的 2cm 空场与十二指肠残端进行端-端吻合(图 6-29),用 1#丝线全程间隔 5mm 加固缝合(图 6-30)。该缝合主要起到减轻吻合口张力及预防吻合口出血的作用。

7. 贮袋-残胃端-端吻合　选择与贮袋匹配的口径,自残胃大弯侧,切开部分已关闭的残胃,后壁可以用直线切割闭合器完成部分吻合,然后用 1#丝线缝合贮袋与残胃前壁(图 6-31)。

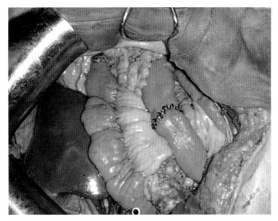

图 6-26 重新吻合空肠

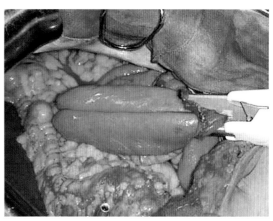

图 6-27 用线性切割缝合器做空肠贮袋

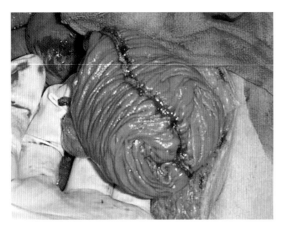

图 6-28 检查黏膜无渗血

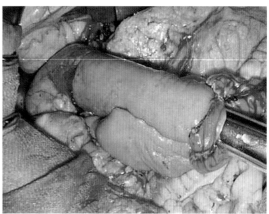

图 6-29 空肠贮袋十二指肠端-端吻合

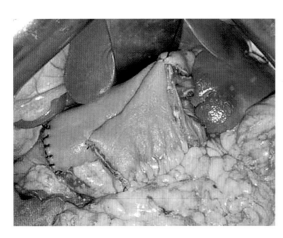

图 6-30 完成储袋-残胃后壁吻合

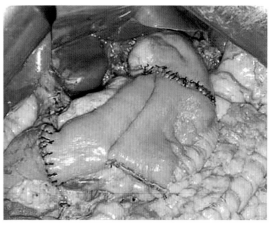

图 6-31 完成全部吻合

至此已全部完成了空肠贮袋残胃及十二指肠吻合(图6-32)。

8. 检查各个吻合口是否吻合确切,检查血管蒂血运,是否有扭转。缝合横结肠系膜戳孔。

术后3个月复查GI(图6-33),显示残胃及空肠贮袋显影良好,将残胃容量扩大的近1倍。

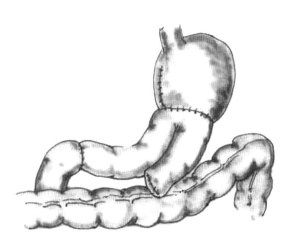

图6-32　远端胃切除JP-I示意图

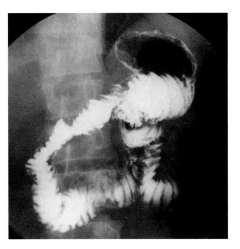

图6-33　术后3个月复查GI。白色造影剂范围是空肠贮袋增加的残胃容量部分

三、术式评价

(一)优点

1. 保持正常的生理通道。
2. 最大限度增加残胃容量,增加单餐进食量,维持术后体重。
3. 预防术后反流性残胃炎、反流性食管炎。
4. 预防术后倾倒综合征。

由于对胃癌生物学行为认识的深入以及医学诊疗水平的进步,胃癌手术逐渐规范化、标准化,在延长患者生存时间的同时如何最大限度提高患者的生存质量成为医患共同关心的问题。胃窦癌行远程胃大部切除后常采用Billroth Ⅰ式、Billroth Ⅱ式吻合进行消化道重建,由于胃切断线要求距肿瘤肉眼边缘5cm以上,常需切除胃组织的3/4~4/5,因此BillrothⅠ式吻合后胃肠吻合口存在张力过大等问题,而BillrothⅡ式吻合由于将十二指肠旷置,食物不经过正常的生理通道,易造成术后消化不良。

日本学者于1988~1998年完成了163例该术式,与同期93例BillrothⅠ式比较发现,JPI组手术时间和平均出血量高于BillrothⅠ式[(306±80)min vs. (180±72)min,(590±313)ml vs. (421±301)ml,P<0.01]。其他手术相关并发症,诸如缝合处漏(2.5% vs. 1.1%)、吻合部溃疡(0% vs. 2.2%),两组间均无显著差异。

^{99m}Tc-PMT静脉注射及^{111}In-DTPA口服检测消化道运动功能发现,与常规BillrothⅠ式比较,JPI可以显著降低胆汁反流性残胃炎的发生(10% vs. 78%,P<0.01)。另外与术前比较,94%的JPI患者均能恢复到90%~100%的进食量,而BillrothⅠ式患者仅有83%能恢复到上述水平(P<0.05),详见表6-1。与BillrothⅠ式组比较,JPI患者发生倾倒综合征的几率

较低(8.7% vs. 16.7%,P<0.05)。

表 6-1　患者进食总量

日平均进食总量(与手术前比较)	JPI(n=126)	Billroth Ⅰ(n=60)
100%~90%	55.6	41.7
80%~70%	38.1	41.7
<60%	6.3	16.7

　　但是与 Billroth Ⅰ式比较,JPI 在患者体重恢复方面并不具备明显的优势。本院也尝试了 20 余例该术式,安全性方面没有发现明显的问题,值得探讨的是残胃容量,如果 JPI 术式患者本身的残胃容量已经达到 1/2 或 1/3,笔者认为没有必要采取 JPI。只有那些残胃容量<1/3 的患者才能从 JPI 术式中获得明确的收益。该术式毕竟是一种改善患者生活质量的有益尝试,其与传统 Billroth Ⅰ式的优劣尚待大样本多中心临床研究证实。

　　(二) 缺点

　　1. 手术操作复杂,需要离断空肠系膜,容易发生相关并发症。

　　2. 如果残胃容量过大,空肠贮袋过大,有可能发生餐后淤滞综合征。

(梁　寒)

参 考 文 献

1. Japanese Gastric Cancer Association. Japanese gastric cancer treatment guidelines 2010(ver. 3). Gastric Cancer, 2011,14(2):113-123.

2. 梁寒. 开放胃癌远端胃切除消化道重建术式选择与注意事项. 中华普外手术学杂志(电子版),2014,8(4):29-32.

3. 木南伸一,三轮晃一,宋本尚,等. 幽门侧胃切除后空肠 Pouch 间置再建术的逺隔成绩. 手术,1998,52:115-119.

4. 梁寒. 全胃切除术后不同消化道重建术式对患者生活质量的影响. 中华胃肠外科杂志,2011,14(6):115-119.

第四节　Roux-en-Y 非离断间置空肠消化道重建

一、手术适应证

同远端胃切除术后 Billroth Ⅱ式重建。

二、手术步骤

　　1. 于十二指肠残端置入 25mm 管型吻合器抵钉座(图 6-34)。

　　2. 于空肠起始部以远 20~25cm 处选择适当血管弓,结扎血管、横断空肠,近端(B 端)置入 24~25mm 管吻抵钉座(图 6-35)。

　　3. 于空肠远端(C 端)置入 24~25mm 管型吻合器,术者右手用湿纱垫轻柔向相反方向撸肠管,于距"C"端约 18cm 处对系膜缘旋出钉芯,与近端空肠(B 端)作侧端吻合(图 6-36)。

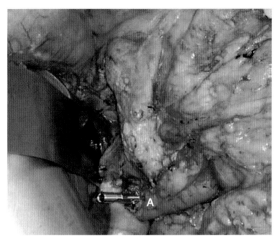

图 6-34　十二指肠残端置入 25mm 管
型吻合器抵钉座

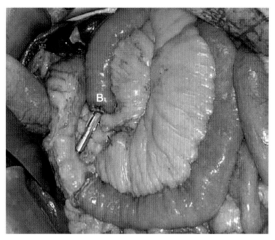

图 6-35　空肠近端置入 24mm 管型吻
合器抵钉座

击发后先旋松吻合器,用湿纱垫由远向近端逐渐向空肠远端方向撸肠管。检查吻合口是否
完整,用 1-0 丝线或 4-0 可吸收抗菌 VICTYL 缝线浆肌层间断缝合加固,针距 5mm,1-0 丝线
或可吸收抗菌 VICTYL 缝线关闭空肠系膜孔(图 6-37)。

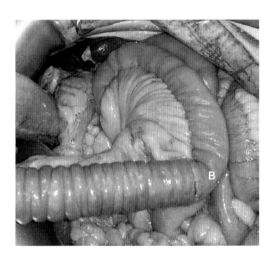

图 6-36　空肠远端与近端侧-端吻合

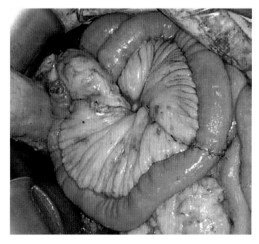

图 6-37　完成空肠-空肠侧-端吻合,浆肌层加固

　　4. 用与已经置入十二指肠残端抵钉座的 25mm 管型吻合器由空肠近端(C 端)置入,
于距"B"端吻合口约 6cm 处旋出钉芯,与十二指肠残端(A 端)行侧端吻合(图 6-38)。检
查吻合口是否完整,用 1-0 丝线或 4-0 可吸收抗菌 VICTYL 缝线浆肌层间断缝合加固,针
距 5mm。

　　5. 于空肠远端(C 端)荷包缝合置入 25cm 管吻抵钉座(图 6-39)。A～C 肠管距离
约 10cm。

　　6. 于胃窦大弯侧剖开胃腔,置入 25cm 管型吻合器,选择胃体后壁适当位置,旋出钉芯,
与空肠远端(C 端)行侧端吻合(图 6-40),检查吻合口是否完整,用 1-0 丝线或 4-0 可吸收抗

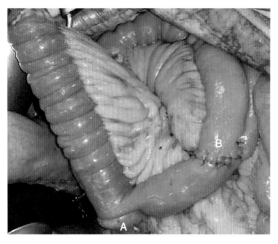

图 6-38　空肠与十二指肠侧-端吻合

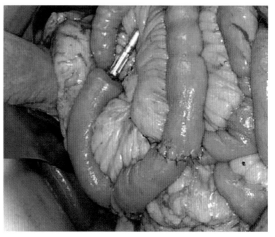

图 6-39　远端空肠末端置入 25mm 管型吻合器抵钉座

菌 VICTYL 缝线浆肌层间断缝合加固,针距 5mm(图 6-41)。

7. 用 60mm 残端闭合器,于肿瘤上缘 5cm 左右,距空肠远端-残胃(C 端)吻合口上缘 2~3cm 处横断胃体(图 6-42)。移除标本,检查残胃残端闭合处有无渗血(图 6-43)。用 1-0 丝线残胃残端间断全层缝合加固,一般不主张采取包埋缝合。

8. 结扎肠管　最后一个重要步骤就是结扎"A"与"B"吻合口之间的肠管:一般采用 7-0 丝线结扎即可。文献中动物实验及临床研究报道,采用闭合器闭合肠管的 uncut 重建,术后发生再通的几率比较高,天津医科大学肿瘤医院采用 7-0 丝线结扎肠管,简便易性,确切可靠。临床应用超过 40 年,没有发生再通的病例。结扎点应该选择在"A"与"B"的中点,图 6-44 白色箭头处。结扎后的效果等同于 A~C 间的空肠袢间置于残胃与十二指肠残端之间。图 6-44 为完成全部重建步骤术野:A~C 间肠管长度为 10cm;A~B 间肠管长度约 6cm,结扎线两侧的盲端长度各约 3cm。图 6-45 为术后 7 天上消化道造影。

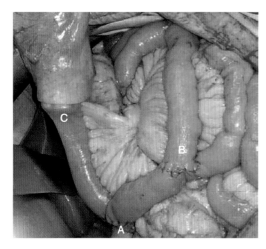

图 6-40　远端空肠与残胃后壁端-侧吻合

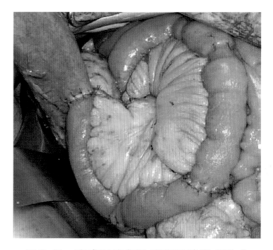

图 6-41　完成远端空肠-残胃后壁端-侧吻合

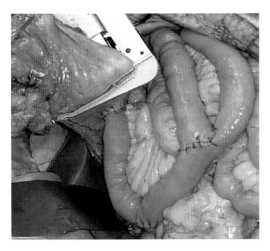

图 6-42　用 60mm 残端闭合器闭合残胃

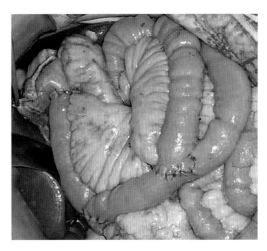

图 6-43　闭合残胃，移除标本

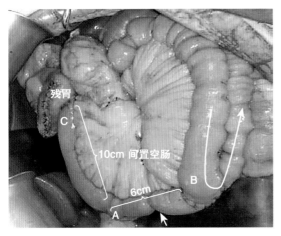

图 6-44　结扎十二指肠空肠吻合口与空肠-空肠吻合口之间的空肠，完成重建术：短箭头指示结扎（uncut）处；白色曲线箭头提示近端空肠食物运动方向

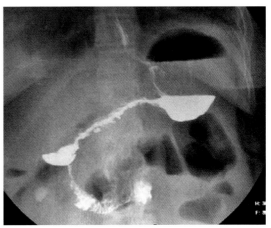

图 6-45　术后 7 天上消化道造影

三、注意事项

1. 间置的空肠肠袢不宜过长，特别是当残胃容量过大时，容易造成"胃瘫"或潴留、淤滞症状。

2. A~B 间肠管不宜过长，特别是结扎肠管后"A"点到结扎处的肠管不宜过长，因为此段肠管是顺蠕动，如果过长容易造成食物通过不畅而引起相应的临床症状。

3. 间置的空肠段可以采取横结肠前及横结肠后位吻合，没有原则区别。但是，如果采取横结肠后位吻合时，应该特别注意横结肠系膜戳孔与空肠结扎线的位置。在闭合横结肠系膜戳孔时，尽量将结扎线置于横结肠系膜戳孔处缝合固定。避免因粘连等影响间置段空肠的通畅性。

四、术式评价

（一）优点

1. 保持了十二指肠的生理通道。
2. 便于术后内镜对十二指肠乳头的检查。
3. 重建后避免了吻合口张力,降低了吻合口漏发生的风险。
4. 与带血管蒂空肠段间置空肠重建方法比较,该方法简便易行,安全可靠。

（二）缺点

与 uncut-Roux-en-Y 远端消化道重建比较,uncut 间置空肠重建方法手术操作略显复杂,共计 4 个吻合口。可能存在潜在的吻合口相关并发症。

（梁　寒）

参 考 文 献

Sasaki K,Miyachi K,Yoda N,et al. Long-term comparison of boomerang-shaped jejunal interposition and Billroth-I reconstruction after distal gastrectomy. World J Surg,2015,39(5):1127-1133.

第五节　非离断空肠贮袋间置消化道重建

远端胃切除术后非离断空肠贮袋间置消化道重建(uncut jejunal pouch interposition,uncut-JPI)是空肠贮袋间置的改良术式,主要特点是不横断空肠,而是采取 7#丝线结扎,保持肠管运动神经功能的完整性。

一、手术适应证

原则上同远端胃切除 Billroth I 式消化道重建。

二、手术步骤

1. 准备制备空肠贮袋(jejunal pouch,JP)　距屈氏韧带约 30cm 选择约 40cm 空肠肠袢,对折。如图 6-46 示,"A"点距屈氏韧带约 30cm,"B"与"C"之间的空肠袢准备做 JP,"D"缝线标记准备与十二指肠吻合点。于"A"点处用电刀刀于空肠对系膜缘戳孔,预备做空肠-空肠侧-侧吻合。

2. 建立 JP　于"C"点空肠对系膜缘切开肠壁,用直线切割闭合器做空肠-空肠侧-侧吻合:45mm 钉仓吻合 3 次,如果用 60mm 钉仓,吻合 2 次即可(图 6-47)。检查黏膜面吻合处是否有渗血(图 6-48)。吻合后储袋长度约 10cm。

3. JP-残胃后壁吻合　完成 JP 后,于"C"点端,将 JP 底部沿虚线修剪,使其周径与残胃远端相匹配(图 6-47)。用直线切割闭合器将 JP 底部与残胃后壁吻合(图 6-49)。完成后壁吻合后,常规

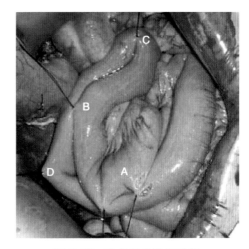

图 6-46　准备制备空肠贮袋

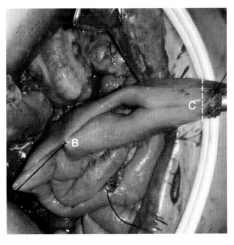

图 6-47 用直线切割闭合器建议空肠贮袋

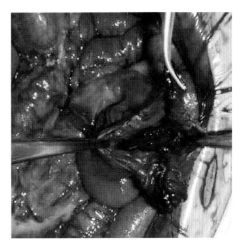

图 6-48 检查黏膜面吻合口是否有渗血

检查吻合处是否有渗血,此时显示 JP 及残胃后壁吻合线呈 T 形(图 6-50):黑色箭头示空肠-空肠吻合,白色箭头示残胃后壁与空肠贮袋后壁吻合。

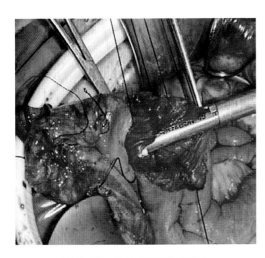

图 6-49 储袋-残胃后壁吻合

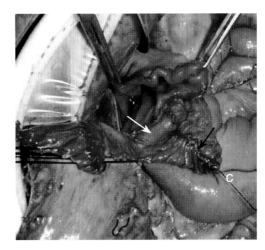

图 6-50 完成储袋残胃后壁吻合

4. JP-十二指肠残端吻合 用 25mm 管型吻合器于图 6-50"C"点置入 JP,与事先预置于十二指肠残端的 25mm 抵钉座于"D"点行十二指肠-空肠端侧吻合,1#丝线浆肌层间断加固缝合。

5. JP-残胃前壁吻合 此时移除远端胃标本,用直线切割闭合器闭合残胃前壁与 JP 前壁(图 6-51)。注意吻合连接处,用 1#丝线加固缝合,吻合后检查残胃-JP 环周是否有吻合不确切的部位,缝线加固。

6. 空肠侧-侧吻合 继续使用直线切割闭合器于图 6-46"A"点空肠戳孔处行空肠侧-侧吻合。最后用直线切割闭合器与空肠长轴垂直闭合空肠戳孔,注意检查吻合口通畅性。

7. 结扎空肠 于图 6-52 黑色箭头处分别用 7#贯穿结扎空肠,注意结扎线分别距"D"和"B"点 3cm 左右为宜。至此,完成了全部吻合(图 6-52)。图 6-53 为远端胃切除 uncut-JPI 消

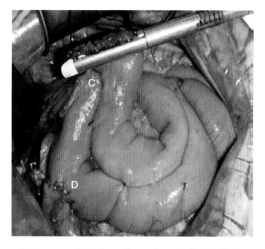

图 6-51 完成十二指肠-空肠吻合,储袋残胃前壁吻合

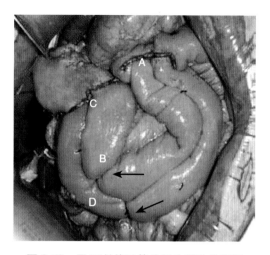

图 6-52 用 7#丝线于箭头处分别结扎空肠

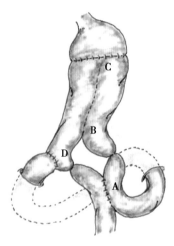

图 6-53 完成远端胃切除 uncut-JPI 示意图

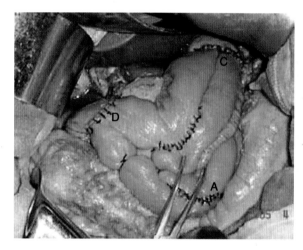

图 6-54 部分采取手工缝合的完成图

化道重建示意图。

可以用电刀在"B"点(图 6-46)处的空肠对系膜缘分别戳孔,先用 100mm 直线切割闭合器建立储袋,然后分别用 1#丝线手工缝合戳孔。JP 的"C"点处修剪后,使其环周径与残胃远端周径相匹配,之后用 1#丝线手工缝合;"B"点处空肠侧-侧吻合也采取 1#丝线手工缝合。图 6-54 为完成图。该方法的主要优点是节省吻合器,整个重建仅需要一把 100mm 直线切割闭合器,一把 25mm 管型吻合器。图 6-55 为手术后 3 个月复查上消化道造影图:"C-B"之间为 JP,"D"处为 JP 与十二指肠吻合口。图 6-56 为胃镜检查 JP 远口端图像:"B"为 JP 远侧端,"D"为十二指肠吻合口方向。显示空肠黏膜光滑,吻合口愈合良好。

三、注意事项

该重建术式可能是胃切除术后消化道重建最复杂的重建方法之一,属于非常规重建方

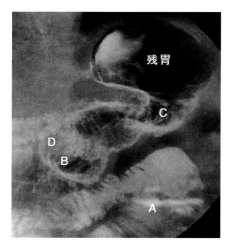

图 6-55　术后 3 个月 GI 表现

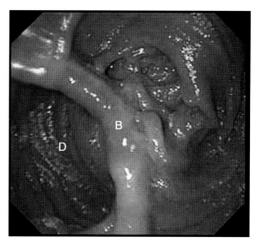

图 6-56　术后 3 个月胃镜检查所见

法。因此,笔者建议仅在大型胃肠肿瘤医学中心作为临床研究项目审慎开展。要求术者具有丰富的胃切除消化道重建经验,熟练掌握各种吻合器的操作。慎重选择适应证:患者年龄≤60 岁;胃窦癌术前临床分期 T1-3N0M0;没有明确的伴发疾病;无贫血及营养障碍。患者对术后生活质量要求意愿强烈,充分的知情同意等。

该术式是笔者根据文献中日本学者的远端胃切除术后 JPI 重建方法,结合本院空肠结扎法(uncut)的丰富临床经验的改良方法。与传统的 JPI 比较,该方法没有离断空肠(采取结扎法),可以避免游离的空肠袢血管蒂扭转、血运障碍。早期手工缝合重建耗时较长,采取全吻合器操作可以节省手术时间。缺点是手术费用较高,以使用 45mm 直线切割闭合器为例,全部吻合大概需要 8~9 个钉仓。

四、术式评价

本院自 2005 年开始尝试本术式,该术式是全胃切除术后空肠贮袋连续间置代胃的改良。Uncut-JPI 代偿了远端胃大部切除后的残胃容量,从而食糜量增加,且预防或避免了因胃肠吻合张力过大而发生吻合口瘘的可能。结扎空肠,使食糜通过十二指肠保持正常的生理通道,十二指肠黏膜是胃肠道不同类型神经-内分泌细胞密集处,重建食物通过十二指肠的通道,能保证食物对十二指肠黏膜及神经的刺激作用,使促胃液素、胆囊收缩素和促胰液素等激素分泌增加。食物与消化液充分混合,有利于食物的消化和吸收,因此贫血和营养不良等营养学并发症的发生率大大减少,生活质量明显优于胃远程切除 Billroth Ⅰ、Ⅱ 式吻合。Ryouichi 等采用空肠 JPI 方法进行远端胃部分切除术后的重建,虽然重建了食物通过十二指肠的通道,但由于肠管需要完全离断,间置的空肠内微血管、神经功能受到影响,存在吻合口瘘的风险。

空肠间置代胃应用于胃窦癌切除术后消化道重建,与 Billroth Ⅰ、Ⅱ 式吻合相比具有以下优点:①代偿了胃大部切除术后的空间;②避免胃肠吻合口的张力过大;③食物通过十二指肠保持了正常的生理通道;④减少了术后并发症的发生率。在以上这些方面,空肠贮袋间置代胃具有良好效果,但其远期效果仍需进一步积累病例并行对照研究。

（梁　寒）

参 考 文 献

1. 寺岛雅典,後藤满意.全胃摘除空肠 Pouch 间置术.东京:医学图书出版株式会社,2004:199-207.
2. 木南伸一,三輪晃一,松本尚,等.幽門側胃切除後空腸 pouch 間置再建發的遠隔成績.手術(日文),1998,52:115-119.
3. 孔大陆,张高嘉,王家仓,等.间置空肠代胃术的临床应用(202 例报告).中国肿瘤临床,2007,34(10):550-557.
4. 吴亮亮,梁寒,张汝鹏,等.全胃切除术后 4 中消化道重建术式的比较分析.中华胃肠外科杂志,2010,13(12):895-898.
5. 刘翔宇,梁寒.胃窦癌根治术后空肠间置代胃术.中华胃肠外科杂志,2010,13(4):403.

第六节　Billroth Ⅱ 式消化道重建

1885 年 Theodor Billroth 完成了胃癌切除后残胃空肠结肠前吻合,即 Billroth Ⅱ式吻合。在远端胃切除后,关闭十二指肠残端,行残胃与空肠吻合。根据使用胃断端位置及大小不同,可分为胃大弯吻合法、胃全口吻合法和胃小弯吻合法。而根据上提空肠与结肠位置不同,分为结肠前和结肠后吻合法。由于此术式存在较多的术后近期和远期并发症,因此在日韩两国已经逐步被胃肠外科医师所弃用。而为了防止输入袢综合征和十二指肠液反流,有部分学者提出加做输入袢和输出袢空肠间的侧-侧吻合,即 Braun 吻合,同时 Braun 吻合还能减少十二指肠残端压力,降低十二指肠残端瘘的危险。

一、手术适应证

远端胃肿瘤通常较大,累及幽门或十二指肠第一段,切除后残胃过小,无法和十二指肠残端直接吻合,或幽门下区有明显肿大淋巴结。

二、手术步骤

1. 离断十二指肠　Kocher 手法切开十二指肠降部外侧的后腹膜,充分游离十二指肠和胰头(图 6-57),采用直线切割吻合器或直线关闭器切断关闭十二指肠(图 6-58)。常规采用 3-0 可吸收线加固缝合十二指肠残端,以降低十二指肠残端瘘的发生率(图 6-59)。

2. 离断胃体　根据病变部位和局部进展情况确定胃近端的切除部位,在预计切除部位用直线关闭器或直线切割吻合器关闭、横断胃体(图 6-60)。

3. 残胃空肠吻合　若采用环形吻合器吻合,在拟吻合空肠的对系膜缘切开小口,将钉砧头置入后,围绕切口行荷包缝合收紧结扎(图 6-61)。于残胃胃体前壁距残端 4~5cm 处切一小口,置入环形吻合器,旋出中心杆,从胃后壁近大弯侧刺出(图 6-62),

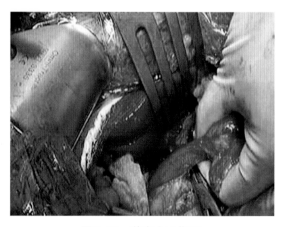

图 6-57　游离十二指肠

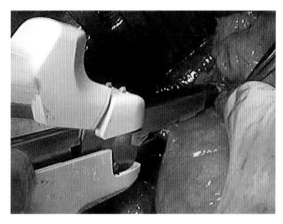

图 6-58 直线切割吻合器切断、关闭十二指肠

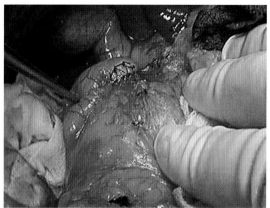

图 6-59 加固缝合十二指肠残端

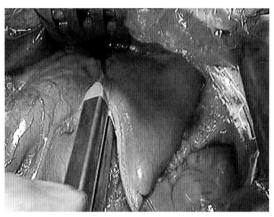

图 6-60 直线切割吻合器离断胃体

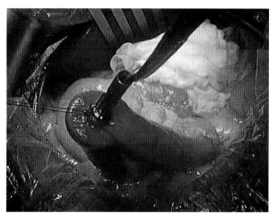

图 6-61 在空肠内置入环形吻合器钉砧头

与空肠钉砧头连接,确认无扭转及夹杂其他组织后,击发完成吻合(图 6-63)。若采用直线切割吻合器吻合,在距残胃断端 2cm 胃后壁近大弯侧以及上提拟吻合空肠的对系膜缘处各打开一个直径约 0.5cm 小孔,分别插入直线切割吻合器的钉仓部和钉砧部,对合击发,完成

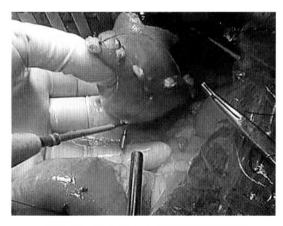

图 6-62 吻合器中心杆自残胃后壁刺出

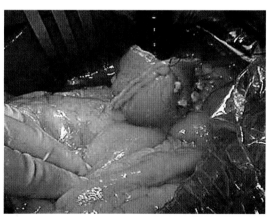

图 6-63 完成残胃-空肠吻合

吻合。

4. 关闭开口 前一种吻合法需用直线关闭器或可吸收线关闭胃前壁切口,后一种吻合法也需要关闭胃和空肠的共同开口。

5. Braun 吻合 在距离残胃-空肠吻合口下方近端和远端空肠的对系膜缘处各打开一个直径约 0.5cm 小孔,分别插入直线切割吻合器的钉仓部和钉砧部,对合击发,完成 Braun 吻合(图 6-64),开孔用可吸收线缝合关闭。Braun 吻合亦可用 3-0 可吸收线行手工缝合。

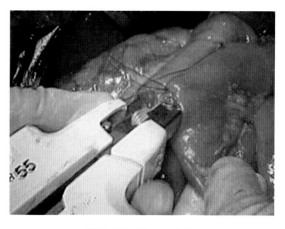

图 6-64 Braun 吻合

6. 吻合口加固 一般完成吻合后再用 3-0 可吸收线间断全层加固缝合以确保吻合的安全。

三、注意事项

1. 吻合口过大时易发生倾倒综合征,吻合口长径是空肠肠径的 1.5~2.0 倍为佳。因此除非空肠直径明显增粗,一般建议使用 25mm 环形吻合器吻合。若采用直线切割吻合器吻合,建议使用 55mm 直线切割吻合器,且应注意吻合器两部分插入胃壁和小肠肠壁的长度。

2. 考虑到空肠蠕动方向,应注意胃断端切线的方向,避免空肠输出袢开口过高,造成胃内食物潴留。

3. 胃管应放置在胃肠吻合口下方,以便早期发现术后吻合口出血。

4. 在关闭最后的消化道开口前一定要仔细检查吻合口有无活动性出血,必要时用可吸收线缝扎止血。

5. Braun 吻合两臂近端和远端空肠距胃肠吻合口分别约 15cm 和 25cm 为佳,可以起到良好的抗反流作用。

6. 完成吻合口后需关闭横结肠系膜裂孔和间隙,防止内疝形成。

四、术式评价

(一) 优点
1. 手术简单,操作时间较短。
2. 能切除足够大的胃而不必担心吻合口张力过大。
(二) 缺点
1. 胃空肠吻合改变了正常解剖生理关系。
2. 术后近期并发症较多,包括十二指肠残端瘘、输入袢或输出袢梗阻等。
3. 术后发生胃肠道功能性并发症较多,例如胆汁、胰液反流至残胃引起的碱性反流性胃炎,倾倒综合征等。

(曹晖 赵恩昊)

第七节　Roux-en-Y 消化道重建

2013 年发表在美国外科学院杂志(J Am Coll Surg)上的一篇有关胃癌外科治疗的文章,采用 RAND/UCLA 方法召集了全球范围内 16 名胃癌相关专家,其中肿瘤外科 9 名,肿瘤内科 3 名,腹腔镜外科 2 名,胃肠科 1 名,放射科 1 名,分别来自美国、加拿大、英国、荷兰、日本及韩国。胃癌外科专家包括了笔者熟悉的美国 MD Anderson 肿瘤中心 Mansfield 教授、韩国延世大学 Noh 教授、日本东京癌研究有明医院 Sano 教授以及荷兰莱顿大学 de Velde 教授。经过专家组投票,在有关胃切除消化道重建的术式选择项目中,专家组(expert panel)一致认为远端胃切除术后采取 Roux-en-Y(R-Y)消化道重建是恰当的。而对于 Billroth Ⅰ(B-Ⅰ)式倾向于不恰当;Billroth Ⅱ(B-Ⅱ)式未明确。

第 3 版日本胃癌诊治指南建议远端胃切除术后消化道重建包括 4 中术式:B-Ⅰ、B-Ⅱ、R-Y 以及双通路法。日本有研究比较了远端胃切除术后 B-Ⅰ 与 R-Y 消化道重建的优劣:应用 RGB(residue:食物残留,gastritis:残胃炎,bile:胆汁)分级系统,术后内镜检查评价残胃状况。主要包括食物残留、残胃炎程度、残胃炎范围和胆汁反流等几方面评价。结果发现除残留食物一项以外,在残胃炎程度和广度以及胆汁反流方面,R-Y 组均显著优于 B-Ⅰ 组。作者进一步分析了造成这种结果的原因。通过上消化道造影检查,发现 R-Y 组患者的 His 角明显小于 B-Ⅰ 组患者。His 角定义为食管纵轴与胃底左侧的夹角。该夹角越小,抗反流效果越好,一般认为以 93.9° 为界:His 角>93.9° 的患者反流症状会明显增加。RY 组患者的 His 角平均为 82.2°±15.7°;而 B-Ⅰ 组患者 His 角的平均值为 102.5°±11.1°,$P=0.001$。此外,两种术式患者胃小弯侧平均长度没有统计学差异,平均 50mm 左右。换言之,His 角的角度与残胃(胃小弯长度)大小无关,而与重建方式密切相关。

2012 年发表在 Surg Today 上的一篇来自日本的包括 145 个中心的有关胃切除术后消化道重建的问卷调查中,最常用的远端胃切除后消化道重建方法为 B-Ⅰ 112(77%),R-Y 30(21%),保留幽门(PPG)2(1.3%)以及 B-Ⅱ 1(0.7%)。第二种最常用的重建方法是:R-Y 91(63%),B-Ⅰ 22(15%),PPG 20(14%)以及 B-Ⅱ 12(8%)。这一结果说明,21% 的日本医师最常选择 R-Y 作为远端胃切除的重建方法,63% 的医师将 R-Y 作为第二种最常用的重建方法(图 6-65)。

从肿瘤学角度,一般认为胃切断线要求离肿瘤肉眼边缘不少于 6cm,癌灶边缘分界明显者也不得少于 3cm。食管胃结合部癌应该切除食管下端 3~4cm。胃远侧部位癌应该切除十二指肠第一部 3~4cm,接近胰头附着处。胃切除范围尚应该参考肿瘤大体类型决定:局限型癌(Borrmann Ⅰ、Ⅱ)至少在癌缘外 3~4cm;浸润型癌(Borrmann Ⅲ、Ⅳ)至少在癌缘外 5~6cm。虽然肿瘤切缘 3~5cm 的原则缺乏循证医学证据,但是仍然是临床把握的尺度。最新出版的 Ann Surg Oncl 杂志刊登了来自包括 7 家中心的美国胃癌协作组的文章,460 例远端胃切除病例中,平均近端切缘 4.8cm。切缘 3.1~5.0cm 患者(n=110)的中位总生存期显著优于切缘≤3.0cm(n=176)者(48.1 个月 vs. 29.3 个月),P=0.01。分层分析后发现,肿瘤切缘与肿瘤病理分期相关:对 Ⅰ 期病例而言,3.1~5.0cm 的肿瘤切缘与>5.0cm 肿瘤切缘者预后相当,而对于 Ⅱ、Ⅲ 期病例而言,其他病理因素较肿瘤切缘更显著的影响患者的预后。因此,远端胃癌肿瘤切缘 3cm 是最基本的要求。天津医科大学肿瘤医院 2003~2011 年手术

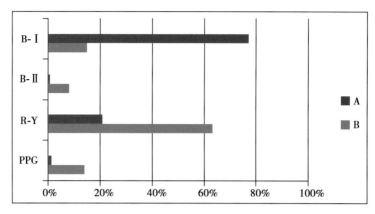

图 6-65 日本 145 家单位远端胃切除术后消化道重建问卷结果
A.最常用的重建方法;B.第二常用的重建方法。B-Ⅰ:Billroth Ⅰ,
B-Ⅱ:Billroth Ⅱ,R-Y:Roux-en-Y,PPG:pylorus-preserving gastrectomy

治疗的 3544 例胃癌中Ⅱ~Ⅲ期胃癌占 83.88%,其中Ⅲ期胃癌更是占全部病例的 55.78%。因此,在临床实践中,首现从肿瘤学原则出发,在保障肿瘤近端、远端 3~5cm 安全距离的大前提下,其实可以做 B-Ⅰ重建的机会很小。

一、手术适应证

1. 胃远侧端胃癌。
2. 胃远侧端巨大的良、恶性肿瘤,切除肿瘤后预计残胃过小采取 B-Ⅰ吻合有张力者。
3. 远端癌侵犯幽门环、十二指肠或胰头。

二、手术步骤

1. 闭合十二指肠残端 用 30mm 或 60mm 残端闭合器或直线切割闭合器关闭十二指肠残端(图 6-66)。1-0 丝线或 4-0 可吸收 VICRYL 抗菌缝线浆肌层间断缝合加固十二指肠残端(图 6-67,图 6-68)。理论上,吻合器闭合后的十二指肠残端不需要再次缝合加固,但是在实际操作中出于安全考虑均予以加固。笔者曾于 2010 年 12 月随季加孚教授为团长的中国抗癌协会胃癌专业委员会代表团访问了日本东京癌研会有明医院,期间观摩了佐野武(Sano)教授的手术,在用闭合器离断十二指肠残端后 Sano 教授常规用丝线浆肌层间断缝合加固。日本国立癌中心中央医院片井均(Katai)教授在由世子三津留(Sasako)教授主编的《胃癌根治术图谱》第六章第四节吻合消化道的基本手术操作中特别强调:用器械缝合做成的十二指肠盲端部时,必须注意的是盲端需要承受很大压力,必须用浆肌层间断缝合来予以加固。十

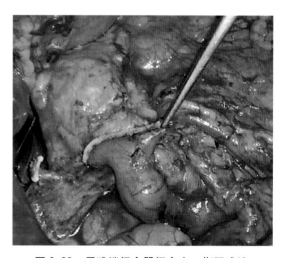

图 6-66 用残端闭合器闭合十二指肠残端

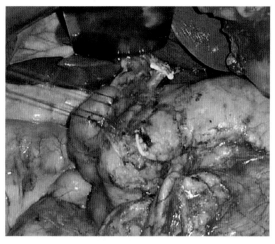

图 6-67 浆肌层间断缝合加固

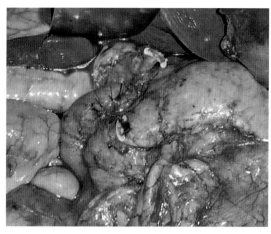

图 6-68 完成十二指肠残端加固缝合

二指肠残端漏的危害导致患者死亡的危险性极高,到治愈需要很长时间,所以为了预防十二指肠残端漏不要吝惜少量的精力和时间。

詹文华教授在其主编的《胃癌外科学》(第十六章第三节:胃次全切除胃空肠吻合)中,详细介绍了关闭十二指肠残端的方法,包括 Mayo 法、两层间断缝合法、双层荷包缝合法,均是非常实用的经典方法,在此不赘述,具体参考第三章有关内容。

2. 横断胃体 完成胃周围淋巴结清扫后(图 6-69),选择适当位置(距肿瘤上缘5cm),用 60mm 残端闭合器于胃小弯侧置入,胃大弯侧保留 3cm 左右的胃壁(图 6-70),击发、切断胃壁,用纱垫包裹远端胃标本,检查胃残端有无渗血(图 6-71)。于胃大弯残留处置荷包钳及荷包线(图 6-72),切端并移除远端胃标本。于荷包处置入 25mm 管型吻合器抵钉座,收紧结扎荷包线,至此完成残胃侧的重建准备工作(图 6-73)。

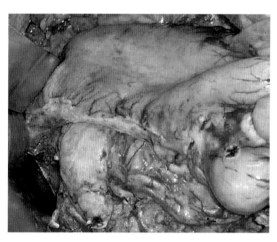

图 6-69 完成胃小弯侧 No.1、No.3 组淋巴结清扫

3. 空肠袢准备工作 于屈氏韧带以远20~30cm 处系膜无血管区戳孔,结扎血管(图 6-74),将荷包钳置于戳孔处空肠近侧端,置入荷包线后横断空肠,近端空肠置入 24mm 管型吻合器抵钉座,收紧并结扎荷包线(图 6-75)。

4. 重建空肠 Y 襻 于远侧端空肠肠腔内注入约 100ml 生理盐水(图 6-76),然后将24mm 管型吻合器置入远侧端空肠肠腔,期间用湿纱垫包裹在空肠浆膜面由远至近用力,助手握持吻合器反作用力,逐渐将吻合器置入到 35cm 左右,与近侧端空肠侧端吻合(图 6-77)。退出吻合器时由远至近逐步将空肠向远侧端推移,直至全部撤出吻合器,图 6-78 为完成空肠-空肠 Y 襻吻合后术野。

5. 空肠 Y 襻与残胃吻合 将 25mm 管型吻合器由远侧空残端置入肠腔内(图 6-79),于

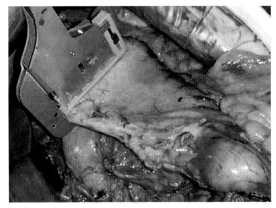

图 6-70 于肿瘤上缘 5cm 处横断胃

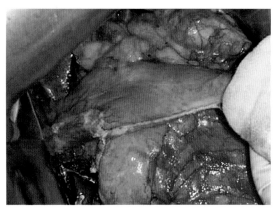

图 6-71 横断胃后术野

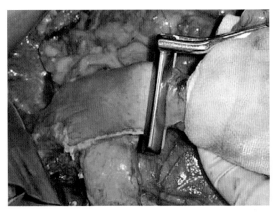

图 6-72 用荷包钳于残胃大弯侧置入荷包缝线

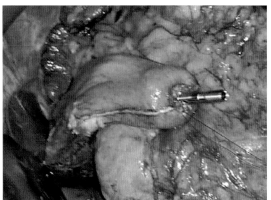

图 6-73 置入 25mm 管型吻合器抵钉座

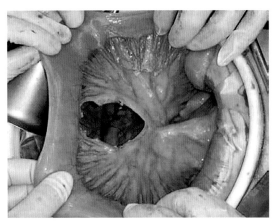

图 6-74 于距屈氏韧带 20~30cm 处处理肠系膜血管

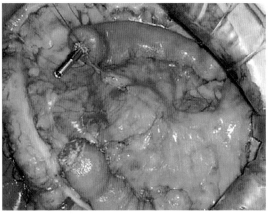

图 6-75 空肠近端置入 24mm 管型吻合器抵钉座

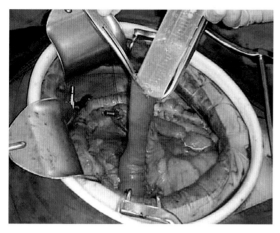

图 6-76　于远端空肠腔内注入 100ml 生理盐水

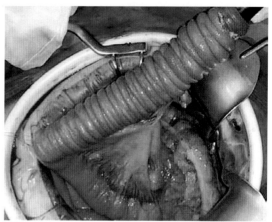

图 6-77　将 24mm 管型吻合器小心置入远端空肠

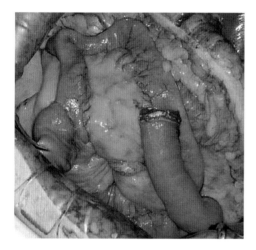

图 6-78　完成远端空肠-近端空肠侧端吻合

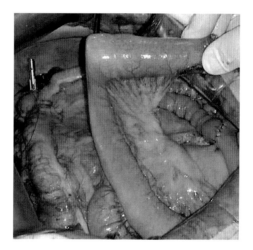

图 6-79　于远端空肠置入 25mm 管型吻合器

距残端约 5cm 的对系膜缘与残胃大弯侧作侧端吻合（图 6-80）。用残端闭合器或直线切割缝合器闭合空肠残端（图 6-81）。空肠残端浆肌层间断缝合加固（图 6-82）。暴露空肠系膜孔并间断缝合关闭（图 6-83）。至此，完成全部吻合，图 6-84、图 6-85 分别为完成吻合的术野及示意图："A"点为空肠-残胃吻合位置；"B"点为空肠-空肠吻合位置；"C"点为空肠残端。A-B 距离：30～40cm；"B"点距屈氏韧带：20～30cm。

三、注意事项

1. 空肠-空肠吻合（"B"点）一般情况可以采取 25mm 管型吻合器套入空肠腔的方法。操作前应该正确判断空肠肠腔管径是否可以匹配 25mm 管型吻合器。吻合前用冲洗球向肠腔内注入 200ml 生理盐水，以便借助水的重力扩张肠腔，同时还可以起到润滑作用。如果患者的肠腔内镜较小，不要贸然采取上述吻合方法。此时最明智的选择是：先完成远侧端空肠与残胃的吻合（图 6-86），再自该吻合处向远端空肠约 35cm 处，与对系膜缘处缝荷包，用电

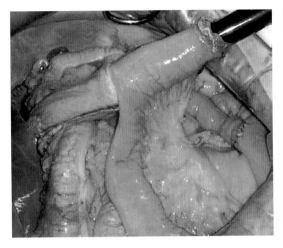

图 6-80 远端空肠于残胃进行侧-端吻合

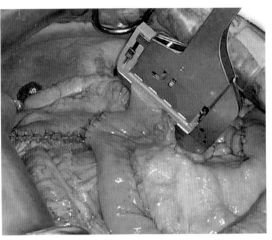

图 6-81 残端闭合器闭合空肠远侧残端

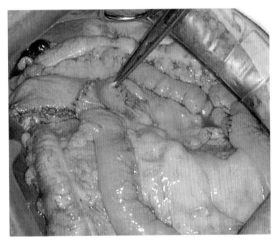

图 6-82 浆肌层间断缝合加固空肠残端

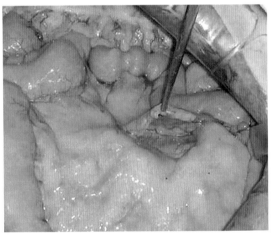

图 6-83 准备缝合空肠系膜孔

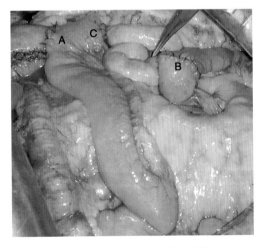

图 6-84 完成全部重建后术野

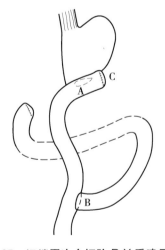

图 6-85 远端胃次全切除 R-Y 重建示意图

刀延长轴剖开肠壁约3cm,置入24mm管型吻合器抵钉座。由空肠近侧残端置入吻合器,空肠-空肠侧-侧吻合(图6-87)。最后闭合空肠近侧端残端(图6-88)。图6-89为完成吻合术野,该方法虽然增加了一个残端,但是安全可靠。该方法同样适用于肥胖、空肠系膜短的患者。如果强行采取第一种吻合方法,需要套入30cm以上的远端空肠,由于过度牵拉势必造成相应系膜孔血管撕裂、血肿,从而影响相应肠管血运。而第二种方法适用于所用病例,是一种安全可靠的重建方法。

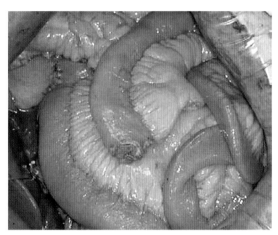

图6-86　完成远侧端空肠与残胃侧-端吻合

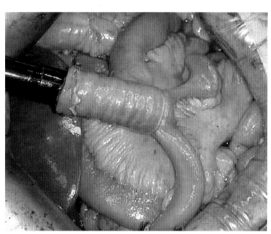

图6-87　近侧端空肠与远侧端空肠侧-侧吻合

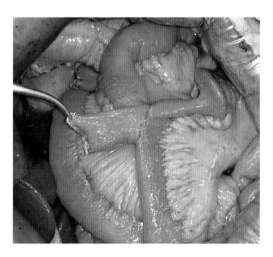

图6-88　近侧端空肠残端闭合

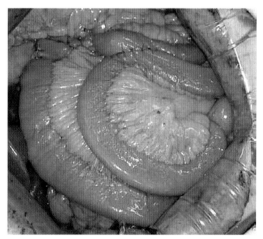

图6-89　完成图

2. 笔者经验,远端R-Y重建应该采取横结肠前吻合,特别是远端进展期肿瘤,采取B-Ⅱ重建后残胃复发癌以及残胃癌均好发于吻合口。采取横结肠后吻合的病例一旦日后发生残胃复发或残胃癌,将增加手术难度,降低R0切除机会。佐野武教授习惯于横结肠后吻合,这可能是术者个人习惯,也可能是日本早期胃癌占手术病例的越大多数,很少发生局部复发有关。R-Y重建Y襻长度一般认为25~30cm可以足够起到防止反流的作用,笔者习惯于Y襻达到35cm以上。佐野武教授则主张40cm,主要考虑到如果日后发生残胃癌(注意不是残胃复发癌),而必须做全残胃切除的情况下,如果预留40cm空肠,术后可以利用这段空肠进行食管空肠吻合。笔者习惯完成吻合后常规闭合空肠系膜空,青岛大学一附院周岩冰教授则习惯不予以闭合,未发生过内疝等并发症。

3. 如果远端肿瘤已经侵犯十二指肠或胰头,十二指肠残端残留过短、水肿以及可疑残端阳性等情况下,勉强缝合十二指肠残端可能由于血运障碍、盲端压力、肠壁水肿等原因发生残端漏。必要时可以预防性造瘘或如片井均教授建议的,进行十二指肠内置减压:R-Y 重建时,通过 Y 襻插入双腔减压管,由于食物不通过这个部位,即使在开始进食后也可以进行减压,不会影响减压效果(图 6-90)。

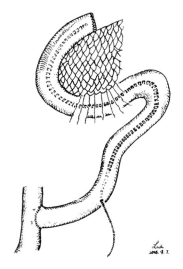

图 6-90　十二指肠内减压示意图

四、术式评价

(一) 优点

1. 与 B-Ⅰ式比较,不需要顾及吻合后张力,不发生吻合口漏,保障吻合安全。由于 R-Y 吻合不涉及较短的十二指肠残端,特别是需要做肝十二指肠韧带(No. 12)淋巴结清扫而造成十二指肠残端血运相对不足时,采取 B-Ⅰ吻合容易发生吻合口瘘,此外 B-Ⅰ吻合后吻合口即刻会暴露于十二指肠液中。而 R-Y 吻合可以避免上述情况,保障吻合口安全。

2. 与 B-Ⅱ式比较,肠液反流至残胃较少,几乎不发生食管炎。健康个体下述解剖结构共同起到预防胃食管反流的作用:①食管下端括约肌;②小网膜;③右侧膈肌挤压;④膈食管韧带;⑤His 角和胃内气泡;⑥腹段食管;⑦食管胃结合部肌皱褶(corrugation of the esophagogastric mucosal junction)。上述防反流机制由于胃切除手术而遭到破坏,结果导致消化液反流至食管。反流性食管炎一般分成三种类型:碱性反流(主要由胰液和胆汁反流引起),酸性反流(主要由胃内盐酸造成),混合型。远端胃切除术后反流性食管炎的程度主要取决于胃底腺区域、迷走神经切除程度以及十二指肠液反流量。远端胃切除术后主要因素是十二指肠液反流,而 R-Y 重建,适当长的 Y 臂(30~40cm)可以完全阻止十二指肠液反流至残胃内。

3. 与 B-Ⅱ式比较,可以预防残胃炎,进而预防残胃癌的发生。残胃癌发生的危险因素包括胃酸减少以及细菌的增殖。上述因素中,十二指肠胃反流(duodenogastric reflux,DGR)被认为是最重要的。临床上可以观察到与 B-Ⅰ吻合比较,采取 B-Ⅱ重建的患者更容易发生残胃癌。动物实验证实,采取 B-Ⅱ、B-Ⅱ+Braun、B-Ⅰ以及 R-Y 重建后小鼠残胃致癌物检出率分别为 70.8%、30.0%、23.1%、10.0%以及 0%,此外残胃癌发生率与 DGR 程度正相关。

4. 与 B-Ⅰ式比较,可以广泛切除肿瘤,有利于保障肿瘤根治性。即使十二指肠附近发生肿瘤局部复发,淋巴结复发,不会造成肠道梗阻。

5. 与 B-Ⅰ式比较,发生残胃癌或残胃复发癌,手术相对容易。

(二) 缺点

1. 增加吻合口,延长手术操作时间。

2. 不能通过内镜观察十二指肠,发生乳头部肿瘤和胆总管结石时,不能进行相应的处理。

3. 食物不通过十二指肠,有钙离子等吸收低下的可能性。

远端胃切除术后消化道重建传统术式是 B-Ⅰ 及 B-Ⅱ。B-Ⅰ 是唯一可以保留正常消化道生理通路的术式,此外 B-Ⅰ 吻合方法也被认为是比较简单的。但是 B-Ⅰ 术式吻合口瘘风险较高。B-Ⅱ 术式的优点是避免了可能存在的吻合口张力问题,但是术后有可能发生胆汁反流以及输入襻综合征(afferent loop syndrome)。R-Y 被认为可以有效预防胆汁反流。日本国立癌中心中央医院在 1995 年以前多采取 B-Ⅰ 重建,仅对有反流性食管炎和食管裂孔疝的高龄患者采取 R-Y 重建术式。在开展腹主动脉周围淋巴结清扫等扩大根治术后,B-Ⅰ 式术后有时出现吻合口瘘,于是 R-Y 术式的手术适应证逐渐扩大,可以作为避免吻合口瘘的安全重建术式之一。根据术后观察,没有出现事前担心的倾倒综合征,也未观察到文献报道的R-Y 综合征。自 20 世纪 90 年代后期开始,逐渐取代了 B-Ⅰ 式而成为胃癌根治术的标准重建术式。B-Ⅱ 式重建尽管采取了 Braun 吻合,但是不能避免十二指肠液向残胃的反流,因此佐野武教授目前基本不用 B-Ⅱ 进行重建。2015 年 6 月 27 日,在北京召开的第十届全国胃癌学术会议的最后一天上午,佐野武教授在北京肿瘤医院演示的开放远端胃次全手术,重建即采取 R-Y 术式。笔者在近年来也基本采取 R-Y 作为远端胃切除术后的主要消化道重建术式。

4. 可能发生术后 Roux 停滞综合征(Roux stasis syndrome,RSS)。

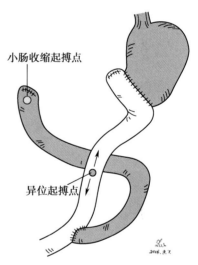

图 6-91　R-Y 吻合重建后的异位起搏点

远端胃切除术后行 R-Y 重建最主要的缺点是可能发生 RSS。Mathias 于 1985 年报道了 RSS,将其定义为:远端胃切除术后,经 R-Y 消化道重建后,在无器质性异常的基础上,出现持续性腹痛、恶性、间断性呕吐等症状。发生 RSS 的主要原因是 Roux 脚肠襻的异位起搏点发出收缩运动的信号。而在使用 R-Y 消化道重建时,由于切断了空肠,使得十二指肠与 Roux 脚肠襻之间的肌神经系统的连续性被破坏,随之在 Roux 脚肠襻出现了异位起搏点,产生向残胃方向的逆蠕动(图 6-91)。结果造成食物不能被送至远端,停滞在残胃内,产生了 RSS。

主要表现为饭后腹痛、恶性、呕吐三联症。无论吃什么食物,餐后都会有严重的腹痛、恶性、呕吐症状。体重可以在短期显著减轻,通常在 6 个月内恢复。一般可以采取保守治疗措施:经鼻留置胃管 4~5 周,禁食水 5~7 周可以显著减轻症状。也可以尝试给予具有促进胃肠运动的红霉素 200mg 减轻症状。如果患者可以经口进食,给予改善消化功能的药物也是解决途径之一。

一般认为,Roux 脚肠襻长度超过 40cm,容易发生 RSS。推荐使用结肠后吻合,并将吻合口固定在结肠系膜下方的方法。但是最近日本学者回顾分析 138 例采取远端胃切除术后 R-Y 重建的发生 RSS 的影响因素:总发生率为 16/138(11.6%)。多因素分析后发现 RSS 的发生率与结肠后位重建密切相关。而文献中 10 年前即有报道:在保留幽门的胰十二指肠切除术后消化道重建中,横结肠前位空肠-残胃吻合可以减少发生胃排空肠障碍的概率。有学者强调结肠前位残胃-空肠吻合后,吻合部位与身体长轴平行,从而使食物能够更顺畅通过。

术后上消化道造影观察残胃-空肠吻合口流出道角度后发现,以脊椎为纵轴,当流出道偏向十二指肠方向超过 30°时 RSS 明显增多,而流出道方向与脊椎平行时,发生 RSS 的几率最低。还有人认为与端侧吻合比较,胃-空肠端-端吻合可以降低发生 RSS 的几率:因为端-端吻合可能减少了来自空肠向残胃的压力梯度,但是在其他研究中并未得到证实。其他研究还显示,侧-侧吻合可以减少 RSS 的发生。因此残胃-空肠吻合方式与 RSS 发生的关系并未明确。日本学者认为,残胃过大本身即可能造成食物滞留。因此,如果决定采取 R-Y 重建,尽量不要保留过多的残胃,因为过大的残胃对于混合食物及蠕动而言是不必要的。有学者认为,潴留(stasis)症状是由于残胃功能异常造成的,与 Roux 肠袢无关。对某些病例而言,采取近全胃切除是改善潴留的唯一方法。

5. 增加残胃溃疡的可能性。主要原因是残胃内缺乏反流的碱性肠液,此外空肠黏膜抗胃酸能力较弱。尤其对于伴有高胃酸低分化癌的青年患者,如果胃窦泌酸区被完全切除配合恰当的迷走神经切除术,采取 R-Y 重建后可以避免残胃溃疡的发生。

2009 年在韩国开展的一项问卷调查发现,B-Ⅰ 是最常用的吻合方法(63.4%),B-Ⅱ 胃 33.1%,而 R-Y 仅占 3.3%。最近来自韩国的一项回顾性临床研究,比较了腹腔镜远端胃切除术后 B-Ⅰ、B-Ⅱ(加 Braun 吻合)、R-Y 以及非离断 R-Y(uncut R-Y)等 4 种重建式。结果发现无论是 R-Y,还是 uncut R-Y,在预防残胃炎方面较 B-Ⅰ 及 B-Ⅱ 均具有优势。然而同时作者还发现,uncut R-Y 较 R-Y 术式在防止残胃食物残留及胆汁反流方面更具有优势,因此认为在腹腔镜远端胃切除术后虽然采取 uncut R-Y 和 R-Y 均优于 B-Ⅰ 和 B-Ⅱ,但是 uncut R-Y 在改善残胃 RSS 方面比 R-Y 更具有优势。这可能是由于 uncut R-Y 没有横断空肠,因此对 Caja 细胞干扰小,进而对空肠运动功能影响较小的结果。

(梁　寒)

参 考 文 献

1. Brar S, Law C, McLeod R, et al. Defining surgical quality in gastric cancer: A RAND/UCLA appropriateness study. J Am Coll Surg,2013,217(2):347-357.

2. Japanese Gastric Cancer Association. Japanese gastric cancer treatment guidelines 2010(ver. 3). Gastric Cancer, 2011,14(2):113-123.

3. Namikawa T,Kitagawa H,Okabayashi T,et al. Roux-en-Y reconstruction is superior to Billroth Ⅰ reconstruction in reducing reflux esophagitis after distal gastrectomy:special relationship with the angle of his. World J Surg, 2010,34:1022-1027.

4. Kumagai K,Shimizu K,Yokoyama N,et al. Questionnaire survey regarding the current status and controversial issues concerning reconstruction after gastrectomy in Japan. Surg Today,2012,42:411-418.

5. 詹文华. 胃癌外科. 北京:人民卫生出版社,2014:204.

6. 梁寒. 胃癌. 北京:北京大学医学出版社,2012:374.

7. Squires MH 3rd,Kooby DA,Poultsides GA,et al. Is it time to abandon the 5-cm margin rule during resection of distal gastric adenocarcinoma? A multi-institution study of the U. S. Gastric Collaborative. Ann Surg Oncol, 2015,22(4):1243-1251.

8. 笹子三津留,垣添忠生 著. 韩方海,张肇达 主译. 胃癌根治术图谱. 北京:人民卫生出版社:121.

9. Park JY,Kim YJ. Uncut roux-en-Y reconstruction after laparoscopic distal gastrectomy can be favorable method in terms of gastritis,bile reflux and gastric residue. J GastricCancer,2014,14(4):229-237.

10. Mathias JR,Fernandez A,Sninsky CA,et al. Nausea,vomiting,and abdominal pain after Roux-en-Y anastomo-

sis:motility of the jejuna limb. Gastroenterol,1985,88(1 Pt 1):101-107.

11. Tu BN1,Kelly KA. Motility disorders after Roux-en-Y gastrojejubostomy. Obes Surg,1994,4(3):219-226.

12. 木村丰,荒井邦佳.Roux 停滞综合征. 幕内雅敏 监修. 金峰,徐惠棉 主译.胃外科要点与盲点.沈阳:辽宁科学技术出版社,2009.

13. Hoya Y,Mitsumori N,Yanaga K. The advantages and disadvantages of a Roux-en-Y reconstruction after a distal gastrectomy for gastric cancer. Surg Today,2009,39:647-651.

14. Szentpali K,Eros G,Kaszaki J,et al. Microcirculatory changes in the canine oesophageal mucosa during experimental reflux oesophagitis:comparison of the effects of acid and bile. Scand J Gastroenterol,2003,38(10):1016-1022.

15. Kono K,Takahashi A,Sugai H,et al. Oral trypsin inhibitor can improve reflux esophagitis after distal gastrectomy concomitant with decreased trypsin activity. Am J Surg,2005,190:412-417.

16. Rea T,Bartolacci M,Leombruni E,et al. Study of the antireflux action of the Roux-en-Y jejuna loop in reconstruction after gastrectomy and nutritional status in the follow-up. Ann Ital Chir,2005,76:343-351.

17. Collaed JM,Romagnoli R. Roux-en-Y jejuna loop and bile reflux. Am J Surg,2000,179:298-303.

18. Ma Z,Wang Z,Zhang J. Carcinogenicity of duodenogastric reflux juice in patients undergoing gastrectomy. Zhonghua Wai Ke Za Zhi,2001,39(10):764-766.

19. Otsuka R,Natsume T,Maruyama T,et al. Antecolic reconstruction ia a predictor of the occurrence of Roux Stasis Synodrome after distal gastrectomy. J Gastrointest Surg,2015,19:821-824.

20. Tani M,Terasawa H,Kawai M,et al. Improvement of delayed gastric emptying in pylorus-preserving pancreaticoduodenectomy:results of a prospective,randomized controlled trial. Ann Surg,2006,243(3):316-320.

21. Hirono S,Yamaue H. Reconstruction methods after pancreaticoduodenectomy:antecolic vs retrocolic? PrPD vs PPPD? Surgery,2014,76(2):125-129.

22. Langhans P,Heger RA,Stegemann B. The cancer risk in the stomach subjected to nonresecting procedures. An experimental long-term study. Scand J Gastroenterol Suppl,1984,92:138-141.

23. Masul T,Kubora T,Nakanlshl Y,et al. The flow angle beneath the gastrojejunostmoy predicts delayed gastric emptying in Roux-en-Y reconstruction after distal gastrectomy. Gastric Cancer,2012,15:281-286.

24. Herbella FA,Silva LC,Vicentine FP,et al. Roux-en-Y limb motility after total gastrectomy. J Gastrointest Surg,2014,18(5):906-910.

第八节　Uncut Roux-en-Y 消化道重建

第 3 版日本胃癌治疗指南建议,远端胃切术后消化道重建可以采取 Billroth Ⅰ(B-Ⅰ)、Billroth Ⅱ(B-Ⅱ)、Roux-en-Y(R-Y)以及空肠间置等术式。2009 年在韩国进行的问卷调查显示,B-Ⅰ是最常用的重建术式(63.4%),其次是 B-Ⅱ(33.1%),R-Y 仅占 3.3%。但是在日本情况有所不同:R-Y 重建是第二常用的重建术式。B-Ⅰ是唯一保持十二指肠生理通路的重建方式,但是对大多数进展期胃窦癌而言,在满足安全的肿瘤上下缘切除范围的前提下,是不适合采取 B-Ⅰ重建的。B-Ⅱ重建可以不必考虑胃切除范围,也没有吻合口张力的顾虑。但是术后胆汁反流以及输入袢综合征(afferent loop syndrome)是其主要并发症。R-Y 重建被认为可以有效预防胆汁反流,但是 Roux 潴留综合征(Roux stasis syndrome,RSS)是其最主要的问题。Uncut Roux-en-Y 术式最初是为了预防 RSS 而设计的,是从 B-Ⅱ改良而成的,在 B-Ⅱ术式的 Braun 吻合的基础上,用残端闭合器闭合 Braun 吻合与残胃-空肠吻合之间的空肠袢。该方法临床应用的最初最常见的问题是闭合后的肠腔再通(recanalization)。天津医科大学肿瘤医院采取 7-0 丝线结扎法闭合空肠祥,迄今已经 40 余年,在笔者 30 余年的临床实践中尚未发现有再通的病例。目前临床上有腔镜用线型 6 排缝钉不带切割刀片的闭合器,适用于闭合空肠,文献报道未发现有再通的病例。

一、手术适应证

1. 胃远侧端胃癌。
2. 胃远侧端巨大的良、恶性肿瘤。
3. 切除肿瘤后预计残胃过小。
4. 远端癌侵犯幽门环、十二指肠或胰头。

二、手术步骤

1. 残胃侧操作参照第八章相关内容。
2. 手工缝合空肠侧-侧吻合 空肠侧-侧吻合是 uncut Roux-en-Y 的重要步骤,具体吻合方法可以采取手工缝合,ATW(腔镜用直线切割缝合器)或开放用直线切割缝合器。人工缝合是最基本的方法,一般可以采用 1-0 丝线 4-0 或可吸收抗菌 VICRYL 缝线。在此选用后者。自屈氏韧带 20~30cm 处再向远端约 45cm,空肠侧-侧吻合,以 4-0 VICRYL 缝线自对系膜缘间断全层缝合,针距约 5mm,6~7 针(长约 3cm,图 6-92)。随后用电刀沿缝线两侧 2~3mm 剖开肠腔(图 6-93)。随后在每针之间加固 1~2 针,注意针距疏密一致(图 6-94)。

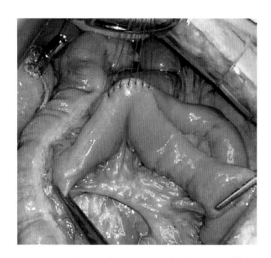 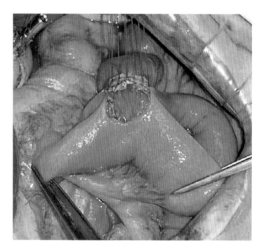

图 6-92 空肠与空肠侧-侧吻合:全层间断缝合　图 6-93 用电刀沿缝线两侧 2~3mm 剖开肠腔

3. 残胃-空肠吻合 用 25mm 管型吻合置入近侧端,沿肠腔向远侧端深入约 5cm,于对系膜缘旋出钉芯,与预置于残胃的抵钉座回合,完成残胃-空肠吻合(图 6-95)。完成吻合后用 4-0 VICRYL 线浆肌层间断缝合加固,针距 3~4mm(图 6-96)。
4. 完成空肠侧-侧吻合的前半周 同样采用 4-0 VICRYL 缝线,采取垂直褥式手法缝合空肠侧-侧吻合前半周,针距约 5mm(图 6-97),缝合时注意将黏膜完全内翻,特别注意上下极不留死角。具体方法请参照第三章内容。缝合 8~9 针,针距疏密一致(图 6-98)。每针之间加固 1~2 针,以保证环周吻合不遗漏缝隙。由于是可吸收材料,表面光滑,因此打结 4 次,缝

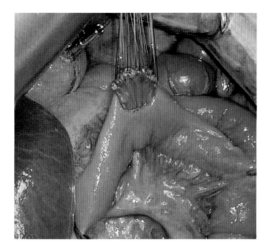

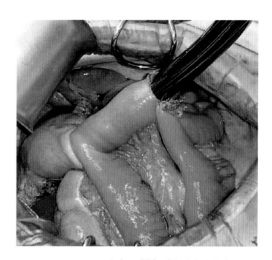

图 6-94　在缝线间加 1~2 针加固缝合

图 6-95　近端空肠襻与残胃侧端吻合

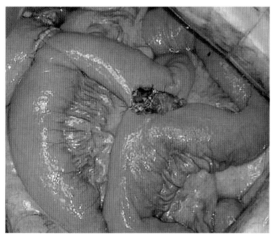

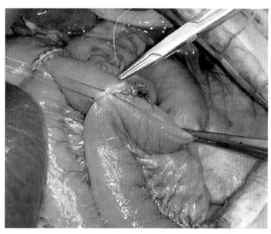

图 6-96　胃-肠吻合口加固缝合

图 6-97　空肠侧-侧吻合前壁间断垂直褥式缝合

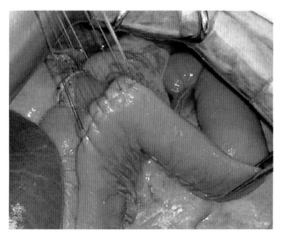

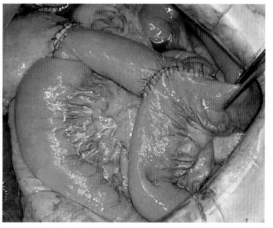

图 6-98　完成前壁间断缝合

图 6-99　完成前壁缝线间加固缝合

线断端应该保留 7~8mm 长度,以免滑脱(图 6-99)。

　　5. 闭合空肠侧-侧吻合与残胃-空肠吻合之间的肠腔 该操作是 uncut Roux-en-Y 的收官步骤,不要遗忘,否则就起不到防反流的作用。采用腔镜用线型 6 排缝钉不带切割刀片的闭合器于空肠侧-侧吻合口和残胃-空肠吻合口之间的正中部位闭合空肠肠管(图 6-100)。完成操作后,空肠上下盲襻长度 2~3cm。图 6-101 为完成图。

　　6. 也可以采用 7-0 丝线结扎闭合空肠肠管(图 6-102)。

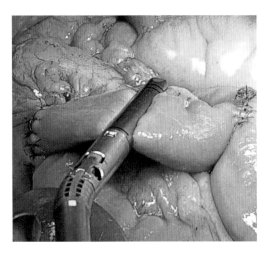

图 6-100 用腔镜用线型 6 排缝钉不带切割刀片的闭合器闭合空肠肠管

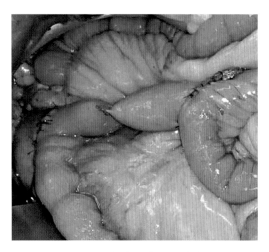

图 6-101 完成闭合空肠的术野

　　7. 采取线型切割闭合器完成空肠侧-侧吻合 于待吻合处肠管对系膜缘 1-0 丝线缝合打结牵引。用电刀分别与近端及远端空肠对系膜缘剖开肠壁约 10mm。置入线型切割闭合器,击发,完成空肠侧-侧吻合(图 6-103)。采取同样方法完成残胃-空肠吻合(图 6-104)。用 1-0 丝线缝合空肠侧-侧吻合口近心侧开口并牵引,用线型切割闭合器闭合空肠开口(图 6-

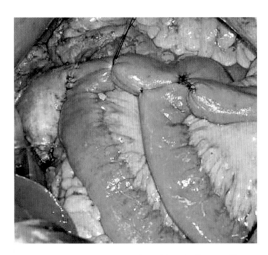

图 6-102 用 7-0 丝线结扎闭合空肠肠管

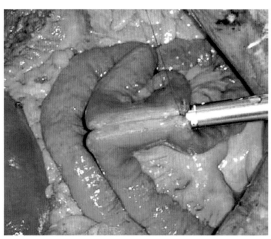

图 6-103 置入线型切割闭合器,完成空肠侧-侧吻合

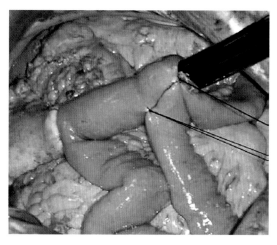

图 6-104　完成残胃空肠吻合

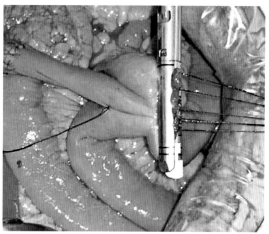

图 6-105　闭合空肠侧-侧吻合近心侧开口

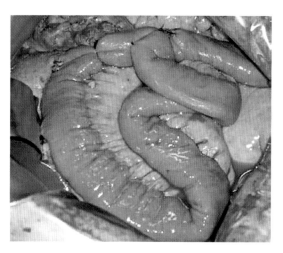

图 6-106　完成重建术野

105）。4-0 VICRYL 缝线间断全层加固，图 6-106 为完成 uncut Roux-en-Y 重建的术野。

三、注意事项

1. 屈氏韧带距空肠侧-侧吻合的距离一般为 20～30cm，具体长度应该根据残胃大小决定：残胃越小，该段空肠的长度应该适当加长，以免残胃-空肠吻合后产生张力。

2. 笔者习惯并认为残胃-空肠吻合一般以横结肠前位为妥，可以省去横结肠系膜戳孔、空肠襻套入戳孔、闭合横结肠系膜孔的额外操作。上述每一个步骤都存在潜在的风险：尤其是 BMI 指数偏高的患者，可能发生横结肠系膜血管损伤、空肠襻套入横结肠系膜孔，可能因戳孔较小造成肠管压迫、成角、梗阻。横结肠系膜戳孔过大且闭合不全，造成内疝等。日本东京癌研会有明医院佐野武教授则习惯于横结肠后位重建。总之横结肠前、后位依术者习惯，其利弊并没有循证医学证据。

3. Uncut 处使用 7-0 丝线结扎或吻合器闭合问题　近年来 uncut 方法受到很多中外胃肠外科医师的青睐，但是 Miedma 在 1992 年进行的动物实验时即发现采用吻合器闭合空肠裆后有肠管裂开、再通的可能。同一研究小组在随后的临床研究中发现所有 5 例采取闭合器闭合肠管的病例均发生吻合钉脱落。其中的 4 例甚至需要二次手术,改为传统的 Roux-en-Y 重建。笔者没有这方面的经验,天津医科大学肿瘤医院自 20 世纪 90 年代起即开始采取 7-0 丝线结扎法进行全胃切除术后间置空肠、近端胃切除术后间置空肠等操作,至今已经近 30 年,在随访的病例中鲜有再通病例。分析原因,采用双排残端闭合器闭合肠管后,由于闭合上下端肠管蠕动,肠管内压增大,特别是空肠侧-侧吻合的进口端长期承受压力。吻合钉虽为钛金属,强度远非丝线可以比拟,但是成钉后呈“B”型,而非完全封闭,并且缺乏弹性。日积月累的肠腔内压足以犹如竹笋破土而出,犹如滴水穿石。逐渐使“B”成为“C”,最终缝钉脱落,肠管再通。而 7-0 丝线强度虽然不如钛钉,但是打结后,其弹性有限,强度牢固,不大可能因为近端空肠的持续压力而断裂、松扣。最近 Park 等采用 6 排缝钉的闭合器闭合空肠,术后一年内镜检查未发现有再通者。

四、术式评价

(一) Uncut Roux-en-Y 的优点

1. 1985 年 Mathias 等通过半导体记录电极,发现患者的 Roux 肠裆蠕动波在禁食状态下或完全消失或发生紊乱。在 7 个参加测试病例中,仅有一位患者在进食流质后 Roux 肠裆出现正常的进食状态蠕动波;当进食固体食物时,所有 7 位患者均未出现相应的正常蠕动波。因此 Mathias 认为采取 R-Y 消化道重建患者进食后出现的恶性、呕吐及腹痛是由于肠道运动功能缺失造成的,而后者是由于 Roux 肠裆的功能性梗阻导致的。因此 Mathias 将进食后出现的恶性、呕吐及腹痛命名为 RSS。

通常在十二指肠上部存在小肠收缩的起搏点,发出收缩运动的信号。而在采取 R-Y 重建时,切断了小肠使得十二指肠与 Roux 肠裆之间的肌神经系统的连续性遭到破坏,在 Roux 肠裆出现的异位起搏点(ectopic pacemaker),产生了向残胃方向的逆蠕动波。结果不能将食物运送至远端,食物停滞在残胃内,产生 RSS。与传统的 R-Y 比较,uncut-RY 由于不离断肠管,保留了神经和正常起搏点,因此可以明显降低 RSS 的发生率。2012 年发表在 Surg Today 上的来自日本 145 家医疗机构的问卷调查显示,远端胃切除术后选择 R-Y 消化道重建的医师中的 51% 认为可以使患者获得更好的生活质量,但是仍有 29% 的受访者持相反意见,75% 的受访者坦诚 R-Y 重建发生过 RSS。Park 最近报道,腹腔镜远端胃切除术采取 uncut-RY 重建,与接受 R-Y 重建的患者比较,术后一年进行胃镜检查发现残胃潴留的比例明显减少(5.8% vs. 35.3%),足以说明保持肠道完整性的重要性。

2. uncut-RY 重建方法可以明显减少术中寻找空肠系膜无血管时的游离操作时间,相对缩短手术时间。

3. 因为不离断肠管,减少了对肠系膜的破坏,尤其适用于 BIM 指数较高的患者。

4. 天津医科大学肿瘤医院的经验,7-0 丝线结扎安全可靠,但是缺点是没有客观指标,“适度”结扎无法量化和标准化。Uncut 采取器械操作可以标准化并可以缩短手术操作时间。

(二) Uncut Roux-en-Y 的缺点

1. 不能通过内镜观察十二指肠,发生乳头部肿瘤和胆总管结石时,不能进行相应的处理。

2. 食物不通过十二指肠,有钙离子等吸收低下的可能性。

（梁　寒）

参 考 文 献

1. Japanese Gastric Cancer Association. Japanese gastric cancer treatment guidelines 2010(ver. 3). Gastric Cancer, 2011,1492:113-123.

2. Jeong O,Park YK. Chinicopathological features and surgical treatment of gastric cancer in South Korea:the results of 2009 nationwide survey on surgically treated gastric cancer patients. J Gastric Cancer,2011,11:69-77.

3. Kumagai K,Shimizu K,Yokoyama N,et al. Questionnaire survey regarding the current status and controversial issues concerning reconstruction after gastrectomy in Japan. Surg Today,2012,42:411-418.

4. 孔大陆,张高嘉,王家仓,等. 间置空肠代胃术的临床应用(附 202 例报告). 中国肿瘤临床,2007,34(10): 550-557.

5. Miedema BW,Kelly KA. The Roux stasis syndrome. Treatment by pacing and prevention by use of an ' Uncut' Rux limb. Arch Surg,1992,127:295-300.

6. Tu BN,Sarr MG,Kelly KA. Early clinical results with the uncut Roux reconstruction after gastrectomy:limitations of the stapling technique. Am J Surg,1995,170:262-264.

7. Park JY,Kim YJ. Uncut Roux-en-Y reconstruction after laparoscopic distal gastrectomy can be a favorable method in terms of gastritis,bile reflux,and gastric residue. J Gastric Cancer,2014,14(4):229-237.

8. Mathias JR,Fernandez A,Sninsky CA,et al. Nausea,vomiting,and abdominal pain after Roux-en-Y anastomosis:motility of the jejuna limb. Gastroenterology,1985,88(1):101-107.

第九节　Roux-en-Y 双通路消化道重建

远端胃切除术后最常用的消化道重建方法是 Billroth Ⅰ(B-Ⅰ),其最主要的优点是保持消化道的正常生理通道、操作简便。但是由于切除了幽门括约肌造成的胆汁反流,进而引起残胃炎和胃食管反流疾病(gastroesophageal reflux disease,GERD)。由于减少了十二指肠向残胃,以及残胃向食管的反流,胃远端胃切除术后 Roux-en-Y(R-Y)消化道重建在预防残胃炎和 GERD 等方面优于 B-Ⅰ重建。文献报道,His 是影响 GERD 的重要原因。2011 年日本学者首先报道了双通路消化道重建(double tract,D-T)与 B-Ⅰ和 R-Y 重建对比研究。结果显示:在预防术后残胃炎程度方面,D-T 和 R-Y 显著优于 B-Ⅰ($P<0.05$)。D-T 和 R-Y 预防反流性食管炎的效果也显著优于 B-Ⅰ。此外,D-T 还具备维持正常生理同道,便于术后内镜检查十二指肠的功能。

一、手术适应证

1. 胃远侧端胃癌,切除后 B-Ⅰ重建存在吻合口张力问题。
2. 胃远端巨大的良、恶性肿瘤,可以采取 R0 手术,且肿瘤未侵犯十二指肠。
3. 患者一般情况好,没有明显贫血、消瘦、营养障碍。年龄一般不超过 70 岁。

二、手术步骤

1. 清扫完胃周围淋巴结,离断十二指肠,Kocher 切口,游离十二指肠。于十二指肠残端

（A）置入 25mm 管型吻合器抵钉座，收紧结扎荷包线（图 6-107）。

2. 横断胃，移除标本，于残胃大弯侧用荷包钳做荷包，置入 25mm 管型吻合器抵钉座，收紧结扎荷包线（图 6-108）。

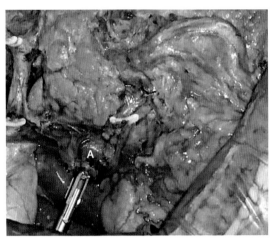
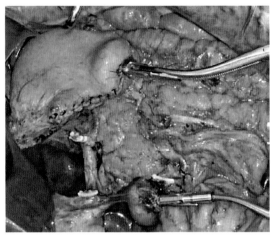

图 6-107　十二指肠残端内置入 25mm 管型吻合器的抵钉座

图 6-108　残胃大弯侧残端置入 25mm 管型吻合器的抵钉座

3. 于空肠近端距屈氏韧带 20~30cm 处，采取透光法选择离断血管弓的最佳位置，图 6-109 虚线指示位置。"B"为空肠近端，"C"为空肠远端。用电刀或超声刀离断空肠系膜、结扎血管，准备横断空肠（图 6-110）。

4. 于空肠近端"B"处荷包缝合，置入 25mm 管型吻合器抵钉座，收紧结扎荷包线。于空肠远端"C"处置入同一把 25mm 管型吻合器，术者左手用湿纱垫轻轻捋空肠，于距"C"点约 35cm 处对系膜远旋出钉芯，与近端空肠侧端吻合（图 6-111）。完成吻合后常规检查吻合口是否完整，用 1-0 丝线或 4-0 可吸收抗菌 VICYL 缝线全层间断缝合加固（图 6-112）。

5. 用与预置入十二指肠残端（A）抵钉座匹配的另一把 25mm 管型吻合器，于空肠近端"C"同样手法处置入空肠，于距"C"点 10~13cm 处空肠对系膜缘旋出钉芯，与十二指肠残端

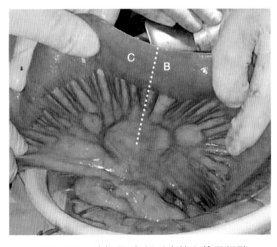
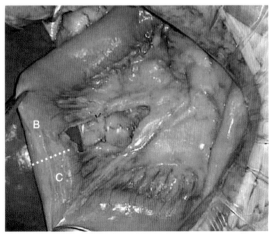

图 6-109　选择 B、C 间适当的血管弓间隙

图 6-110　准备于 B、C 间横断空肠

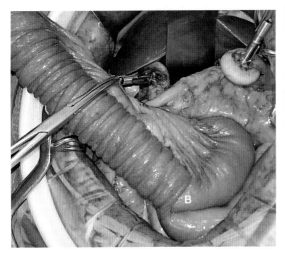

图 6-111　远端空肠 35cm 处与"B"点侧-端吻合

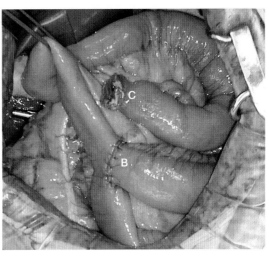

图 6-112　完成"B"点 Y 臂的吻合

（A）做空肠-十二指肠侧端吻合（图 6-113）。

6. 最后进行空肠-残胃吻合。根据残胃大弯侧远端与十二指肠残端的距离,十二指肠至残胃间空肠段长度 7 ~ 10cm 为宜（图 6-114）。用与已经预置入残胃抵钉座的最后一把 25mm 管型吻合器于空肠远端（C）置入肠腔,于距十二指肠-空肠吻合处（A）约 7cm 处的对系膜远旋出钉芯,与残胃作侧端吻合（图 6-115）。

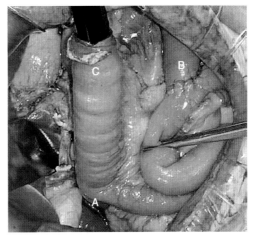

图 6-113　远端空肠距"C"点 10 ~ 13cm 处与十二指肠残端"A"侧-端吻合

7. 完成空肠-残胃吻合,检查吻合口是否完整,用 1-0 丝线或 4-0 可吸收抗菌 VICYL 缝线全层间断缝合加固（图-116）。在距空肠残胃吻合口约 3cm 处,用残端闭合器闭合空肠（图 6-117）。空肠残端采取双半荷包缝合包埋,关闭空肠-空肠吻合处的空肠系膜孔。至此完成全部重建（图 6-118）:虚线箭头示食物自残胃向十二指肠,同时向近端空肠走向（双通路）。残胃与十二指肠间空肠段长度约 7cm。图 6-119 为完成全部吻合后的示意图。

8. 空肠-残胃吻合也可以采取端侧吻合　清扫完胃周围淋巴结、游离胃大小弯,暂时不横断胃。完成空肠-空肠、空肠-十二指肠吻合后,于空肠断端（C）做荷包缝合,置入 25mm 管型吻合器抵钉座。与胃体前壁剖开胃壁,置入 25mm 管型吻合器,完成空肠-残胃端-侧吻合（图 6-120）。最后用 600mm 残端闭合器闭合胃残端（图 6-121）,吻合口（C）与残胃切线保持在 2cm 距离。图 6-122 为完成图:A 点是十二指肠与空肠吻合口;B 为近端空肠与空肠远端吻合口;C 为空肠与残胃吻合口。

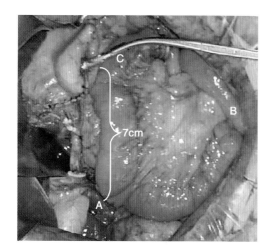

图 6-114　完成 Y 臂以及十二指肠通路的吻合

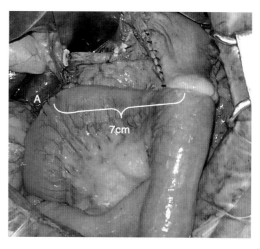

图 6-115　远端空肠与距十二指肠吻合口
（A）约 7cm 处与残胃侧-端吻合

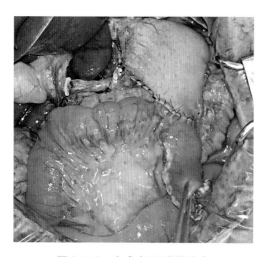

图 6-116　完成空肠-残胃吻合

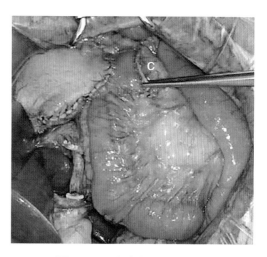

图 6-117　完成空肠残端闭合

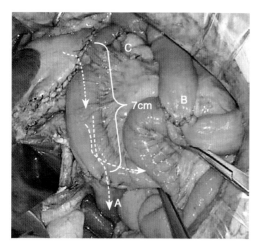

图 6-118　完成图

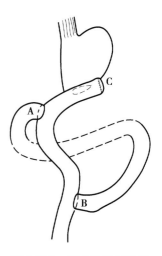

图 6-119　完成重建示意图

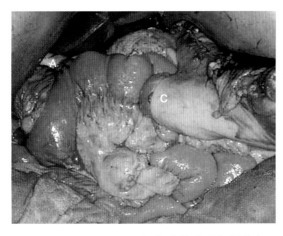

图 6-120　空肠远端(C)与残胃后壁端-侧吻合

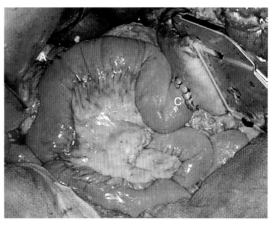

图 6-121　最后闭合残胃

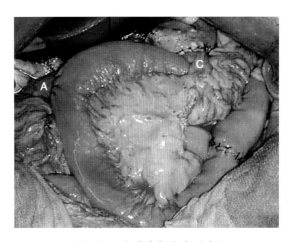

图 6-122　完成全部吻合后术野

三、注意事项

选择病例以胃窦癌未侵犯幽门管为宜,原则上第 No.5 及 No.6 组淋巴结未发现明显转移者为宜。切除标本后,应该仔细评估十二指肠残端状况:足够长、血运良好是预防术后吻合口漏的前提。

四、术式评价

(一)优点

1. 保持了正常的十二指肠生理通路。

2. 与 Billroth Ⅰ式比较,显著减少了反流性残胃炎、反流性食管炎的发生率。

3. 不增加吻合口张力,很大程度上减少了吻合口漏的风险。

(二)缺点

与传统的 BIllroth Ⅰ式、Billroth Ⅱ式以及 Roux-en-Y 重建比较,DT 消化道重建的手术操作略显复杂,增加了吻合口数目,理论上可能增加术后相关并发症发生的风险。

（梁　寒）

参 考 文 献

1. Fujiwara Y，Nakagawa K，Kusunoki M，et al. Gastroesophageal reflux after distal gastrectomy：possible significance of the angle of His. Am J Gastroenterol，1998，93：11-15.
2. Ishikawa M，Kitayama J，Kaizaki S，et al. Prospective randomized trial comparing Billroth Ⅰ and Roux-en-Y procedures after distal gastrectomy for gastric carcinoma. World J Surg，2005，29：1415-1420.
3. Namikawa T，Kitagawa H，Okabayashi T，et al. Roux-en-Y reconstruction is superior to Billroth Ⅰ reconstruction in reducing reflux esophagitis after distal gastrectomy：special relationship with the angle of His. World J Surg，2010，34：1022-1027.
4. Malsumoto K，Uchida Y，Noguchi T，et al. A device in reconstruction method after distal subtotal gastrectomy：special reference to double tract method with jejuna pouch. Nihon Geka Gakkai Zasshi，1997，98（6）：565-570.
5. Namikawa T，Kitagawa H，Okabayashi T，et al. Double tract reconstruction after distal gastrectomy for gastric cancer is effective in reducing reflux esophagitis and remnant gastritis with duodenal passage preservation. Langenbacks Arch Surg，2011，396（6）：769-776.
6. 梁寒. 开放远端胃切除消化道重建术式选择与注意事项. 中华普外手术学杂志（电子版），2014，8（4）：29-32.

第十节　胃极限切除消化道重建

国内临床收治的胃癌以胃窦体部高发、胃小弯高发,远端胃癌切除后重建依旧是胃肠外科术后重建的主流术式。传统的远端胃癌切除后经典重建术式不外乎是 Billroth Ⅰ式、Billroth Ⅱ式及其改良方法,保留近端 1/3 左右的胃体。针对位于胃体小弯的病例,有些外科医师为了避免全胃切除后反流带来的困扰,宁愿选择上切缘长度不充分的情况,而冒险保留一部分胃体行远端胃切除重建。

将位于胃体小弯部的肿瘤进行极限切除,残留胃容积仅为原来的 1/10~1/5,最少者仅存留贲门左侧的胃底区,这样往往可以满足小弯侧上切缘的需求,同时又保留了贲门区抗反流的功能及胃部分存储功能,目前我们开展的病例近期效果均较好,远期效果尚待统计。

一、远端胃极限切除 Billroth Ⅰ法——丁字吻合

（一）手术适应证

适用于胃窦体小弯侧肿瘤,肿瘤下缘距幽门环≥2cm,肿瘤上缘距贲门切迹小弯侧≥5cm。

（二）手术步骤

淋巴结清扫后（过程略）,充分游离十二指肠球部至幽门环下 5cm,切断幽门区供应血管（此处注意切断血管应与预吻合线不应超过 3cm,否则可能发生吻合口血运障碍,也不要小于 1cm,不然加强缝合时较困难）。选荷包钳于幽门轮下 2cm 处夹闭,肠钳于上方夹闭,然后切断十二指肠。穿入荷包线后包埋入吻合器头部（吻合器型号根据十二指肠宽度选择,通常 25~29mm）,然后选 60mm 侧-侧吻合器于胃体大弯预吻合处切断（图 6-123、图 6-124）,吸引器吸出多余胃液,于胃窦部小弯侧前壁插入吻合器手柄（图 6-125、图 6-126）,旋转胃体,将吻合器穿刺部自胃体上部大弯侧与 60mm 吻合器切断交汇处旋出（图 6-127、图 6-128）,与十二

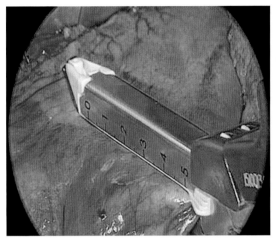

图 6-123　胃体大弯向小弯侧切割

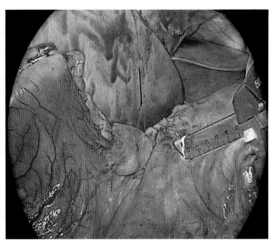

图 6-124　极限切除可仅存胃容量的 1/5~1/3

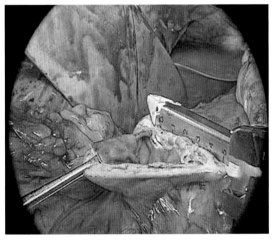

图 6-125　切断线下方切开做插入吻合器切口

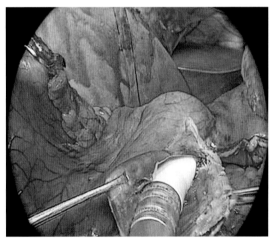

图 6-126　吻合器自切口插入沿小弯侧进入残胃腔

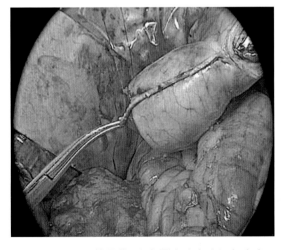

图 6-127　旋转胃体,吻合器尖端自交汇部穿出

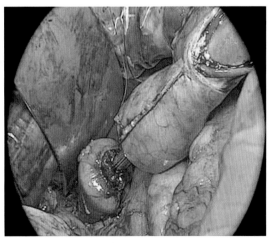

图 6-128　完成对接吻合

指肠对接吻合。接着,选 100mm 侧-侧吻合器沿 60mm 侧-侧吻合器切断线,打断胃小弯侧至贲门切迹(图 6-129),至此胃小弯全部切除。侧-侧吻合器切断端与吻合口交汇,形成丁字形(图 6-130),称之为丁字吻合,吻合完成后分别加固吻合口及胃断端,吻合完毕。

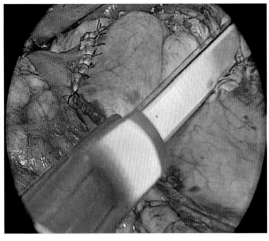
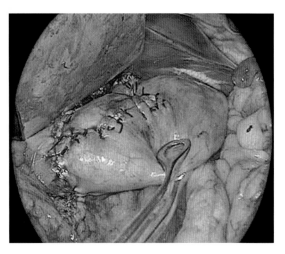

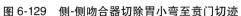

图 6-129　侧-侧吻合器切除胃小弯至贲门切迹　　　　图 6-130　Billroth Ⅰ 极限切除,丁字吻合

（三）注意事项

该吻合法实际上是切除胃小弯全部,将胃大弯制成管型,这样可以最大限度地切除胃体,保证肿瘤上切缘的足够距离;同时又保留了贲门区,利用胃大弯的长度保证了吻合口的确切吻合。值得注意的是,在游离胃大弯侧血管时只需保留 1~2 支胃短血管即可,否则胃大弯游离度不足,吻合口张力会过大。

二、远端胃极限切除 Billroth Ⅱ 法

（一）手术适应证

适用于胃窦体小弯侧肿瘤,肿瘤下缘距幽门环不足 2cm,肿瘤上缘距贲门切迹小弯侧≥5cm。该法可切除更大面积的胃体,仅存留胃底部即可满足吻合的需要。

（二）手术步骤

淋巴结清扫完成后,游离十二指肠球部至幽门下 3~5cm,选闭合器或侧-侧切割吻合器于幽门下 2cm 处切断闭合,闭合端下方至少留 1cm 十二指肠做包埋之用,然后包埋十二指肠残端 5~6 针(务必进行包埋,该操作可显著减少残端漏的发生)。提起胃体,展平胃大弯侧,自胃大弯预切断处向小弯侧贲门切迹处进行侧-侧切割吻合,可选 100mm 或 60mm 侧-侧切割吻合器,一个不够长度可反复追加器械(图 6-131、图 6-132),然后于胃大弯与胃断端交汇点下方约 2cm 大弯侧做一穿刺孔(图 6-133),同时提起距 Treitz 韧带 30cm 左右处空肠段肠管做一穿刺孔,选 60mm 侧-侧吻合器分别穿入穿刺孔行胃空肠侧-侧吻合(图 6-134、图 6-135),然后缝合关闭穿刺孔切口或加用器械缝合(注:胃大弯侧需做减张缝合 1~2 针,笔者曾有一例吻合口漏发生于此处,图 6-136、图 6-137),加固完毕后,吻合口下 20cm 处行 Braun 吻合,吻合过程中用吸引器自 Braun 切口逆行检查胃肠吻合口通畅度、有无出血等(图 6-138)。

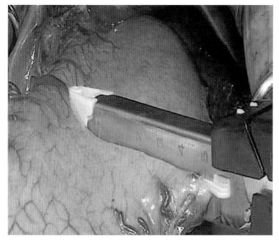

图 6-131 自大弯向贲门切割，残胃量不足 1/5

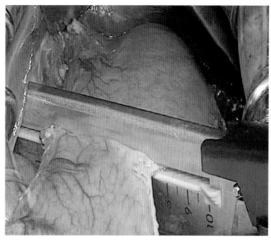

图 6-132 通常需要追用一把切割吻合器完成切断

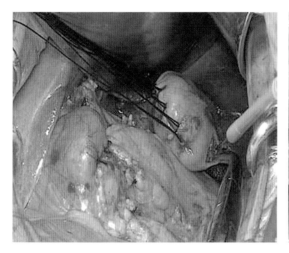

图 6-133 交汇点胃大弯上 2cm 处做穿刺口

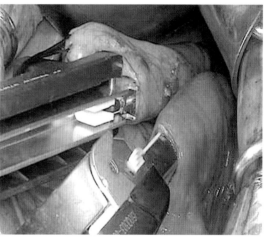

图 6-134 距 Treitz 韧带 30cm 空肠做另一穿刺口

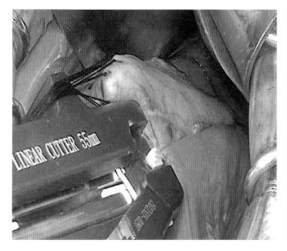

图 6-135 完成侧-侧吻合

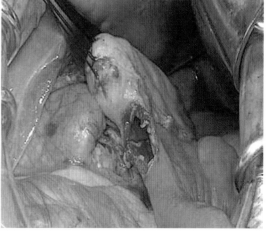

图 6-136 穿刺口可手工或吻合器闭合

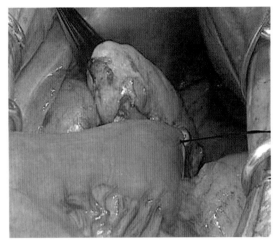 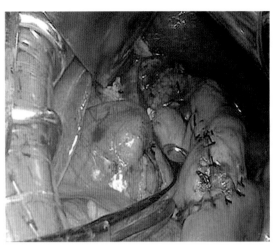

图 6-137　胃肠吻合大弯侧减张缝合　　　　图 6-138　Billroth Ⅱ式极限切除完成术野

（三）注意事项

该法可更大限度地切除胃体,可适用于胃体大弯或前后壁的肿瘤。建议采用侧-侧切割吻合器操作,由于位置较高,相对比使用管型吻合器要简便,胃肠吻合也可根据术者习惯采用 Y 形吻合,笔者观察两者并无显著差异。

（薛英威　于雪峰）

第七章

腹腔镜下远端胃切除术后消化道重建

第一节　胃十二指肠三角吻合

目前,腹腔镜胃癌根治术主要分为腹腔镜辅助胃癌根治术和全腹腔镜下胃癌根治术,前者仅在腹腔镜下完成淋巴结清扫,而断胃和吻合则通过腹部小切口完成,由于体外吻合技术难度较小,可采用与开放手术类似的吻合方式,故其仍是目前最常采用的术式。随着技术条件和操作水平的提高,全腹腔镜下胃癌根治术(体内吻合)备受青睐并渐趋普及。全腹腔镜下远端胃癌根治术的 Billroth Ⅰ式吻合可采用圆形吻合器或直线形吻合器进行器械吻合,圆形吻合器需要通过腹部扩大切口置入,其操作本身影响了全腹腔镜手术的优势,而直线形吻合器可通过 Trocar 置入且容易进入十二指肠,是体内 Billroth Ⅰ式吻合的首选。在多种采用直线形吻合器进行胃十二指肠 Billroth Ⅰ式吻合的方法中,Kanaya 等设计和命名的"三角吻合术(delta-shaped anastomosis,DSA)"由于其安全、简单和相对满意的近远期效果,在日本和韩国的临床应用率最高。三角吻合是相对于采用手工或圆形吻合器完成的胃十二指肠圆形吻合口而言的,其吻合完成后吻合口呈三角形或扇形,因此得名为"三角吻合术"。三角吻合的方法有多种,目前被广泛采用的是日本学者 Kanaya 等率先报道的方法,其后又出现了改良术式,因此本章中将最早由 Kanaya 等设计和命名的方法称为"传统三角吻合",将在其基础上关闭共同开口时将原十二指肠关闭线一并移去的方法,称为"改良三角吻合",将最新的采用重叠法完成的胃十二指肠三角吻合命名为"重叠法三角吻合"。

一、手术适应证

①胃窦癌和胃体下部癌,不累及幽门环;②胃癌术前分期为 Ⅰ、Ⅱ、Ⅲa 期;③胃癌肿瘤浸润深度<T4a 期,并可达到 D_2 根治性切除术;④胃癌术前评估肿瘤浸润深度为 T4a 期,并可达到 D_2 根治性切除术(临床探索性手术适应证)。

二、手术步骤

1. 患者体位、术者站位及 Trocar 位置　患者全身麻醉,取平卧分腿位。术者位于患者左侧,助手位于患者右侧,扶镜者位于患者两腿之间。清扫 No.4sb 组淋巴结时术者位于患者两腿之间,扶镜者位于助手右侧,清扫结束后恢复原站位。戳孔采用"弧形五孔法"(图 7-1):脐下穿刺建立 CO_2 气腹(压力 15mmHg),置入 12mm Trocar 为观察孔;左侧腋前线肋缘下 2cm 置入 12mm Trocar 为主操作孔;右侧腋前线肋缘下 2cm、左右锁骨中线平脐上 2cm 分

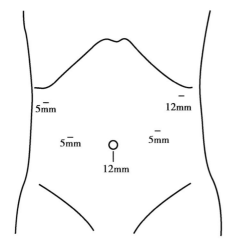

图 7-1　腹部"弧形五孔法"戳孔位置示意图

别置入 5mm Trocar 作辅助操作孔。首先进行常规腹腔探查,确定肿瘤位置和临床 TNM 分期。

2. 远端胃切除　在完成 D_2 淋巴结清扫后,用直线形吻合器(Endo GIA Universal 60-3.5 Straight Blue)离断十二指肠(图 7-2)和胃体(图 7-3),保留近端 1/3 左右的残胃,将标本装入标本袋,扩大脐部切口,将标本取出并检查和确保肿瘤切缘充分后重建气腹。传统和改良三角吻合采用腹背侧方向(与常规的头尾侧方向旋转 90°)离断十二指肠(图 7-2),在肿瘤下切缘足够的条件下确保游离的十二指肠残端至少 2.5cm 左右;重叠法三角吻合采用头尾侧方向离断十二指肠(图 7-4),游离的十二指肠残端至少 2.0cm 左右。离断胃体均采用常规大弯至小弯侧方向,需 2~3 个直线形吻合器钉匣,并确保肿瘤距上切缘 3~5cm。

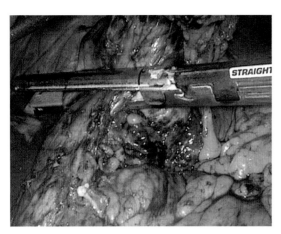

图 7-2　采用腹背侧方向离断十二指肠

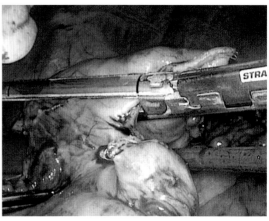

图 7-3　采用常规大弯至小弯侧方向离断胃体

3. 胃十二指肠传统和改良三角吻合　胃十二指肠传统三角吻合操作步骤示意图见图 7-5。首先将左锁骨中线平脐上 2cm 原置入的 5mm Trocar 改为 12mm Trocar 以便进行胃十二指肠后壁端-端吻合,采用上述相同型号的直线形吻合器及钉匣,V 形吻合亦可采用 Endo GIA Universal 45-3.5 Straight Blue 直线形吻合器。于十二指肠关闭线后壁顶点,用超声刀打开一个与超声刀头宽度接近的小孔(图 7-6)。于残胃关闭线大弯侧顶点,用超声刀打开一个与超声刀

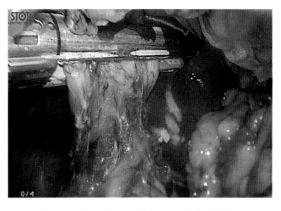

图 7-4　采用头尾侧方向离断十二指肠

头长度接近的小孔(图 7-7)。残胃大弯侧及通过新换的左下方 12mm Trocar 置入直线形吻合器,分别经小孔将钉仓和钉砧臂伸入残胃和十二指肠至钉匣的 5cm 标记线(如采用 Endo GIA Universal 45-3.5 Straight Blue 直线形吻合器则达到 4.5cm 标记线),并将胃和十二指肠关闭线分别顺时针和逆时针旋转,使两条关闭线均与直线形吻合器成 45°角,并牵拉确保胃和十二指肠小孔的腹侧和背侧边距均等后击发,完成胃和十二指肠后壁 V 形端-端吻合(图 7-8)。通过共同开口检查吻合线,确认无出血。术者再根据共同开口的光整度和边距对等情况决定是否在 V 形吻合的 2 个基点以及共同开口的中央处缝合固定 3针,并通过左上腹 12mm Trocar 置入直线形吻合器,闭合残胃与十二指肠的共同开口(需 1~2 个钉匣),完成胃十二指肠三角吻合(图 7-9)。图 7-10 为完成传统吻合后的术野。在闭合共同开口时,术者根据胃和十二指肠后壁 V 形吻合完成后原十二指肠关闭线的长度和血供等情况,决定是否将原十二指肠关闭线一并移去。图 7-11 为改良三角吻合完成术野。

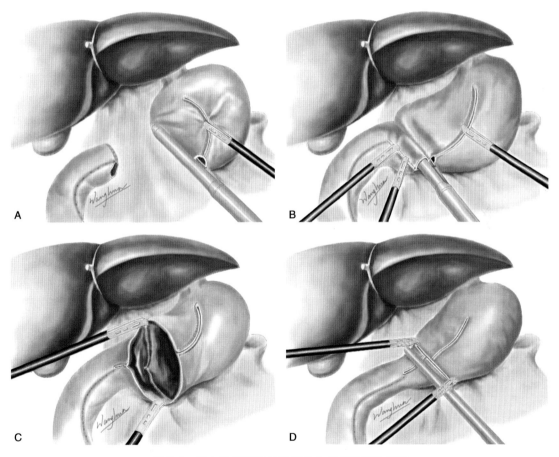

图 7-5　胃十二指肠传统三角吻合操作步骤示意图

A. 残胃关闭线大弯侧及十二指肠关闭线后壁顶点分别打孔,直线形吻合器钉仓臂置入残胃;B. 钉砧臂置入十二指肠,进行胃和十二指肠后壁 V 形端-端吻合;C. 通过共同开口检查吻合线,确认无出血;D. 关闭共同开口

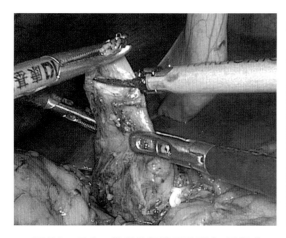

图 7-6 于十二指肠关闭线后壁顶点,用超声刀打开一个与超声刀头长度接近的小孔

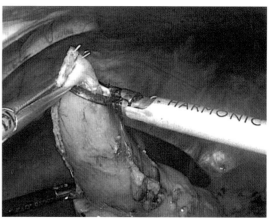

图 7-7 于残胃关闭线大弯侧顶点,用超声刀打开一个与超声刀头长度接近的小孔

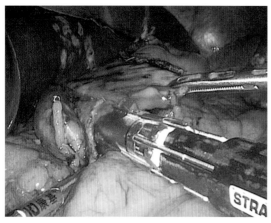

图 7-8 进行胃和十二指肠后壁 V 形端-端吻合

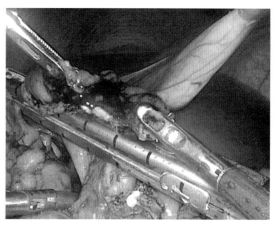

图 7-9 闭合残胃与十二指肠的共同开口,将原十二指肠吻合线一并移去,完成胃十二指肠改良三角吻合

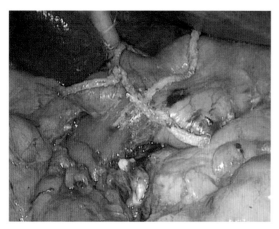

图 7-10 胃十二指肠传统三角吻合口外观

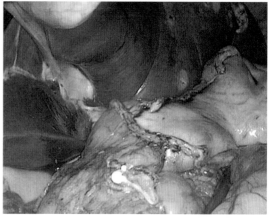

图 7-11 胃十二指肠改良三角吻合口外观

图 7-12 为完成全部操作后腹壁外景。腹引管由右上腹 Trocar 处引出。图 7-13 为拔出腹引管后腹壁情况。三周后水溶性造影剂上消化道检查提示吻合后畅通且无造影剂渗漏(图 7-14)。

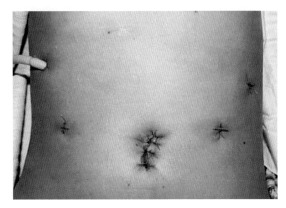

图 7-12 腹部"弧形五孔法"戳孔情况,腹腔引流管于右上腹 5mm Trocar 处引出

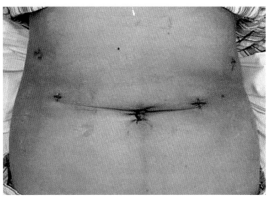

图 7-13 腹部"弧形五孔法"戳孔情况,右上腹引流管已拔除

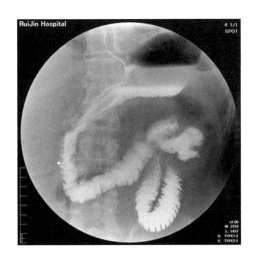

图 7-14 口服水溶性造影剂造影检查提示吻合口均通畅且无造影剂渗漏

4. 胃十二指肠重叠法三角吻合 游离十二指肠后,采用直线形吻合器(Endo GIA Universial 60-3.5 Straight Blue)头尾侧方向离断十二指肠(图 7-15)。常规由大弯至小弯侧方向横断胃体(图 7-16)。先在十二指肠关闭线头侧顶点,以超声刀打开一个与超声刀头长度接近的小孔(图 7-17);再于残胃大弯侧,距胃关闭线大弯侧顶点 6cm 处,以超声刀打开一小孔(图 7-18)。通过 12mm Trocar 主操作孔置入直线形吻合器,分别经小孔将钉仓和钉砧臂伸入残胃和十二指肠至钉匣的 5cm 标记线,并牵拉确保胃大弯侧和十二指肠上前壁等长重叠后击发,完成胃和十二指肠 V 形侧-侧吻合(图 7-19)。通过共同开口检查吻合线,确认无出血(图 7-20)。再次通过 12mm Trocar 主操作孔置入直线形吻合器,闭合残胃与十二指肠的共同开口,完成胃十二指肠重叠法三角吻合(图 7-21)。图 7-22 为完成胃十二指肠重叠法三角吻合后术野。图 7-23 为胃十二指肠重叠法三角吻合操作步骤示意图。

术后三周以水溶性造影剂检查,提示吻合口通常且无造影剂渗漏(图 7-24)。

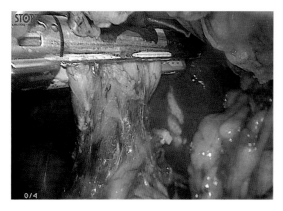

图 7-15 采用头尾侧方向离断十二指肠

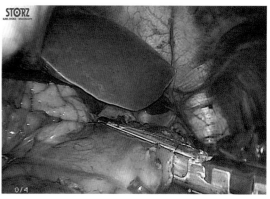

图 7-16 采用常规大弯至小弯侧方向离断胃体

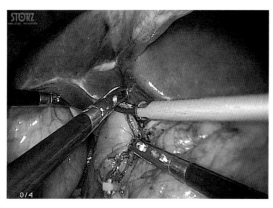

图 7-17 于十二指肠关闭线头侧顶点,用超声刀打开一个与超声刀头长度接近的小孔

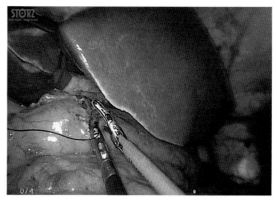

图 7-18 于残胃大弯侧,距胃关闭线大弯侧顶点 6cm 处,以超声刀打开一小孔

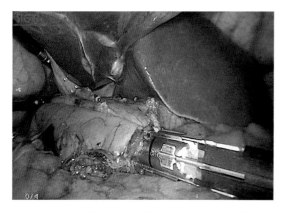

图 7-19 进行胃大弯侧和十二指肠上前壁 V 形侧-侧吻合

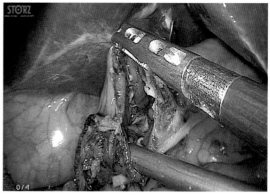

图 7-20 通过共同开口检查吻合线,确认无出血

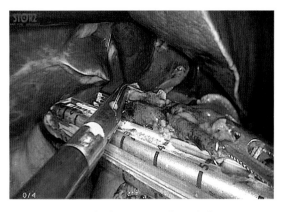

图 7-21 闭合残胃与十二指肠的共同开口，
完成胃十二指肠重叠法三角吻合

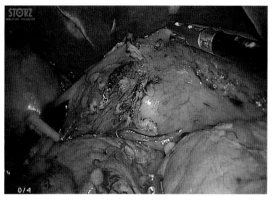

图 7-22 胃十二指肠重叠法三角吻合口外观

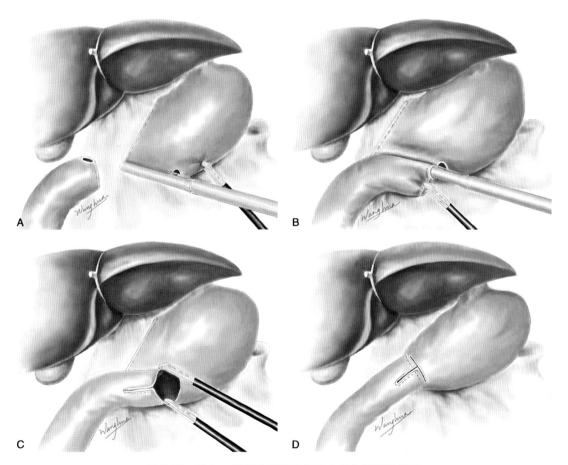

图 7-23 胃十二指肠重叠法三角吻合操作步骤示意图

A. 十二指肠关闭线头侧顶点和残胃大弯侧距胃关闭线大弯侧顶点 6cm 处，分别打孔，直线形吻合器钉仓臂置入残胃；B. 钉砧臂置入十二指肠，进行胃大弯侧和十二指肠上前壁 V 形侧-侧吻合；C. 通过共同开口检查吻合线，确认无出血；D. 关闭共同开口

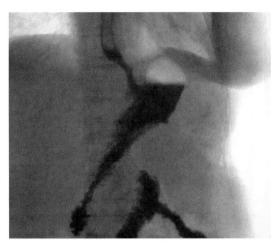

图 7-24　口服水溶性造影剂造影检查提示吻合口均通畅且无造影剂渗漏

三、注意事项

1. 残胃较小、十二指肠残端较短是胃十二指肠三角吻合的手术禁忌证,因此该吻合方法仅适用于不累及幽门环的胃窦癌和胃体下部癌。

2. 由于胃和十二指肠后壁 V 形端-端吻合线(传统和改良三角吻合)或胃和十二指肠 V 形侧-侧吻合线(重叠法三角吻合)的长度,一般均超过游离的十二指肠残端的长度,所以在进行 V 形吻合时需尽量将直线形吻合器朝十二指肠第一或第二段的方向推,并且十二指肠第一段活动度较差的病例不适合接受该术式。

3. 关于传统和改良三角吻合的选择,笔者不建议常规采用改良三角吻合,而是根据胃和十二指肠后壁 V 形端-端吻合完成后原十二指肠关闭线的长度和血供等情况作决定。如 V 形吻合完成后原十二指肠关闭线较短或血供较差,则建议行"改良三角吻合术",并且建议不要切除过多的十二指肠组织以免吻合口狭窄。

4. 关于重叠法三角吻合与传统或改良三角吻合的选择,笔者认为,传统和改良三角吻合其本质上是一种逆蠕动的功能性端-端吻合,重叠法三角吻合则为顺蠕动的侧-侧吻合。重叠法三角吻合进行吻合时不需要旋转胃和十二指肠关闭线,且吻合后是形态上呈"上下结构"的侧-侧吻合,较之传统或改良三角吻合,其更简便、安全和有效。文献报道显示,重叠法三角吻合的术后并发症发生率与传统三角吻合相当,术后 6 个月的食物残留、残胃炎和胆汁反流情况则均优于传统三角吻合。

5. 进行传统或改良三角吻合时,建议采用左下腹操作孔置入直线形吻合器进行 V 形端-端吻合,如通过左上腹主操作孔置入直线形吻合器进行 V 形吻合,特别是当残胃较小时,钉仓臂顶端胃壁受到的压力过大,而采用左下腹孔操作时可明显降低该处的压力以免胃壁受损而致吻合失败。

6. 三种胃十二指肠三角吻合均可采用标准型(非旋转型)吻合器钉匣完成,在不增加操作难度和降低安全性的同时,可节省医疗费用。

四、术式评价

Billroth Ⅰ式吻合保留了食物的生理性通道且操作较简便,Roux-en-Y 吻合胆汁反流少,在预防残胃炎和残胃癌的发生方面具有独特的优势。目前在日本和韩国,许多胃癌治疗中心首选 Billroth Ⅰ式吻合作为全腹腔镜下远端胃癌根治术的消化道重建方式,Roux-en-Y 吻合则作为次选方式。笔者手术团队自 2013 年 5 月开展腹腔镜辅助胃癌根治术,2013 年 7 月基于胃十二指肠 Billroth Ⅰ式三角吻合(传统和改良三角吻合)开展全腹腔镜下远端胃癌根治术,2016 年 4 月开展全腹腔镜下胃十二指肠重叠法三角吻合,此后重叠法三角吻合因其简易、安全的优势取代了传统和改良三角吻合,成为本手术团队全腹腔镜下胃十二指肠 Billroth Ⅰ式吻合的首选方法。2016 年 4 月至 2017 年 11 月,笔者手术团队共完成 26 例全腹腔镜下胃十二指肠重叠法三角吻合,全组无术后并发症发生,随访至今未见吻合口瘘、梗阻、出血或排空障碍等吻合相关并发症。总而言之,胃十二指肠三角吻合术,尤其是重叠法三角吻合,简易、安全、可行,是胃癌全腹腔镜下远端胃切除术后消化道重建较为理想的术式,具有较大的临床推广应用价值。但在我国,由于该术式仅在少数中心开展且积累的病例数较少,故有待继续扩大病例数并开展比较研究和长期随访以进一步积累经验、指导临床实践。

(严超 燕敏 朱正纲)

参 考 文 献

1. Kanaya S,Gomi T,Momoi H,et al. Delta-shaped anastomosis in totally laparoscopic Billroth Ⅰ gastrectomy:new technique of intraabdominal gastroduodenostomy. J Am Coll Surg,2002,195(2):284-287.

2. Kanaya S,Kawamura Y,Kawada H,et al. The delta-shaped anastomosis in laparoscopic distal gastrectomy:analysis of the initial 100 consecutive procedures of intracorporeal gastroduodenostomy. Gastric Cancer,2011,14(4):365-371.

3. Lee SW,Tanigawa N,Nomura E,et al. Benefits of intracorporeal gastrointestinal anastomosis following laparoscopic distal gastrectomy. World J Surg Oncol,2012,10:267.

4. Noshiro H,Iwasaki H,Miyasaka Y,et al. An additional suture secures against pitfalls in delta-shaped gastroduodenostomy after laparoscopic distal gastrectomy. Gastric Cancer,2011,14(4):385-389.

5. Okabe H,Obama K,Tsunoda S,et al. Advantage of completely laparoscopic gastrectomy with linear stapled reconstruction:a long-term follow-up study. Ann Surg,2014,259(1):109-116.

6. Ahn CW,Hur H,Han SU,et al. Comparison of intracorporeal reconstruction after laparoscopic distal gastrectomy with extracorporeal reconstruction in the view of learning curve. J Gastric Cancer,2013,13(1):34-43.

7. Kim DG,Choi YY,An JY,et al. Comparing the short-term outcomes of totally intracorporeal gastroduodenostomy with extracorporeal gastroduodenostomy after laparoscopic distal gastrectomy for gastric cancer:a single surgeon's experience and a rapid systematic review with meta-analysis. Surg Endosc,2013,27(9):3153-3161.

8. Hosogi H,Kanaya S. Intracorporeal anastomosis in laparoscopic gastric cancer surgery. J Gastric Cancer,2012,12(3):133-139.

9. 严超,燕敏,朱正伦,等. 胃十二指肠三角吻合术应用于胃癌全腹腔镜下远端胃切除术的可行性研究. 中华胃肠外科杂志,2014,17(5):438-443.

10. Byun C,Cui LH,Son SY,et al. Linear-shaped gastroduodenostomy(LSGD):safe and feasible technique of intracorporeal Billroth Ⅰ anastomosis. Surg Endosc,2016,30(10):4505-4514.

第二节　Billroth Ⅰ式消化道重建

Billroth Ⅰ式吻合是远端胃切除术后最常用的消化道重建方式,该术式操作简单,吻合后的胃肠道接近于正常解剖生理状态,术后胃肠道功能紊乱引起的并发症较少。腹腔镜辅助远端胃切除术后消化道重建是借助腹部小切口完成的,其过程与开腹手术基本相似,但由于辅助切口相比开腹手术为小,视野显露略差,因此,消化道重建亦有其自身特点。

一、手术适应证

胃远侧端癌及其他恶性肿瘤(肿物位于幽门环上 2cm,未侵犯十二指肠或胰腺);胃远端良性肿瘤。

二、手术步骤

(一) 离断十二指肠,置入抵钉座

完成腹腔镜下胃游离以及 D₂ 淋巴结清扫(图 7-25,图 7-26),经 Trocar 排气,撤除腹腔镜器械,取上腹剑突下正中 8~10cm 小切口,逐层进腹后,置一次性切口保护器。拖出十二指肠,距幽门远端 3cm 荷包钳夹闭(图 7-27),近端 Kocher 钳夹闭,于两者之间切断十二指肠。打开远端十二指肠断端,置入 25mm 管型吻合器抵钉座,荷包线收紧打结,固定抵钉座(图 7-28)。近端十二指肠断端消毒后丝线缝合关闭。

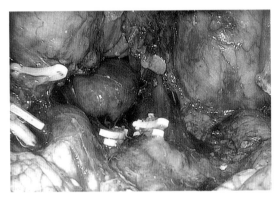

图 7-25　胰腺上缘区域淋巴结清扫

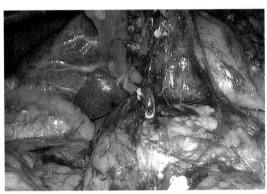

图 7-26　幽门下区淋巴结清扫

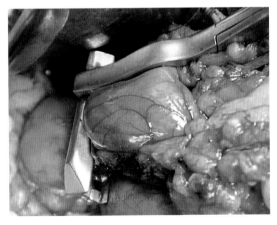

图 7-27　荷包钳夹闭十二指肠置入荷包线

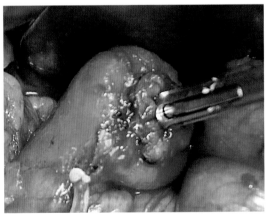

图 7-28　十二指肠残端置入抵钉座

(二) 横断胃体

以消毒无菌记号笔标记肿瘤位置,距肿瘤上缘 5cm 处标记预切线(图 7-29),以直线切割闭合器横行切断胃前后壁,移除远端胃标本(图 7-30)。

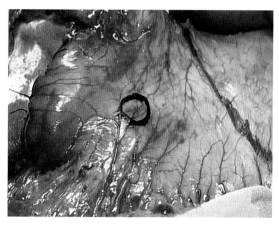

图 7-29 标记胃肿瘤位置及预切线

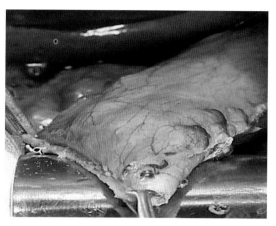

图 7-30 离断胃壁

（三）残胃-十二指肠吻合

残胃-十二指肠吻合方式较多,常见方式如下:①端-侧吻合:于残胃后壁大弯侧切线近端约3cm处标记吻合器中心杆穿出点(图7-31),沿残胃前壁大弯侧近切缘处切开胃壁,置入管型吻合器,中心杆自标记点穿出,完成残胃-十二指肠端-侧吻合(图7-32),检查吻合环的完整性;②端-端吻合:于残胃前壁距断端约5cm处作一小切口,置入管型吻合器,中心杆自残胃断端的大弯侧角穿出,完成残胃-十二指肠吻合。其他方式:先以直线切割闭合器关闭、横断大弯或小弯侧部分胃壁,自未关闭的部分胃壁做切口,置入管型吻合器行残胃后壁-十二指肠吻合。

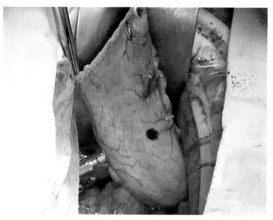

图 7-31 标记胃后壁穿出点

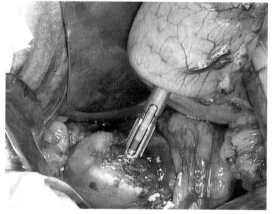

图 7-32 残胃-十二指肠端侧吻合

（四）闭合残胃开口

观察吻合满意,无活动性出血,以直线切割闭合器关闭残胃开口(图7-33),完成重建(图7-34)。检查切除组织完整性,行吻合口和残胃切缘浆肌层包埋缝合。

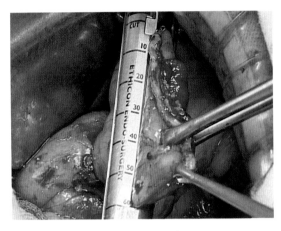

图 7-33 闭合胃壁开口

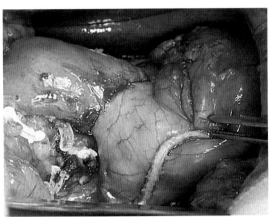

图 7-34 完成吻合

三、注意事项

1. 腹腔镜辅助远端胃切除术是在完成胃的游离和区域淋巴结清扫后进行消化道重建,因此,重建时只需辅以上腹正中小切口即可,笔者通常选择切口长度约 10cm,视野显露较好,国内也有单位选择 5~7cm 的小切口,但前提均需保证重建过程在直视下完成,避免盲目操作带来损伤或者吻合不确切。

2. 当胃预切除范围较大、残胃体积较小时,残胃-十二指肠吻合可能存在一定张力,这时充分游离十二指肠残端,降低吻合口局部张力是必要的,可有效预防吻合口瘘的发生。具体操作为充分切开十二指肠外侧腹膜(Kocher 切口),同时将十二指肠和胰头之间游离至胃十二指肠动脉右侧。

3. 在打开胃腔置入吻合器时,中华医学会外科学分会在《胃切除术后消化道重建技术专家共识》和《胃癌手术消化道重建机械吻合专家共识》中建议在胃前壁处开口,笔者通常选择残胃切缘近大弯侧打开胃壁,这样在完成残胃-十二指肠吻合,闭合胃腔时,可将胃壁开口连同残胃切缘一并切除,从而避免对胃前壁的破坏。

四、术式评价

优点:操作较简单,重建后的胃肠道接近于正常解剖及生理状态,术后由于胃肠道功能紊乱而引起的并发症较少。

缺点:为保证能切除足够大小的胃,残胃-十二指肠吻合口存在张力过大的风险。

(杨宏 邢加迪 崔明 苏向前)

参 考 文 献

1. 李国新,陈韬.腹腔镜胃癌远端胃切除术后消化道重建术式选择.中华普外科手术学杂志(电子版),2014,8(4):292-295.

2. 黄昌明,林建贤.腹腔镜辅助胃癌根治术后消化道重建方式合理选择.中华实用外科杂志,2012,32(8):616-618.

3. 黄昌明,林建贤.腹腔镜胃癌手术后消化道重建现状.中国普外基础与临床杂志,2013,6:593-595.

4. 中华医学会外科学分会胃肠外科学组,中国抗癌协会胃癌专业委员会.胃癌手术消化道重建机械吻合专家共识.中国实用外科杂志,2015,35(6):584-592.

5. 中华医学会外科学分会.胃切除术后消化道重建技术专家共识.中国实用外科杂志,2014,34:9-16.

6. Noh SM,Bae JS,Jeong MY,et al. Roux stasis syndrome in conventional Roux-en-Y gastrojejunostomy and uncut Roux-en-Y gastrojejunostomy after subtotal gastrectomy. J Korean Gastric cancer Assoc,2001,1:38-43.

7. 胡祥.远端胃切除术后的消化道重建.中华胃肠外科杂志,2014,17:419-423.

8. 笹子三津留,垣添忠生 著.韩方海,张肇达 主译.胃癌根治术图谱.北京:人民卫生出版社,2009:121.

9. 黄昌明,郑朝辉.腹腔镜胃癌根治术.第2版.北京:人民卫生出版社,2015:160.

10. Japanese Gastric Cancer Association. Japanese gastric cancer treatment guidelines 2010(ver. 3). Gastric Cancer,2011,14(2):113-123.

11. Namikawa T,Kitagawa H,Okabayashi T,et al. Roux-en-Y reconstruction is superior to Billroth Ⅰ reconstruction in reducing reflux esophagitis after distal gastrectomy:special relationship with the angle of his. World J Surg,2010,34:1022-1027.

第三节　Billroth Ⅱ式消化道重建

Billroth Ⅱ式吻合是在1885年由Billroth最先应用于临床,完成远端胃大部切除后关闭十二指肠残端,将残胃与空肠吻合。根据上提空肠与横结肠的位置不同,分为结肠前吻合和结肠后吻合。

一般而言,结肠前吻合操作简单,但输入袢较长,术后发生吻合口溃疡机会较高。而且,结肠前吻合后输出袢与横结肠系膜间存在间隙,若输入袢过长,易钻入间隙内形成内疝,诱发术后早期完全性肠梗阻(输入袢综合征),严重时需手术治疗。结肠后吻合操作相对复杂,其优点在于输入袢较短,术后发生吻合口溃疡的机会较少。但因上段空肠需穿过横结肠系膜,因此对于横结肠系膜过短、系膜内血管弓较少者,不建议行结肠后吻合。在临床工作中,笔者采用吻合器进行结肠前的胃后壁空肠吻合法,同时加做Braun吻合(输入袢空肠-输出袢空肠侧-侧吻合)。

Braun吻合是为了预防输入袢综合征和十二指肠液胃反流的手术操作。Braun吻合后,空肠袢升支采用顺蠕动,降支为逆蠕动,使食物在环形小肠圈形成循环,顺应了生理结构。

传统的Roux-en-Y吻合后,约30%的患者术后出现进食后上腹饱胀、疼痛、恶心、呕吐等不适,定义为Roux-en-Y潴留综合征(Roux-en-Y stasis syndrome,RSS)。研究发现,空肠被离断后,十二指肠起搏电位无法向远端传导,此时近端空肠产生异位起搏,使食物在肠管内逆向蠕动。为此20世纪80年代,Van Stiegmann提出uncut Roux-en-Y吻合术。其技术要点是完成Billroth Ⅱ式加Braun吻合后,在输入袢空肠的中段阻断(而非离断)肠管。此种操作的优点在于:①与传统Roux-en-Y吻合相比,因不切断空肠,既缩短手术时间,又减少了手术污染及吻合口瘘的发生,同时十二指肠起搏电位正常向远端传导,避免了近端空肠的逆蠕动,减少了RSS的发生;②与Billroth Ⅱ吻合相比,因阻断了空肠输入袢,又行了Braun吻合,可抗反流、预防倾倒综合征,还可降低十二指肠残端压力,减少十二指肠残端瘘的机会。相关的研究也证实了uncut Roux-en-Y吻合后患者的生活质量高于传统Roux-en-Y吻合。

一、手术适应证

胃远侧端癌；胃远侧端巨大的良、恶性肿瘤；远端癌侵犯幽门环、十二指肠或胰头；十二指肠断端附近的局部复发可能性大者以及为预防残胃癌发生的年轻患者。必要时为缓解术后上腹不适症状，可加做 Braun 吻合。

二、手术操作步骤

（一）闭合十二指肠残端

腹腔镜下按照 D_2 淋巴结清扫范围，完成淋巴结清扫后，裸化十二指肠起始部（见前述）。距离幽门以远 3cm，直线切割闭合器关闭十二指肠残端（图 7-35）。对于部分原发肿瘤较小、腹腔镜下定位困难的患者，为保证足够的切缘，建议开腹后闭合十二指肠残端。

（二）离断胃体

取上腹剑突下正中 8~10cm 小切口，逐层进腹后，置入一次性切口保护器。可吸收线间断包埋加固十二指肠残端，两侧角应予以荷包包埋，减少十二指肠残端瘘的发生。

无菌标记笔定位肿瘤所在部位，在距离肿瘤近端 5cm 标记预切线（图 7-36），用直线切割闭合器离断胃体（图 7-37）。离断完毕后，移除远端胃标本，并检查残端有无渗血（图 7-38）。

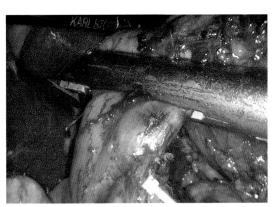

图 7-35 直线切割闭合器闭合十二指肠残端

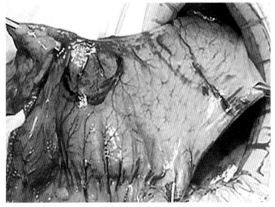

图 7-36 标记肿瘤及预切线

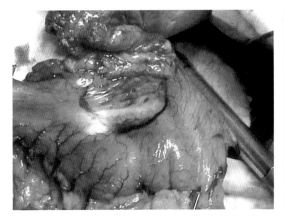

图 7-37 直线切割闭合器离断胃体

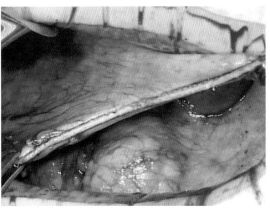

图 7-38 检查残端

（三）胃-空肠吻合

1. 结肠前胃空肠吻合　寻及屈氏韧带,无菌尺标记距屈氏韧带远端 30cm 空肠(图 7-39),在对系膜缘做一标记,肠钳夹闭其近端以封闭肠管(图 7-40)。行胃空肠吻合时,分为直线切割闭合器法以及管型吻合器法。

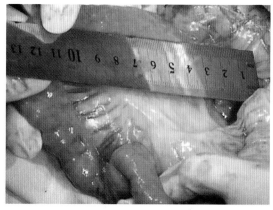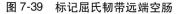

图 7-39　标记屈氏韧带远端空肠

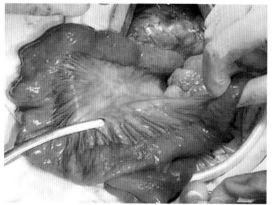

图 7-40　肠钳夹闭近端肠管

（1）直线切割闭合器法:在残胃距切缘 0.5cm 大弯侧以及近端空肠标记点各开一小口(图 7-41),插入直线切割闭合器两臂(图 7-42),击发,完成残胃-空肠侧-侧吻合。移除直线切割闭合器后,经共同开口检查吻合口有无破裂、出血等情况。丝线间断缝合固定共同开口,助手提起使之呈一条直线,直线切割闭合器关闭共同开口(图 7-43)。

（2）管型吻合器法:在近端空肠标记点作一小切口并荷包缝合,放入管型吻合器抵钉座,收紧结扎荷包线后待吻合(图 7-44)。距切缘 3cm 沿横轴切开残胃前壁,置入管型吻合器,吻合器中心杆从残胃大弯侧最低点刺出,行残胃-空肠侧-侧吻合(图 7-45)。经残胃前壁切口检查吻合口,最后闭合器关闭残胃前壁切口(图 7-46)。

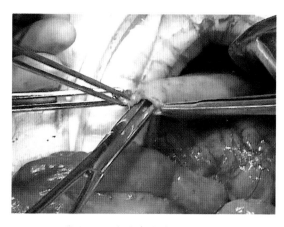

图 7-41　在残胃大弯侧开一小口

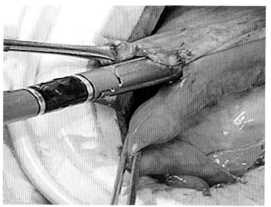

图 7-42　残胃-空肠侧-侧吻合

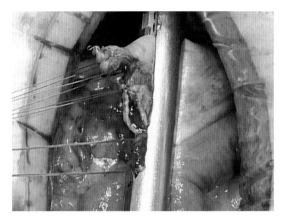

图 7-43　直线切割闭合器关闭共同开口

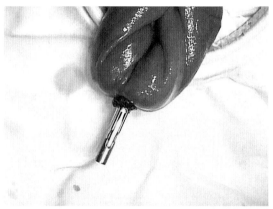

图 7-44　置入管型吻合器抵钉座

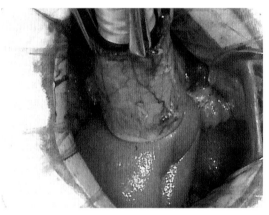

图 7-45　残胃-空肠侧-侧吻合

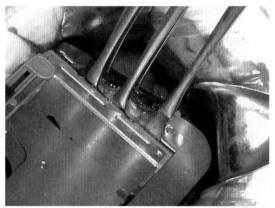

图 7-46　闭合器关闭共同开口

2. 结肠后胃空肠吻合　首先按照远端胃大部切除手术步骤,处理完毕十二指肠残端后,提起横结肠及系膜,在结肠中动脉左侧无血管区向十二指肠空肠曲方向纵形切开横结肠系膜约 6cm,将距屈氏韧带 5~10cm 的上段空肠经此孔提出,输入袢对胃小弯,输出袢对胃大弯,作胃-空肠吻合。吻合完毕后,将横结肠系膜切口与胃壁缝合固定。

（四）Braun 吻合

Braun 吻合是预防输入袢综合征和十二指肠液胃反流的手术操作。笔者推荐采用直线切割闭合器行机械吻合,浆肌层间断缝合加固。

无菌尺测量、标记距离胃空肠吻合口以近 15cm 输入袢空肠和以远 30cm 处输出袢空肠（图 7-47）,在标记处的空肠对系膜缘各作一小口,按上述“直线切割闭合器法”行输入袢空肠-输出袢空肠侧-侧吻合（图 7-48）。笔者建议此时使用白色钉仓,吻合完毕后,检查吻合口,直线切割闭合器关闭共同开口。

（五）Uncut Roux-en-Y 吻合

提起输入袢空肠,在胃-空肠吻合口与 Braun 吻合口中间点空肠对系膜缘作一标记,电刀切开此处的小肠系膜,用30mm残端闭合器阻断肠管(图7-49)。至此,吻合完毕,再次检查各吻合口及闭合残端(图7-50)。

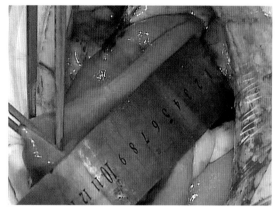

图7-47　标记胃空肠吻合口以远空肠

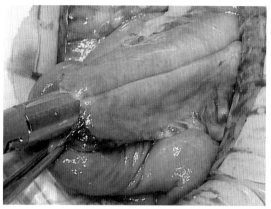

图7-48　Braun吻合

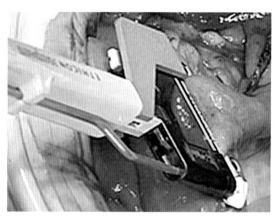

图7-49　Uncut Roux-en-Y吻合

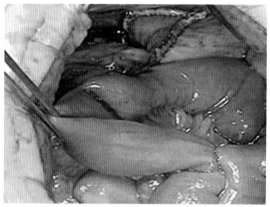

图7-50　完成效果图

三、注意事项

1. 因远端胃大部切除的同时切断了胃的迷走神经,残胃蠕动减弱,食物易发生滞留,故建议吻合时应使输入袢开口高于输出袢开口,输入袢对胃小弯、输出袢对胃大弯,这样食物容易通过吻合口,减少RSS的发生。此外,结肠前胃空肠吻合后加做Braun吻合是必要的,可以起到良好的抗反流作用。

2. 机械吻合时,在关闭共同开口或残端前,一定要仔细检查吻合口有无活动性出血,必要时可缝扎止血。

3. 十二指肠残端破裂是远端胃大部切除Billroth Ⅱ吻合术后严重并发症,死亡率较高,文献报道达15%～70%。结肠前吻合和结肠后吻合均可出现。结肠前吻合后发生十二指肠残端破裂的常见原因是:输入袢扭转,输入袢受大网膜和横结肠压迫。因此保留适当长度的输入袢很关键,建议最佳长度为14～20cm。过短容易扭曲成角,而过长且合并扭转或外压时,可能导致输入袢压力增高,严重时出现十二指肠残端破裂。至于结肠后吻合导致十二指肠残端破裂的常见原因有:输出袢折叠导致胃内压力升高,致输入袢压力增高;吻合口水肿,致输入袢压力增高等。

四、术式评价

优点:能够切除足够大小的胃而不必担心吻合口张力过大的问题。

缺点:胃-空肠吻合改变了正常解剖生理关系,术后发生胃肠道功能并发症较多,例如胆汁、胰液反流至残胃引起的碱性反流性胃炎等。

(姚震旦　邢加迪　崔明　苏向前)

参 考 文 献

1. 李国新,陈韬.腹腔镜胃癌远端胃切除术后消化道重建式式选择.中华普外科手术学杂志(电子版),2014,8(4):292-295.
2. 黄昌明,林建贤.腹腔镜辅助胃癌根治术后消化道重建方式合理选择.中华实用外科杂志,2012,32(8):616-618.
3. 黄昌明,林建贤.腹腔镜胃癌手术后消化道重建现状.中国普外基础与临床杂志,2013,6:593-595.
4. 中华医学会外科学分会胃肠外科学组,中国抗癌协会胃癌专业委员会.胃癌手术消化道重建机械吻合专家共识.中国实用外科杂志,2015,35(6):584-592.
5. 中华医学会外科学分会.胃切除术后消化道重建技术专家共识.中国实用外科杂志,2014,34:9-16.
6. Noh SM,Bae JS,Jeong MY,et al. Roux stasis syndrome in conventional Roux-en-Y gastrojejunostomy and uncut Roux-en-Y gastrojejunostomy after subtotal gastrectomy. J Korean Gastric Cancer Assoc,2001,1:38-43.
7. 胡祥.远端胃切除术后的消化道重建.中华胃肠外科杂志,2014,17:419-423.
8. 世子三津留,垣添忠生 著.韩方海,张肇达 主译.胃癌根治术图谱.北京:人民卫生出版社,2009:121.
9. 黄昌明,郑朝辉.腹腔镜胃癌根治术.北京:人民卫生出版社,2015:160.
10. Japanese Gastric Cancer Association. Japanese gastric cancer treatment guidelines 2010(ver. 3). Gastric Cancer,2011,14(2):113-123.
11. Namikawa T,Kitagawa H,Okabayashi T,et al. Roux-en-Y reconstruction is superior to Billroth Ⅰ reconstruction in reducing reflux esophagitis after distal gastrectomy:special relationship with the angle of his. World J Surg,2010,34:1022-1027.

第四节　Roux-en-Y 消化道重建

Roux-en-Y 吻合方式最早由 Cesar Roux 提出,初期用于胃空肠吻合,以后逐渐被应用于胆道、胰腺手术及胆道与消化道吻合手术。20 世纪 60 年代以后在我国被广泛应用。此术式是在完成远端胃大部切除后,距屈氏韧带 15~20cm 处横断空肠,远端空肠与残胃行端-端或端-侧吻合;距胃肠吻合口 40~50cm 行空肠端-侧或侧-侧吻合术。此术式优点是术后吻合口瘘的风险较低,可降低反流性食管炎的发生率,提高患者术后生活质量。

胃空肠吻合有结肠前和结肠后两种方式可选择。临床实践中,笔者推荐结肠前吻合,操作相对简单,不会影响横结肠系膜血管,不会受到横结肠系膜对胃肠排空功能的影响;术后吻合口复发再次手术难度较低。

一、手术适应证

胃远侧端癌；胃远侧端巨大的良、恶性肿瘤；远端癌侵犯幽门环、十二指肠或胰头；十二指肠断端附近的局部复发可能性大者以及为预防残胃癌发生的年轻患者。

二、手术步骤

1. 腹腔镜下游离并离断十二指肠　腹腔镜下按照 D₂ 淋巴结清扫范围，完成淋巴结清扫后，裸化十二指肠起始部（见前述）。距离幽门以远 3cm，直线切割闭合器关闭十二指肠残端（见前述）。对于部分原发肿瘤较小，腹腔镜下定位困难的患者，为保证足够的切缘，建议开腹后闭合十二指肠残端（图 7-51），十二指肠残端包埋。

2. 离断胃体　取上腹剑突下正中 8～10cm 小切口，逐层进腹后，置入一次性切口保护器。无菌标记笔定位肿瘤所在部位，在距离肿瘤近端 5cm 标记预切线（图 7-52），用直线切割闭合器离断胃体（图 7-53）。离断完毕后，移除远端胃标本，并检查残端有无渗血。

3. 空肠祥准备工作　标志屈氏韧带以远 15～20cm 的空肠（图 7-54），处理该处系膜血管，并离断该处空肠（图 7-55），系膜血管结扎确实，避免术后出血。

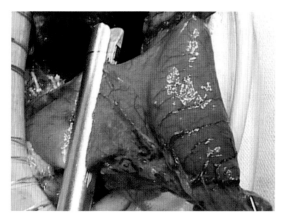

图 7-51　直线切割闭合器闭合十二指肠残端

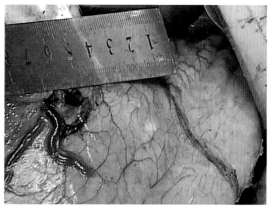

图 7-52　标记肿瘤位置以及预切线

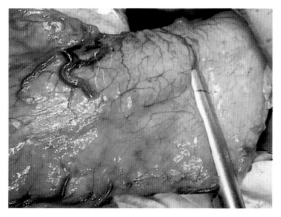

图 7-53　横断胃体

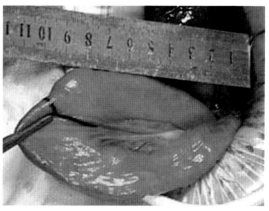

图 7-54　标志屈氏韧带以远 15～20cm 空肠

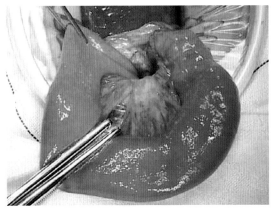

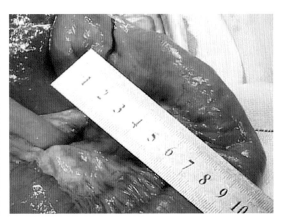

图 7-55　离断空肠　　　　　　　　　　　　图 7-56　标记远端空肠

4. 空肠-空肠吻合常用两种吻合方法。第一种是笔者最常用的吻合方法：标记距离第一次离断空肠处以远约 50cm 空肠（图 7-56），对系膜缘开窗置入 25mm 管型吻合器抵钉座，收紧并结扎荷包线（图 7-57）。然后将管型吻合器置入近侧端空肠肠腔，与远侧端空肠侧-侧吻合（图 7-58），直线切割闭合器闭合近端空肠残端（图 7-59）。最后，完成空肠-空肠 Y 襻吻合（图 7-60）。第二种吻合方法：将 25mm 管型吻合器置入远侧端空肠肠腔，用湿纱垫包裹在空肠浆膜面由远至近用力，逐渐将吻合器置入到 50cm 左右，近侧端空肠置入 25mm 吻合器抵钉座，收紧并结扎荷包线，与近侧端空肠侧-端吻合。

5. 残胃与空肠吻合　可采用端-侧吻合方法：胃大弯胃壁开窗荷包缝合固定 25mm 管型吻合器抵钉座，待吻合（图 7-61）。将 25mm 管型吻合器置入空肠肠腔内，行胃-空肠侧-侧吻合（图 7-62）。用残端闭合器或直线切割缝合器闭合空肠残端（图 7-63）。至此，完成全部吻合（图 7-64）。也可采用侧-侧吻合方法，将直线切割闭合器两臂分别插入胃腔及空肠腔，击发，完成残胃-空肠侧-侧吻合。丝线间断缝合固定共同开口，助手提起使之呈一条直线，直线切割闭合器关闭共同开口。

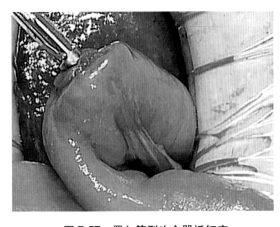

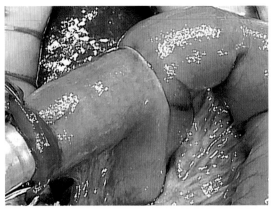

图 7-57　置入管型吻合器抵钉座　　　　　　图 7-58　远侧端空肠侧-侧吻合

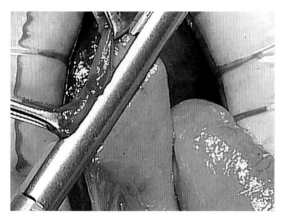

图 7-59　闭合空肠残端

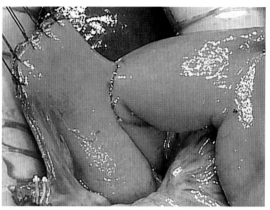

图 7-60　完成空肠-空肠"Y"襻吻合

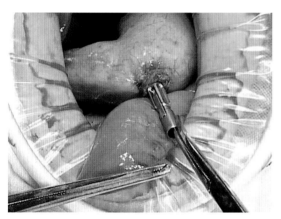

图 7-61　残胃大弯侧置入抵钉座

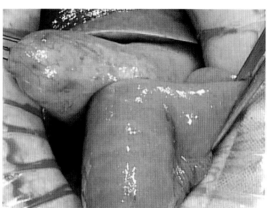

图 7-62　胃空肠侧-侧吻合

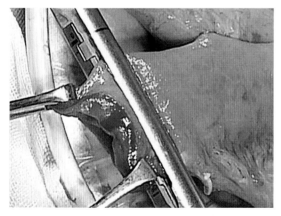

图 7-63　闭合空肠残端

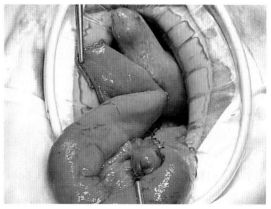

图 7-64　完成 R-Y 吻合

三、注意事项

1. 空肠-空肠吻合方式的选择　第一种吻合方法比较安全可靠,可减少因置入过长吻合器导致肠壁损伤的风险。该方法同样适用于肥胖、空肠系膜较短的病例。第二种吻合方法,由于需要套入 50cm 左右的远端空肠,有可能造成相应系膜血管撕裂、血肿或肠壁的损伤,从而影响肠管的血运。

2. 十二指肠残端加固缝合　理论上讲,器械闭合切割后的十二指肠残端,一般比较安全、确实。但在实际临床中,由于十二指肠肠腔内压力较高,一旦发生十二指肠残端瘘,影响治疗效果和患者预后,严重时危及患者生命。目前,国内外大型胃癌治疗中心均推荐行十二指肠残端的加固缝合。

3. 远端 R-Y 重建应该采取横结肠前吻合,特别是远端进展期肿瘤,重建后残胃复发癌以及残胃癌均好发于吻合口。采取横结肠后吻合,一旦发生残胃复发或残胃癌,将增加手术难度,降低根治性切除的机会。R-Y 重建 Y 襻长度一般认为至少 30cm,以达到防止反流的作用。

4. 辅助小切口对结肠下区的显露有困难,在吻合中应特别注意空肠系膜的方向和近远端的关系,避免空肠系膜扭转或系膜张力过大。

四、术式评价

1. 优点

(1) 与 B-Ⅰ吻合比较,可以更大范围切除肿瘤及胃壁,保证肿瘤根治性,无需担心吻合口张力,吻合口瘘的风险较低。即使十二指肠附近发生肿瘤局部复发,淋巴结复发,亦不会造成肠道梗阻。即使肿瘤复发,再次手术难度较 B-Ⅰ吻合小。

(2) 与 B-Ⅱ吻合比较,胆汁胰液反流至胃腔可能小,一般不会发生残胃炎和反流性食管炎。

2. 缺点

(1) 吻合口数目增加,手术操作相对繁杂,手术时间延长。

(2) 胃癌术后一旦发生十二指肠乳头部肿瘤或胆总管结石时,不能通过内镜观察十二指肠,不能进行相应的处理。

(3) 容易发生 Roux-en-Y 潴留综合征。

（张成海　邢加迪　崔明　苏向前）

<h2 align="center">参 考 文 献</h2>

1. 李国新,陈韬.腹腔镜胃癌远端胃切除术后消化道重建术式选择.中华普外科手术学杂志(电子版),2014,8(4):292-295.

2. 黄昌明,林建贤.腹腔镜辅助胃癌根治术后消化道重建方式合理选择.中华实用外科杂志,2012,32(8):616-618.

3. 黄昌明,林建贤.腹腔镜胃癌手术后消化道重建现状.中国普外基础与临床杂志,2013,6:593-595.

4. 中华医学会外科学分会胃肠外科学组.中国抗癌协会胃癌专业委员会.胃癌手术消化道重建机械吻合专家共识.中国实用外科杂志,2015,35(6):584-592.

5. 中华医学会外科学分会.胃切除术后消化道重建技术专家共识.中国实用外科杂志,2014,34:9-16.

6. Noh SM,Bae JS,Jeong MY,et al. Roux stasis syndrome in conventional Roux-en-Y gastrojejunostomy and uncut Roux-en-Y gastrojejunostomy after subtotal gastrectomy. J Korean Gastric cancer Assoc,2001,1:38-43.

7. 胡祥. 远端胃切除术后的消化道重建. 中华胃肠外科杂志,2014,17:419-423.

8. 笹子三津留,垣添忠生,著. 韩方海,张肇达,主译. 胃癌根治术图谱. 北京:人民卫生出版社,2009:121.

9. 黄昌明,郑朝辉. 腹腔镜胃癌根治术. 第2版. 北京:人民卫生出版社,2015:160.

10. Japanese Gastric Cancer Association. Japanese gastric cancer treatment guidelines 2010(ver. 3). Gastric Cancer,2011,14(2):113-123.

11. Namikawa T,Kitagawa H,Okabayashi T,et al. Roux-en-Y reconstruction is superior to Billroth Ⅰ reconstruction in reducing reflux esophagitis after distal gastrectomy:special relationship with the angle of his. World J Surg,2010,34:1022-1027.

第五节　Uncut Roux-en-Y 吻合

1994年,随着日本 Kitano 等首次报道采用腹腔镜根治性远端胃切除术治疗早期胃癌以来,经过20余年的发展,腹腔镜技术在胃癌根治手术中已逐渐成熟。日本胃癌治疗指南2014年第4版中,关于腹腔镜下胃切除术对于适宜进行幽门侧胃切除术的Ⅰ期病例,腹腔镜下手术已被列为日常诊疗的一种选择。中国 CLASS-01 研究初步结果证实,对于有经验的外科医师而言,腹腔镜远端进展期胃癌根治手术是安全可行的,这些结果都将推动腹腔镜技术在胃癌治疗中的进一步应用。其中消化道重建是腹腔镜胃癌根治手术中的关键之一,而全腹腔镜下消化道重建难度更大。2002年,Kanaya 等首次报道了全腔镜下残胃十二指肠的三角吻合技术,日本、韩国及国内包括作者所在单位的一些医疗中心相继开展了这一技术。但这一术式存在适应证相对狭窄、十二指肠游离要求较高、以后若再次手术难度大等缺陷。2005年 Uyama 首次报道了腹腔镜辅助不切断空肠 Roux-en-Y(uncut Roux-en-Y)吻合。2008年 Kim 等报道了全腔镜下 uncut Roux-en-Y 吻合,大大拓宽了远端胃癌的适应证,在远端胃切除吻合方式中,uncut Roux-en-Y 吻合技术因其适应证广、安全性高、技术上容易掌握和推广,并降低了 Roux 停滞综合征的发生率,受到越来越多的关注。

一、手术适应证

所有适合做腹腔镜手术的无远处转移的胃远端癌和胃中部癌,其中 cStage Ⅰ 期为绝对适应证,肿瘤局部为 T2 和 T3 为相对适应证。

二、手术步骤

Uncut Roux-en-Y 是一种改良的 Roux-en-y 吻合由远端胃大部切除术后 B-Ⅱ吻合+Braun吻合+输入祥阻断演化而来,下为模式图(图7-65)。

1. 患者体位　患者体位采用平卧分腿位。主刀站于患者左侧,第一助手站于主刀右侧,扶镜手站于患者两腿之间。

2. 放置戳卡　戳卡一般采用5孔法(图7-66),于脐孔下缘1cm纵行小切口穿刺建立气腹,气腹压力维持在1.6~2.0kPa,置入直径10mm戳卡作为观察孔(A),取标本开腹时沿此切口绕脐向上方延长至3cm即可;左腋前线肋缘下2cm置直径12mm戳卡作为主操作孔(B);右腋前线肋缘下2cm置直径5mm戳卡作为一助辅助操作孔(C);左锁骨中线平脐上

1cm 置直径 5mm 戳卡作为主刀辅助操作孔（D）；在 A 孔与 C 孔连线中点下 1cm 处置入直径 12mm 戳卡作为辅助操作孔（E），在行残胃-空肠和空肠-空肠侧-侧吻合时，可由主刀或一助经此孔伸入线形切割缝合器完成，此孔的位置与大小与三角吻合时不同。主刀站于患者左侧，在处理脾脏周围粘连、胃网膜左血管和胃短血管时，主刀可临时站于两腿之间，扶镜手暂时移到患者右侧。在行胃肠腹腔镜下吻合时，主刀可以和一助临时互换位置。

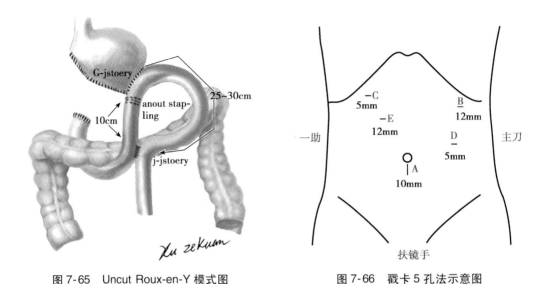

图 7-65　Uncut Roux-en-Y 模式图　　　　图 7-66　戳卡 5 孔法示意图

3. 离断十二指肠　清扫完毕后，通常自 B 孔用 45mm 或 60mm 切割闭合器先离断十二指肠（图 7-67），残端距离可根据手术需要和术者习惯，建议加行十二指肠残端荷包包埋（图 7-68）。如术者需要行十二指肠残端荷包包埋，建议离断时残端留 2cm 便于包埋，若术者不准备包埋残端，建议离断时残端留 1cm。切断前建议压榨至少 15 秒，以减少残端出血。建议采用 3-0 薇乔行全荷包缝合，距残端切缘约 1cm 处进针，依次对系膜缘外侧、系膜缘外侧、系膜缘内侧、对系膜缘内侧，其中系膜缘内侧点可行反针缝合，均为浆肌层缝合。按此顺序缝合荷包，先打一个结略收紧荷包，助手夹住缝线两头，术者先将对系膜缘侧尖端压入荷包，再依次沿残端中部加压，最后将系膜缘尖端压入荷包，再收紧整个荷包。

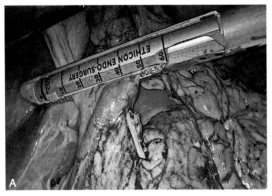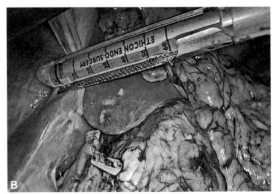

图 7-67　离断十二指肠
A. 离断十二指肠；B. 十二指肠离断后残端

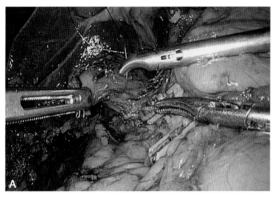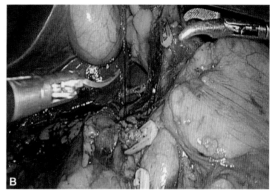

图 7-68　十二指肠残端全荷包包埋
A.浆肌层缝合;B.将残端包埋

4. 离断胃　通常也是从 B 孔用 60 切割闭合器离断胃,离断前应确定切缘距肿瘤上缘的距离,术前可通过胃镜明确定位,对术中病变位置可疑而又不能确定者,必要时可采用术中定位,但要注意十二指肠阻断以防术中肠道积气影响操作。自大弯向小弯侧切割,一般需用两把切割闭合器(图 7-69)。断胃前注意将胃管退至食管内;切断前建议压榨至少 15 秒,以减少残端出血。残端出血可用电凝处理。对胃角或小弯侧部分肿瘤,第二把切割闭合器切割时略向贲门方向倾斜以保证足够的切缘,并注意把两把相交处的夹角切割掉。

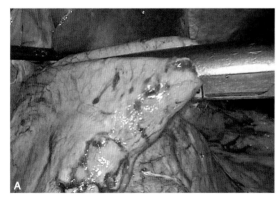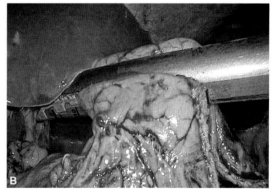

图 7-69　腔镜下离断胃
A.操作第一把切割闭合器;B.操作第二把切割闭合器

5. 收集标本　断胃后的切除标本应及时装袋以减少污染,可以采用商品化的标本袋,也可以采用的套管保护套自制的袋子。套管保护套自制的袋子经济实用,袋子大小根据患者标本大小而定。放标本时可采用头低位,术者两把分离钳将袋子上下张开,助手将标本塞入袋中,通常先装胃,再装网膜(图 7-70)。

6. 消化道重建选择　根据输入袢阻断及空肠-空肠侧-侧吻合方式不同,Uncut Roux-en-Y 分为完全腹腔镜下吻合和改良腹腔镜下吻合两种方式,二者手术顺序略有区别,为便于描述,我们设定:A 为胃肠吻合,B 为输入袢阻断,C 为空肠-空肠侧-侧吻合(图 7-71):其中 AB 距离 2~3cm,BC 距离 8~10cm,AC 距离 25~30cm。全腹腔镜下吻合时手术顺序:A-B-C 或

A-C-B。改良腹腔镜下吻合时手术顺序：C-B-A。不管是全腔镜还是改良腹腔镜下吻合,都强烈建议吻合前取出标本,仔细确定病变部位及肿瘤距上下切缘距离,尤其是浸润性癌,如不能确定切缘阴性者,建议术中快速病理确定,必要时再增加切缘距离甚至改全胃切除。沿观察孔切口绕脐向上方延长 3cm,取出标本(图 7-72)。

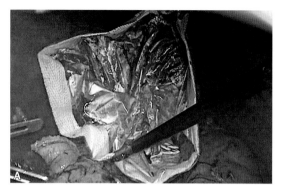
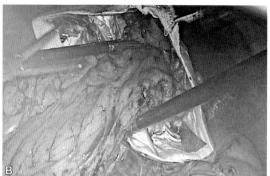
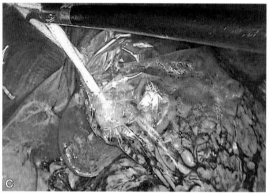

图 7-70　切除胃标本放入自制标本袋
A. 用分离钳张开袋子;B. 先装胃,后装网膜;C. 收紧束带

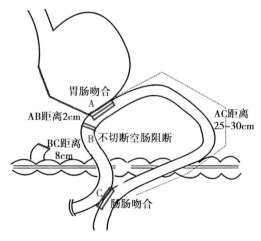
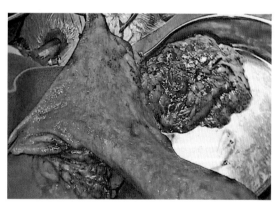

图 7-71　Uncut Roux-en-y 手术顺序示意图　　图 7-72　确定病变部位及肿瘤距上下切缘距离

7. 全腹腔镜下吻合步骤　全腹腔镜下吻合手术顺序：A-B-C 或 A-C-B，必须具有腔镜下 no cut 闭合器。关闭脐部切口，重建气腹。寻找并标记距 Treitz 韧带约 20cm 空肠与残胃大弯行侧-侧吻合。自腹壁 E 孔(图 7-66)伸入 60mm 切割闭合器，先自小肠侧孔伸入闭合器的薄臂(图 7-73)，向胃大弯开口处移动，伸入闭合器的厚臂(图 7-74)。确保闭合器全部进入胃肠腔以最大限度保证胃肠吻合口直径。小肠向上移动及套入过程中助手注意将小肠远端尽量拉直，套入前闭合器上涂少许液体石蜡。调整好闭合器、残胃、空肠袢位置后激发闭合器完成残胃-空肠侧-侧闭合(图 7-75)。

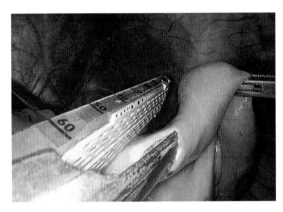

图 7-73　先自小肠侧孔深入闭合器薄臂

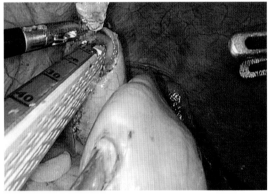

图 7-74　将闭合器厚臂深入残胃大弯侧

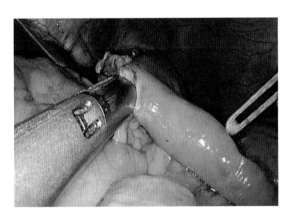

图 7-75　激发闭合器

8. 关闭共同开口　通过分离钳提住空肠开口下端及胃肠吻合口的上端，自 E 孔(图 7-76)伸入 60mm 切割闭合器自下而上，自右向左直接闭合，头端用肠钳向内压迫以尽量保证最大吻合口径和争取一次性切割闭合完成(图 7-77)。残端创面渗血可通过电凝止血，电凝钩表面可涂液体石蜡以减少电凝钩与组织粘贴。如闭合不满意，可考虑薇乔线间断或鱼股倒刺线连续缝合加强。

9. 空肠 uncut 闭合　完成空肠与残胃大弯行侧-侧吻合后，距胃肠吻合口约 2cm 用强生 no cut 闭合器闭合输入袢空肠(图 7-78)。强生 no cut 闭合器闭合输入袢空肠后的 6 排钉(图 7-79)。

10. 空肠-空肠侧-侧吻合　然后距胃肠吻合口以远 30cm 远端空肠与距 Treitz 韧带约 10cm 近端空肠侧-侧吻合(图 7-80)。胃肠吻合口以远 30cm 远端空肠(图 7-71A 点)与距 Treitz 韧带约 10cm 近端空肠(图 7-71B 点)侧-侧吻合。通常先用电钩作 B 点(图 7-71)开口，然后同法 A 点(图 7-71)开口后伸入闭合器的厚臂，向近端空肠 B 开口处移动，伸入闭合器的薄臂，确保闭合器全部进入肠腔(图 7-81)。关闭空肠共同开口(同胃肠共同开口关闭)(图 7-82)，由此完成空肠空肠测测吻合(图 7-83)。也可采用三针悬吊法或采用间断缝合关闭。

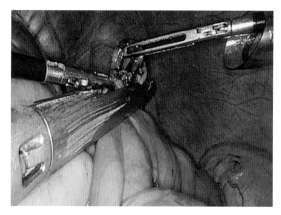

图 7-76 关闭共同开口

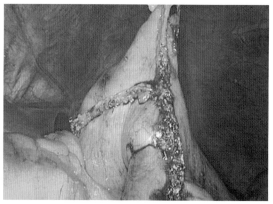

图 7-77 完成空肠与残胃大弯行侧-侧吻合

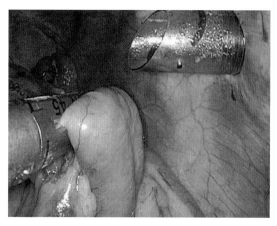

图 7-78 用强生 no cut 闭合器闭合输入袢空肠

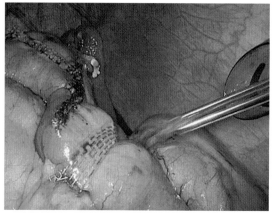

图 7-79 闭合输入袢空肠后的 6 排成钉

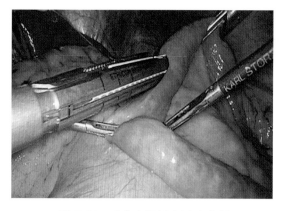

图 7-80 确定空肠侧-侧吻合位置

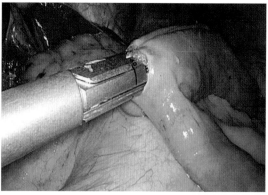

图 7-81 分别深入厚臂和薄臂,激发吻合

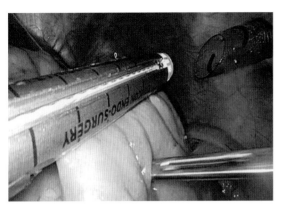

图 7-82 闭合共同开口

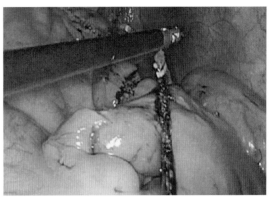

图 7-83 完成空肠-空肠侧-侧吻合

11. 改良腹腔镜下吻合 改良腹腔镜下吻合时手术顺序：C-B-A（图 7-71），可在没有腔镜下 no cut 闭合器的情况下实施。标本切除装袋后，腔镜下寻及屈氏韧带，提起距之约 20cm 处的空肠，经系膜无血管区带线标记并待提出（图 7-84）。通过绕脐小切口取出标本，再次确定病变部位及切缘。再利用这一小切口将标记小肠牵引线拖出，以此为牵引和标记，拖出近端空肠，并很容易确认空肠远近端、待吻合处及待闭合处距 Treiz 韧带的距离，距牵引线标记近端 10cm（即距屈氏韧带约 10cm 处）与远端距屈氏韧带约 55cm 处空肠行侧-侧吻合（图 7-85）。最后闭合共同开口（图 7-86）。此处也可以采取手工缝合。于标记线处（即距屈氏韧带约 20cm 处）用国产 60 闭合器闭合肠管但不予以切断（图 7-87、图 7-88）。

肠管还纳腹腔，关闭切口，重建气腹，此时主刀医生可换到右侧完成此操作。先在残胃大弯侧尖端用超声刀切开约一个半超刀头距离（图 7-89），然后空肠闭合阻断处远端 2cm 处电刀开口（图 7-90），伸入闭合器的薄臂，向胃大弯开口处移动，伸入闭合器的厚臂，确保闭合器全部进入胃肠腔以最大限度保证胃肠吻合口直径（图 7-91）。关闭共同开口可通过分离钳提住空肠开口下端及胃肠吻合口的上端，自 E 孔（图 7-66）伸入 6-0 切割闭合器自下而上自右向左直接闭合，争取一次性切割闭合完成（图 7-92），图 7-93 为完成。

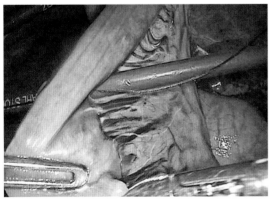

图 7-84 空肠标记并待提出腹腔

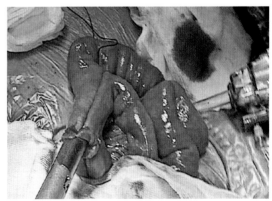

图 7-85 体外空肠-空肠侧-侧吻合

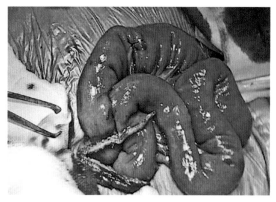

图 7-86　闭合共同开口

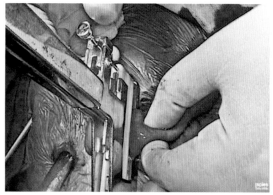

图 7-87　国产 60 闭合器闭合肠管

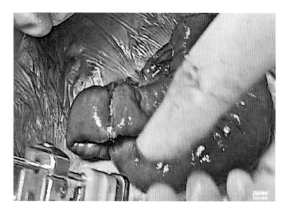

图 7-88　国产 60 闭合器闭合肠管但不予以切断的两排钉

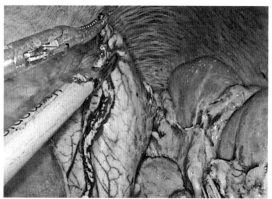

图 7-89　于残胃大弯侧开口

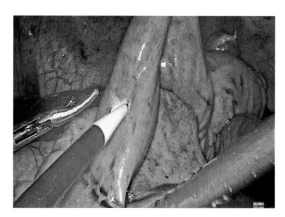

图 7-90　空肠闭合阻断处远端 2cm 处电刀开口

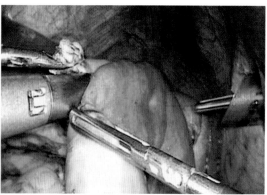

图 7-91　胃-空肠侧-侧吻合

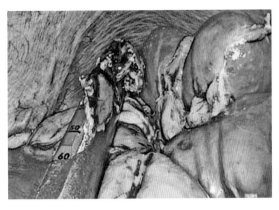

图 7-92　关闭共同开口

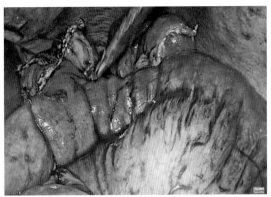

图 7-93　完成空肠-残胃大弯行侧-侧吻合

12. 放置腹腔引流　腹腔冲洗彻底止血后,于肝肾隐窝、十二指肠残端及吻合口后方放置扁平引流管一根(图 7-94)。头端置入吻合口后方,引流管体部侧孔兼顾到十二指肠残端,并以横结肠覆盖(图 7-95)。

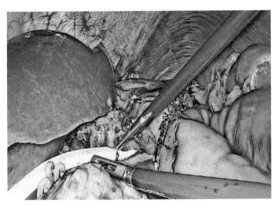

图 7-94　放置腹腔引流管

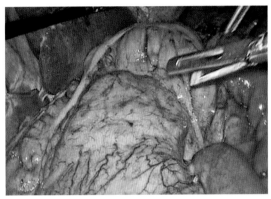

图 7-95　用横结肠覆盖引流管

三、注意事项

该术式可能发生的并发症罗列如下,应该在具体操作中引起重视,防患于未然。

1. 吻合口出血　多为腔镜下吻合的胃肠吻合口或肠肠吻合口渗血所致,多可保守治愈。建议肠肠吻合用白钉舱,切割吻合后检查创面如有渗血需电凝止血,对有出血倾向者必要时加缝合止血。

2. 吻合口瘘　少见。多为共同开口夹闭较少关闭不全所致。建议不熟练者术中关闭共同开口前可采用三针悬吊以确保,如术中吻合欠满意时应加缝合。

3. 十二指肠残端瘘　多由于残端留的过长血运欠佳或组织水肿所致,也可能由于残端电凝止血烧灼过度所致,所以要求不准备做荷包时残端不宜留得过长,电凝止血时功率大小适度,最好改为喷射模式。避免十二指肠残端瘘最好的办法仍是残端荷包包埋,全腔镜下建议全荷包缝合包埋更为实用。另外,在肝肾隐窝十二指肠残端附近放置有效的引流,并在术毕前将横结肠覆盖残端,多可避免即使发生的十二指肠残端瘘的再次手术。

4. 胃无力症　大体原因与开放远端胃癌根治相同,其中离断过多的胃短血管、残胃保留过多致相对的血供较差、术中超声刀对胃壁组织的热损伤及迷走神经切断都可能是腹腔镜下手术后胃无力症的原因,术后的不当饮食仍是一个主要的诱发因素之一。治疗上仍是要对其充分认识,其中充分的胃肠减压和早期的肠内营养支持是两大主要措施。

5. Roux-en-Y 综合征　仍偶有发生,具体原因不详,可能与 Y 袢保留过长有关,因为 Y 袢的距离多为术中粗略估算,且收缩前后差距很大。主要表现为进食后饱胀感,上消化道造影显示胃蠕动差,造影剂排空延迟。可对症处理。

6. 胆汁反流性胃炎　通常要求 Y 襻的距离保持在 25~30cm 的距离,Y 袢若保留过短,可能会导致胆汁自肠肠吻合口反流至胃内,若保留过长,则 Roux-en-Y 综合征的发生率提高,但术中肠管长度测量时多是粗略估计,且肠管的长度与痉挛舒缩程度密切相关,因此建议尽量用标有精确刻度的线或软尺去度量,体外量的时候要考虑到肠管收缩适当放宽一些。

7. 输入袢再通　开放的 uncut Roux-en-Y 吻合多数采用的缝线结扎方法阻断输入袢,见输入袢再通的报告,本组输入袢两排钉阻断者发现一例再通,但仅为常规检查时发现,患者无特殊不适,无特殊处理。采用强生 no cut 闭合器阻断输入袢的方法尚未见再通报道,但目前随访时间尚短,仍需进一步的观察。

四、术式评价

Uncut Roux-en-Y 吻合与传统的毕 Ⅰ 式吻合相比,避免了需游离较长十二指肠残端所致的血供问题;避免了高位肿瘤切除胃过多带来的吻合口张力问题;解决了胆汁反流;吻合口复发后残胃癌的处理相对容易,因此更适合早期胃癌;十二指肠残端瘘的处理比残胃十二指肠吻合口瘘的处理相对简单,且因进食不受影响可明显缩短住院日减少住院费用。与传统的 B-Ⅱ 式吻合相比,uncut Roux-en-Y 吻合在保留对吻合口张力要求不高、十二指肠游离不需太多、肿瘤的部位要求不高等优点基础上,大大减低了胆汁反流、吻合口炎和吻合口溃疡的发生,并避免了输入袢梗阻等严重并发症。腹腔镜下 uncut Roux-en-Y 吻合与传统的 Roux-en-Y 吻合相比,因为不需切断空肠及系膜,且不需要关闭系膜裂孔,腹腔镜下的 uncut Roux-en-Y 相比传统 Roux-en-Y 吻合手术时间缩短,术中出血明显减少,也降低了手术难度与手术风险,从而更有利于该吻合方式的推广与普及。此外,保留了小肠的电节律的连续性,避免小肠异位电节律地发生,有实验证明:小肠的肌肉神经信号能通过闭合钉降低了 Roux 潴留综合征的发生率。另外,改良的腹腔镜下 uncut Roux-en-Y 吻合与全腹腔镜下 uncut Roux-en-Y 相比,则具有在不延长取标本切口的情况下拉出小肠,直视下完成肠肠吻合及输入袢的阻断,使得手术更快、更安全,必要时更节俭,并可在无特殊器械情况下完成手术。

从本组的 86 例临床经验看,除 1 例迟发性消化道大出血在介入治疗下治愈外,其余所遇并发症均保守治愈,无手术相关死亡,具有较高的安全性,并取得良好的社会效益,手术过程程序化后有很高的可重复性,适应证宽泛,便于推广,可作为腹腔镜远端胃癌根治手术吻合方式的选择之一。

（徐泽宽　杨力）

参 考 文 献

1. Kitano S, Iso Y, Moriyama M, et al. Laparoscopy-assisted Billroth I gastrectomy. Surg Laparosc Endosc, 1994, 4（2）:146-148.

2. 胡祥. 2014 年第 4 版日本《胃癌治疗指南》更新要旨. 中国实用外科杂志,2015,35:16-19.

3. Park JY, Kim YJ. Uncut Roux-en-Y reconstruction after laparoscopic distal gastrectomy can be a favorable method in terms of gastritis, bile reflux, and gastric residue. J Gastric Cancer, 2014, 14:229-237.

4. Uyama I, Sakurai Y, Yoshiyuki Y, et al. Laparoscopy-assisted uncut Roux-en-Y operation after distal gastrectomy for gastric cancer. Gastric Cancer, 2005, 8（4）:253-257.

5. Kim JJ, Song KY, Chin HM, et al. Totally laparoscopic gastrectomy with various types of intracorporeal anastomosis using laparoscopic linear staplers: preliminary experience. Surg Endosc, 2008, 22:436-442.

6. 杨力,徐泽宽,徐皓等. 腹腔镜下不切断空肠 Roux-en-Y 吻合在远端胃癌根治术中的应用临床研究. 中国实用外科杂志,2015,35:1099-1102.

7. Hu YF, Ying MG, Huang CM, et al. Oncologic outcomes of laparoscopy-assisted gastrectomy for advanced gastric cancer: a large-scale multicenter retrospective cohort study from China. Surg Endosc, 2014, 28:2048-2056.

8. Zhang YM, Liu XL, Xue DB, et al. Myoelectric activity and motility of the Roux limb after cut or uncut Roux-en-Y gastrojejunostomy. World J Gastroenterol, 2006, 12:7699-7704.

9. Mon RA, Cullen JJ. Standard Roux-en-Y gastrojejunostomy vs. 'uncut' Roux-en-Y gastrojejunostomy: a matched cohort study. J Gastrointest Surg, 2000, 4:298-303.

第八章

近端胃切除术后消化道重建

近端胃切除主要应用于食管胃结合部肿瘤的外科治疗。关于其手术适应证,2010 年第 3 版《日本胃癌治疗指南》中明确规定:胃上部的肿瘤,T1N0,且保留残胃>1/2 者。但也有人将其适应证放宽为 T2 以内,肿瘤长径<4cm,临床上要求 No. 4d、No. 5 与 No. 6 组淋巴结无转移者。目前,近端胃切除术后的消化道重建主要有两种方式,一种是食管-残胃吻合术,另一种是空肠间置术。近端胃切除术后对机体的影响有胃容积变小;胃食管连接部解剖与功能的破坏;食物通过胃肠非生理结构与途径;胃肠肌肉运动节律及壁内神经与内分泌调节变化;胃酸与胃蛋白酶的缺乏或丧失;胃、十二指肠内分泌水平的减少或缺失;切除自主神经致胆肠功能紊乱。因此,消化道重建过程必须考虑以下几点:有一定容量和储存食物功能的残胃或"代胃"器;维持食物通过十二指肠正常生理通道;有效地防止十二指肠液逆流入食管;控制胃梯度排空或延缓食物过快进入空肠远端;尽量保留胃十二指肠、近段空肠分泌区的分泌、消化及吸收功能;手术操作简单、省时、安全、有效。2010 年《日本胃癌治疗指南》推荐的重建方式有食管-残胃吻合法、间置空肠法和双通道吻合法。空肠贮袋的消化道重建方式目前仍处于研究阶段,其评价尚需更多的临床应用与实践。

第一节　食管-残胃吻合术

胃切除后的重建手术方式中近端胃切除后主要有食管胃吻合、间置空肠法、双通道法等。而食管胃吻合法作为经典的消化道重建方式,因安全、简便易行而一直沿用至今。

对于食管胃结合部癌及其他病变的近端胃切除术的主要问题是根治性和术后的功能障碍,因此,正确合理地把握手术的适应证,保证根治性是极为重要的。残胃-食管吻合时如果切除范围不足,难以达到理想根治度;残胃较小会造成吻合口张力过大,血运障碍。

一、手术适应证

1. 胃体部近端及贲门部肿瘤,其中包括胃贲门癌及较大的胃良性肿瘤。
2. 胃体及贲门部溃疡,内科治疗无效或并发出血、穿孔者。
3. 门脉高压症胃底或食管静脉曲张破裂出血或贲门部黏膜撕裂症并发上消化道大出血。

二、手术步骤

(一) 器械吻合

1. 充分游离腹段食管后,在拟切断食管处荷包钳夹闭,预置荷包缝针,切断食管,将 25#

或 26#吻合器抵钉座置入食管残端,收紧荷包线、打结固定。胃拖出到切口外面,确认肿瘤部位及距肿瘤外科切缘,用直线切割吻合器切除近端胃(图 8-1),为防止断端切缘出血,3-0 丝线间断作浆肌层缝合包埋。

2. 在残胃前壁无血管区,距拟行食管残胃吻合口 4~5cm 处,电刀横向开口约 3cm(图 8-2),置入 25#或 26#管型吻合器,插入部位不要靠近残胃近断端,设定欲穿出吻合器钉芯部位。向胃大弯方向距离小弯侧 2cm,然后再向远侧,距离近侧端缘约 2cm 处残胃前壁旋出吻合器钉芯,作食管残胃前壁端-侧吻合(图 8-3)。

3. 直线切割吻合器关闭残胃前端开口并作浆肌层包埋(图 8-4)。

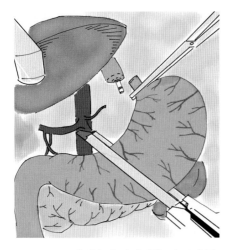

图 8-1　用直线切割吻合器切除近端胃

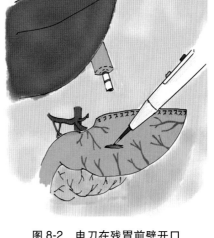

图 8-2　电刀在残胃前壁开口

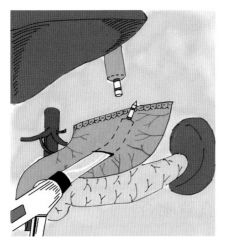

图 8-3　食管-残胃前壁端侧吻合

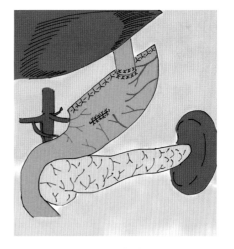

图 8-4　吻合效果图

4. 吻合完毕后可用 3-0 可吸收线作浆肌层间断包埋,重建结束。

（二）手工吻合

切除范围同器械吻合,标本离体前,以直角钳钳夹食管,直角钳上方 2~3cm 置入心耳钳,紧贴直角钳上方切断食管,检查食管断端有无出血,行食管后壁与残胃后壁全层间断缝合,两侧边角预置丝线作浆肌层缝合。前壁行全层间断内翻缝合,缝合完毕松开心耳钳,检查有无出血,再行吻合口浆肌层缝合加固包埋。

三、注意事项

1. 充分游离食管腹段部分,胃切除范围:应在病变远侧的 2～5cm 以上切断胃小弯侧,在胃短血管和胃网膜左血管之间切断胃大弯侧。食管切除范围:一般切除距离贲门 2～3cm 的食管。但是,具体要根据肿瘤位置来决定,保证肿瘤的根治性切除。

2. 器械吻合的技术要点　①食管断端置入吻合器抵钉座,荷包线固定;②残胃前壁切开置入吻合器,吻合器的主体尖端在残胃小弯侧内 2cm,断端 2cm 处贯穿与食管抵钉座连接,推荐食管残胃前壁吻合,也可行端-端吻合或食管残胃后壁吻合;③管型吻合器直径大小可根据食管粗细决定;④吻合完毕检查吻合口有无出血;⑤必要时可行吻合口远端胃壁与膈肌间断缝合悬吊以减张。

3. 手术时应尽量减少食管剥离切除的范围,膈肌食管韧带应予以保留,从而获取食管下段防止反流的功能。同时根据术中情况决定是否加做幽门成形术。

4. 手工吻合时应注意切缘内翻不宜过多或多次加固缝合,防止吻合口狭窄。

四、术式评价

(一) 优点

1. 操作简单,手术步骤较少,安全性较好。
2. 吻合口少,术后发生吻合口漏的几率较小。
3. 消化道重建后保留了十二指肠径路,接近于正常生理功能,且对生理干扰较小。
4. 术后不影响残胃或经十二指肠的胆胰系统内镜检查及相关治疗。

(二) 缺点

1. 该术式破坏了食管胃结合部解剖防反流结构(包括食管下端括约肌、膈肌角、膈肌食管韧带、His 角等),造成术后残胃内食物很容易反流入食管内,术后常常发生反流性食管炎,导致患者胸骨后烧灼痛、呕吐、食欲下降等,生活质量下降。

2. 术后残胃癌复发。

3. 残胃食管吻合时如果残胃较小会造成吻合口张力过大影响血运循环,导致吻合口瘘几率增加。

4. 部分患者可出现残胃排空障碍。

(李勇　赵群　田园)

第二节　管状胃-食管吻合

食管癌切除术中消化道重建有多种方式,如胃代食管、空肠代食管及结肠代食管等,如何选择合适的代食管器官尚存在一定争议。其中胃是目前首选的食管切除术后消化道重建器官,管状胃代食管行管状胃-食管吻合是目前食管癌切除术中首选的消化道重建方式。

一、手术适应证

1. 胃体部近端、贲门部及食管下段肿瘤,其中包括贲门癌及较大的胃良性肿瘤。

2. 胃体及贲门部小弯侧巨大溃疡，内科治疗无效或并发出血、穿孔者。

二、手术步骤

（一）器械吻合

1. 充分游离食管下段，在拟切断食管处荷包钳夹闭，预置荷包缝针，切断食管，将 25# 或 26# 吻合器抵钉座置入食管残端，收紧荷包线、打结固定。

2. 用色素笔在胃前壁标记切断线。管状胃的宽度，在幽门侧为 3.0~3.5cm。考虑到端-侧吻合时，食管胃口径不同，贲门侧以 3.0~3.5cm 为宜（图 8-5）。

3. 以直线切割吻合器自胃小弯侧，幽门上 3cm 向胃大弯近侧方向用直线切割吻合器切除病灶，第一次切割以直角插入小弯侧（图 8-6）。重要的是第一助手要在上直线切割闭合器时伸展胃，用双手的拇指和示指抓住胃大弯，把上线型切割吻合器的部分向胃的长轴方向进行充分的伸展。完成管状胃制作，通常需要 4~5 个直线切割吻合器。

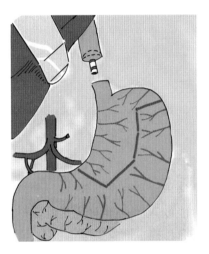

图 8-5　胃前壁标记切断线

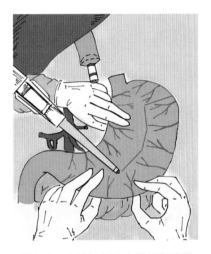

图 8-6　直线切割吻合器切断残胃

4. 自残胃预留口放入管状吻合器，吻合部位选择在血供最好的大弯侧后壁或前壁，行食管-胃端-侧吻合。（图 8-7）。

5. 再将预留口以直线切割吻合器闭合。

6. 吻合口及残端均行 3-0 可吸收线浆肌层间断缝合包埋，重建结束。

（二）手工吻合

切除范围同器械吻合，标本离体前，以直角钳钳夹食管，直角钳上方 2~3cm 置入心耳钳，紧贴直角钳上方切断食管，检查食管断端有无出血，行食管后壁与残胃后壁全层间断缝合，两侧边角预置丝线作浆肌层缝合。前壁行全层间断内翻缝合，缝合完毕松开心耳钳，检查有无出血，再行吻合口浆肌层缝合加固包埋。

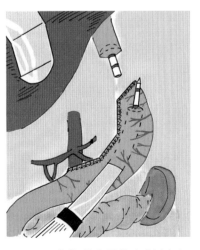

图 8-7　食管-管状胃前壁端侧吻合

三、注意事项

1. 切除范围应符合根治切除或相应手术切除范围要求,若切除食管较长,可行经腹膈肌进胸或经胸吻合,吻合方式同经腹吻合。

2. 保证预留的胃体宽度　为3~4cm,裁剪后的胃残端应常规加强缝合,可预防止术后出血及胃残端瘘的发生。

3. 吻合完毕后注意残胃-食管吻合口的张力情况。静脉对管状胃的活力最为重要,在管状胃的顶端,较小的张力也会引起静脉回流障碍。因此,制作管状胃时,为减少吻合口张力,重要的是将管状胃制作得足够长,细管状胃在静脉回流上具有优势。

4. 同时根据术中情况决定是否加做幽门成形术。

四、术式评价

(一) 优点

1. 剩余胃体积缩小,食物进入残胃后可较顺利通过,避免了食物的潴留。

2. 切除了胃的大部分泌酸面积,减少了胃酸的分泌。

3. 重建管状胃较长,即使切除较长范围的食管,也可轻松完成吻合。吻合口无张力,从而减少吻合口瘘的发生几率。

4. 管状胃体积小,胃体扩张的空间较小,占据胸腔容积小,对心、肺系统干扰小,有效预防和减少术后心、肺并发症的发生。

(二) 缺点

1. 过多的切割缝合和过长的胃壁切缘可能导致切缘出血及愈合不良。

2. 管状胃的动脉血供和静脉回流有相互影响的可能,术中注意保证充足血运。

3. 管状胃的胃腔变小、路径变直,可能增加术后吻合口狭窄的发生率。

(李勇　赵群　田园)

第三节　带血管蒂间置空肠

近端胃次全切术后食管残胃间空肠间置有多种术式,其基本特点是完成消化道重建、恢复消化道连续性,将一小段空肠近端和远端分别与食管断端和远端胃吻合,主要有带蒂间置空肠和功能性间置空肠。带蒂空肠段间置(JI)即距屈氏韧带约15cm处取带血管蒂空肠段约20cm,间置吻合于食管与残胃间,该术式可以明显地降低反流性食管炎的发生率;而空肠贮袋间置术(JPI)则是取约40cm带血管蒂空肠段,折叠成双腔状,用直线切割吻合器制成空肠贮袋状后间置吻合于食管与残胃间,该术式不仅起到了很好的抗反流作用,且施行空肠贮袋扩大了空肠腔的容量,可起到代胃的作用,明显地延缓了食物的排空时间。功能性空肠间置即在不切断代胃空肠的前提下重建消化道,间置空肠移植于残胃食管间,保持其神经-肌肉功能的连续性和恢复食物经过十二指肠的正常生理通道,避免肠道运动功能紊乱的发生,减少术后并发症,提高术后患者生存质量。此外施行空肠贮袋间置术还能较好地维持体内胃肠道激素平衡,利于改善术后营养状态。

一、手术适应证

1. 胃体部近端及贲门部肿瘤,其中包括贲门癌及较大的贲门或胃体上部良性肿瘤等。

2. 胃体及贲门部溃疡,内科治疗无效或并发出血、穿孔者。

3. 门脉高压症胃底或食管静脉曲张破裂出血或贲门部黏膜撕裂症并发上消化道大出血而需行近端胃切除者。

二、手术步骤

(一) 器械吻合

1. 充分游离腹段食管,在拟切断食管处荷包钳夹闭,预置荷包缝针,切断食管,将25#或26#管型吻合器抵钉座置入食管残端,收紧荷包线、打结固定。胃拖出到切口外面,确认肿瘤部位及距肿瘤外科切缘,用直线切割吻合器切除胃,为防止断端切缘出血,3-0丝线间断作浆肌层缝合包埋。

2. 在 Treitz 韧带远侧 10～15cm 处开始,向远侧取一长 15～20cm 带血管蒂空肠段(图 8-8),保持良好血运,切断拟间置空肠段远近端系膜。

3. 在横结肠系膜无血管区剪孔约 5cm(图 8-9),将拟间置空肠段上提至横结肠系膜上方,在切断的空肠系膜相应处切断空肠。

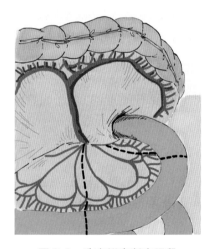 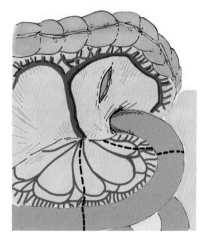

图 8-8　选定拟离断空肠段　　　　　图 8-9　横结肠系膜剪孔

4. 间置段无菌隔离。先将近、远端空肠端-端吻合(图 8-10),推送至横结肠系膜下方。

5. 食管空肠吻合用管型吻合器从游离血管蒂空肠段远侧断端插入,进行食管空肠端-端或端-侧吻合(图 8-11)。肛侧与残胃大弯侧前壁行端-侧吻合(图 8-12),各吻合口均行浆肌层间断包埋缝合,残胃小弯侧闭锁端亦可与间置的空肠缝合固定数针,间置空肠系膜两侧与附近组织缝合数针。尽可能把上提空肠肠系膜放在残胃的前面。

6. 缝合横结肠系膜剪开口。

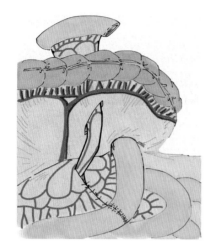

图 8-10　拟间置空肠上提,并吻合近、远端空肠

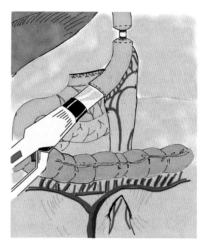

图 8-11　食管-空肠端-端吻合

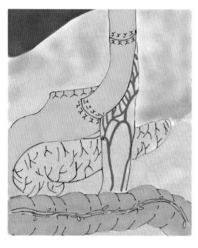

图 8-12　间置空肠肛侧与残胃大弯
侧前壁行端侧吻合

（二）手工吻合

切除范围同器械吻合,标本离体前,以直角钳钳夹食管,直角钳上方 2~3cm 置入心耳钳,紧贴直角钳上方切断食管,检查食管断端有无出血,行食管后壁与残胃后壁全层间断缝合,两侧边角预置丝线作浆肌层缝合。前壁行全层间断内翻缝合,缝合完毕松开心耳钳,检查有无出血,再行吻合口浆肌层缝合加固包埋。

三、注意事项

1. 带血管蒂的肠段不宜过紧以免影响静脉回流。
2. 游离食管时注意勿损伤纤维膜。

四、术式评价

优点:符合正常生理通路,具有较好的抗反流机制。

缺点:吻合重建需切断空肠制作带蒂肠段,操作复杂,重建后出现较多的吻合口以及闭合端,导致手术后出血、梗阻、吻合口瘘等风险增加。

（李勇　赵群　田园）

第四节　空肠贮袋间置

一、手术适应证

同前。

二、手术步骤

（一）器械吻合

1. 充分游离腹段食管,在拟切断食管处荷包钳夹闭,预置荷包缝针,切断食管,将 25# 或

26#吻合器抵钉座置入食管残端,收紧荷包线、打结固定。胃拖出到切口外面,确认肿瘤部位及距肿瘤外科切缘,用直线切割吻合器切除近端胃,为防止断端切缘出血,3-0 丝线间断作浆肌层缝合包埋。

2. 距屈氏韧带 15~20cm 处切断小肠系膜及空肠,游离一段 20~30cm 长的带血管蒂的空肠。在横结肠系膜无血管区剪孔约 5cm,从结肠后提起。

3. 将该段空肠放置成倒 U 形,对系膜侧相互靠拢,用 60~100mm 直线切割吻合器的两个手柄自游离肠腔近远端分别置入,切开与侧-侧吻合同时完成,制成单腔的倒 U 形空肠贮袋(图 8-13)。

4. Allis 钳张开 U 形空肠贮袋口,放入管型吻合器,将吻合口钉芯穿出倒 U 形空肠贮袋与食管吻合(图 8-14)。

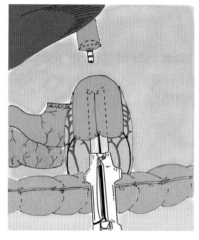
图 8-13　以直线切割吻合器完成 U 形空肠贮袋

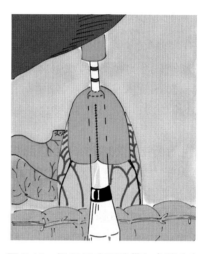
图 8-14　倒 U 形空肠贮袋与食管吻合

5. 倒 U 形空肠贮袋与远侧胃作端-端或端-侧吻合(图 8-15)。

6. 吻合处 3-0 丝线行浆肌层缝合,重建结束。

(二) 手工吻合

切除范围同器械吻合,标本离体前,以直角钳钳夹食管,直角钳上方 2~3cm 置入心耳钳,紧贴直角钳上方切断食管,检查食管断端有无出血,行食管后壁与残胃后壁全层间断缝合,两侧边角预置丝线做浆肌层缝合。前壁行全层间断内翻缝合,缝合完毕松开心耳钳,检查有无出血,再行吻合口浆肌层缝合加固包埋。

三、术式评价

优点:①与单纯 JI 比较,其最大的优点是增加了

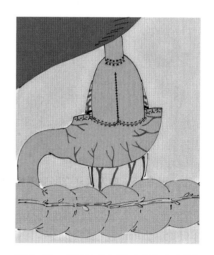
图 8-15　倒 U 形空肠贮袋与远侧胃作端-侧吻合

残胃容量,延缓胃排空时间。②与单纯 JI 相比可以更容易对术后残胃、十二指肠、胆胰系统检查及治疗。

缺点:操作复杂,增加吻合口瘘、出血的风险。

(李勇　赵群　田园)

第五节　连续(环状襻式单通道)间置空肠

一、手术适应证

同前。

二、手术步骤

(一) 器械吻合

1. 充分游离食管下端,在拟切断食管处荷包钳夹闭,荷包针做荷包,切断食管,将 25#或 26#吻合器钉砧置入食管残端,收紧荷包线、打结固定。胃拖出到切口外面,确认肿瘤部位及距肿瘤外科切缘,用直线切割吻合器切除胃,为防止切缘出血,3-0 丝线间断作浆肌层缝合包埋。

2. 距屈氏韧带 20~30cm 处空肠提起至欲行食管吻合位置,观察肠系膜张力及血运情况,确定无张力后,在空肠对系膜缘用电刀开口约 3cm(图 8-16),Allis 钳提起开口两侧肠壁,分别向输出襻空肠距食管空肠吻合口 15~20cm 及其远端 5~10cm 对系膜缘置入 24#、29#中心管各一个,置入吻合器经结肠前或结肠后行食管-空肠吻合器吻合(图 8-17)。

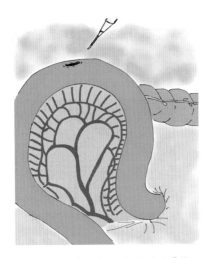

图 8-16　电刀打开空肠对系膜缘

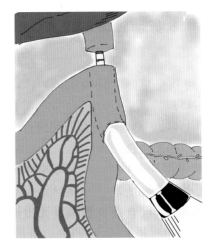

图 8-17　食管-空肠吻合

3. 残胃端小弯侧缝合,残胃前壁开口,用吻合器作大弯侧后壁与远端空肠距食管空肠吻合口 15~20cm 处抵钉座行残胃空肠侧-侧吻合,直线切割吻合器关闭残胃残端并做浆肌层包埋。

4. 从输入襻空肠开口置入吻合器,与距残胃-空肠吻合口下方 5~10cm 处输出襻空肠行侧-侧吻合(图 8-18)。

5. 于胃肠吻合口下方 3cm 处取 7 号丝线穿过肠系膜结扎肠管,关闭该肠管通道,于空肠输入袢、食管空肠吻合口近端 3cm 处,用 7 号丝线结扎肠管(图 8-19)。

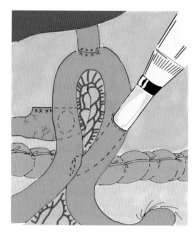
图 8-18 空肠-空肠侧-侧吻合

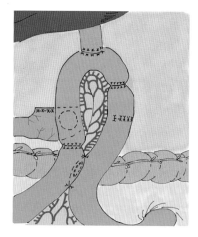
图 8-19 胃-空肠吻合口远端输出袢结扎肠管

6. 直线切割吻合器关闭空肠输入袢开口并作浆肌层包埋。

7. 吻合器所作吻合口周缘均予间断、全层缝合加固,缝合关闭肠系膜间隙以防内疝形成,重建结束。

(二) 手工吻合

切除范围同器械吻合,标本离体前,以直角钳钳夹食管,直角钳上方 2~3cm 置入心耳钳,紧贴直角钳上方切断食管,检查食管断端有无出血,行食管后壁与残胃后壁全层间断缝合,两侧边角预置丝线作浆肌层缝合。前壁行全层间断内翻缝合,缝合完毕松开心耳钳,检查有无出血,再行吻合口浆肌层缝合加固包埋。

三、术式评价

(一) 优点

1. 与其他间置空肠术比较,明显缩短手术时间,增加了手术安全性。

2. 不需切断空肠肠管,保持其原有的连续性,使食管空肠吻合口有良好的血液供应,减少吻合口瘘发生。

3. 封闭残胃空肠吻合口下方输出襻空肠,迫使食物流经十二指肠,与消化液分泌呈同步性,更加符合生理。

4. 封闭了输入袢空肠升支,有效防止反流性食管炎发生。

5. 构建了一个简化食物储袋,减缓了食糜进入小肠的速度,降低了倾倒综合征及术后营养不良的发生率。

(二) 缺点

在实际运用中,由于贲门癌的特殊性,下段食管常需切除较多以求尚残端阴性,但若不离断空肠,有时上提至吻合部位有一定困难。

(李勇 赵群 田园)

第六节 改良空肠间置术

针对近端胃大部切除术后传统食管-残胃吻合消化道重建方式的利弊及经典空肠间置术操作的复杂性,河北医科大学第四医院赵群、李勇等人在 2007 年报道了改良空肠间置术,根据食管反流症状评分标准、胃排空试验(上消化道钡餐造影、ECT)以及食管下段 pH 电脑测定等方法评价患者反流情况,显示改良空肠间置术较好地解决了食管反流、胃容量缩小、生理途径改变等问题。随后进行了更为深入研究,对比根治性近侧胃大部切除食管残胃吻合、根治性全胃切除食管空肠 Roux-en-Y 吻合等术式,改良空肠间置术在术后 6 个月营养状态 GSRS 评分、反流症状 Visick 分级、反流症状内镜 Los Angeles(LA)分级、24 小时动态食管 pH 监测、手术后最大饮水量恢复情况、胃半排空时间、手术前后血清胃肠激素[促胃液素(gastrin,GAS)、胃动素(motilin,MTL)、胆囊收缩素(chocystokinin,CCK)、生长抑素(somatostatin,SS)]含量变化和术前及术后 6 个月营养指标均优于其他两个组别,且三年复发率及五年生存率均不劣于其他两个组别。该术式操作简单,已在临床工作中得到推广、应用。

一、手术适应证

同前。

二、手术步骤

(一) 器械吻合

1. 食管-空肠端-侧吻合 离断食管后(图 8-20),松开荷包钳,食管残端置入抵钉座并用荷包线结扎(图 8-21)。距屈氏韧带 30cm 处离断空肠、肠系膜及血管(图 8-22,图 8-23),将远端空肠距食管空肠吻合口 15~20cm 及其远端 5~10cm 对系膜缘分别置入 29# 及 24#吻合器抵钉座(图 8-24)。远端空肠经结肠前或结肠后与食管断端用吻合器作端-侧吻合(图 8-25),吻合完毕,卵圆钳夹持干无菌棉球送入空肠残端,探查吻合口内侧全周,明确吻合口通畅性及有无活动性出血,检查无误后,直线切割吻合器关闭空肠残端并作浆肌层包埋(图 8-26)。

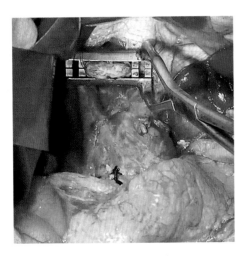

图 8-20 离断食管

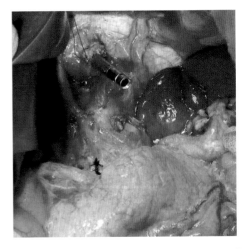

图 8-21 食管残端置入抵钉座并用荷包线结扎

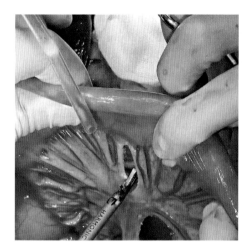

图 8-22　离断空肠系膜血管

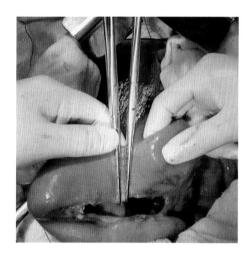

图 8-23　离断空肠

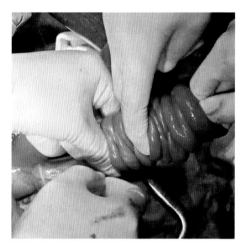

图 8-24　远端空肠先后置入与空肠吻合、与
残胃吻合的两个抵钉座

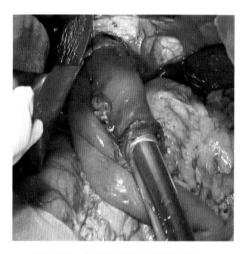

图 8-25　食管与远端空肠端-侧吻合

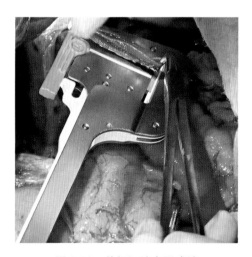

图 8-26　关闭远端空肠残端

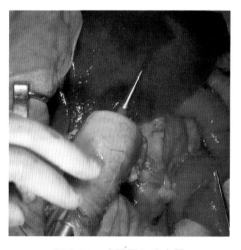

图 8-27　残胃置入吻合器

2. 残胃-空肠侧-侧吻合：残胃端小弯侧行浆肌层间断缝合，残胃前壁开口约 3cm，用 29# 吻合器针芯刺出大弯侧后壁，并与远端空肠距食管空肠吻合口 15~20cm 处 29# 吻合器抵钉座侧-侧吻合，直线切割吻合器关闭残胃残端并做浆肌层包埋（图 8-27，图 8-28，图 8-29）。

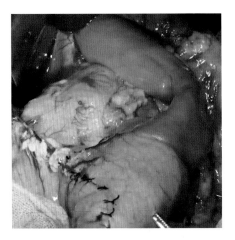

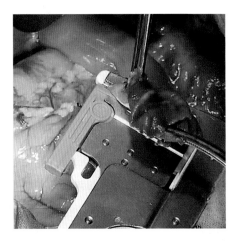

图 8-28　残胃后壁与远端空肠侧-侧吻合　　　　图 8-29　关闭残胃残端

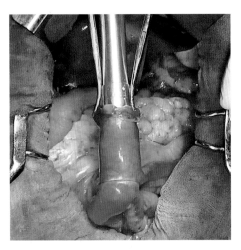

图 8-30　近端空肠与远端空肠行侧-侧吻合

3. 空肠-空肠侧-侧吻合　用 24# 吻合器置入近端空肠，与距胃肠吻合口下方 5~10cm 处远端空肠抵钉座行侧-侧吻合（图 8-30），直线切割吻合器关闭空肠残端并作浆肌层包埋。

4. 于胃肠吻合口下方 3cm 处取 7# 丝线穿过肠系膜结扎肠管，关闭该肠管通道；吻合器所作吻合口周缘均予间断、全层缝合加固，缝合关闭肠系膜间隙以防内疝形成。

（二）手工吻合

切除范围同器械吻合，标本离体前，以直角钳钳夹食管，直角钳上方 2~3cm 置入心耳钳，紧贴直角钳上方切断食管，检查食管断端有无出血，行食管后壁与残胃后壁全层间断缝合，两侧边角预置丝线作浆肌层缝合。前壁行全层间断内翻缝合，缝合完毕松开心耳钳，检查有无出血，再行吻合口浆肌层缝合加固包埋。

三、注意事项

1. 对于食管胃结合部腺癌患者，术中注意有无 5、6 组淋巴结转移情况，保证手术达到 D_2 切除的目标。

2. 间置空肠的长度应适度，无张力即可，不必过分延长其间置的长度，以致迂曲影响排空。

四、术式评价

（一）优点

1. 该术式在保留根治的前提下最大限度地保留了残胃，即使 30% 或仅剩胃窦也可以，避免了传统的食管残胃吻合,残胃需要保留50%以上才可以的遗憾。

2. 通过阻断空肠胃吻合口的以下的空肠输出段,基本保持了正常的胃肠生理通路,食物流经十二指肠,可刺激胃肠道的激素(如胆囊收缩素、促胃液素和胰岛素)分泌增加。同时,可更好地使食糜与胆汁、胰液混合,更有助于消化道激素分泌的生理调节。

3. 抗反流作用强。由于食管吻合口下方空肠肠段有足够的顺蠕动,能有效阻止和缓冲消化液的反流。

4 该术式只需切断空肠及相应系膜,制作简单,使吻合口几乎达到无张力状态,间置空肠段血运好。

5. 食物在残胃停留和通过会诱导促胃液素的分泌,保持了正常的胃肠生理通道。

（二）缺点

1. 吻合口及闭合口较多,手术时间相对延长,需要术者操作熟练和吻合闭合器的应用。

2. 如若手术区域肿瘤复发或其他原因导致通道梗阻,影响患者进食或鼻空肠营养管的置入。

（李勇　赵群　田园）

第七节　双通路消化道重建

一、手术适应证

同前。

二、手术步骤

（一）器械吻合

1. 完成近端胃切除及淋巴结清扫　根据病灶位置及大小,保留适当的远端残胃,用直线切割闭合器横断胃体(图8-31),离断食管后,松开荷包钳,食管残端置入25mm抵钉座并用荷包线结扎(图8-32)。

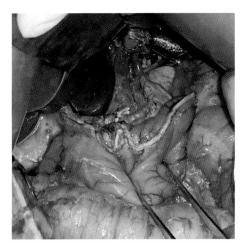
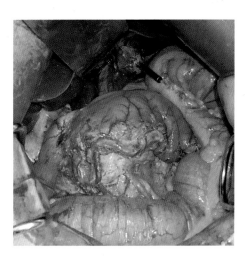

图8-31　直线切割闭合器横断胃体　　图8-32　食管下端置入25mm管型吻合器抵钉座

2. 横断空肠近端　距屈氏韧带 30cm 处离断空肠、肠系膜及血管（图 8-33）。于残胃大弯侧与切线夹角处置荷包钳、荷包线，置入 29mm 管型吻合器抵钉座备用（图 8-34）。

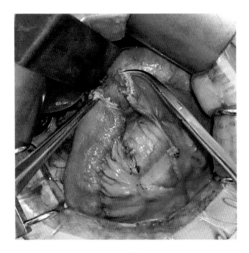

图 8-33　横断空肠

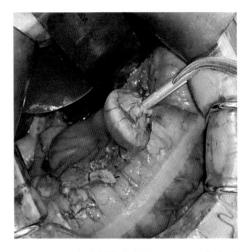

图 8-34　远端残胃大弯侧置入 29mm 抵钉座

3. 残胃-空肠端-侧吻合　将远端空肠距断端分别 5cm 和 13cm 处于对系膜缘电刀标记（图 8-35），两者之间的距离为 8cm。用 29mm 管型吻合器由空肠断端置入，与之前已置入残胃的抵钉座对合，完成残胃-空肠吻合（图 8-36）。

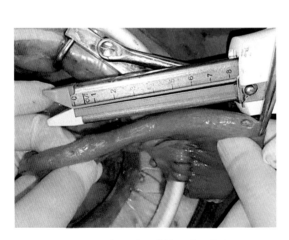

图 8-35　空肠对系膜缘用电刀标记

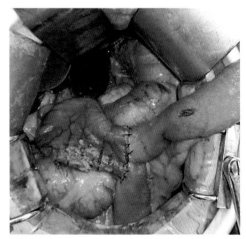

图 8-36　残胃-空肠吻合

4. 食管-空肠吻合　用 25mm 管型吻合器由空肠断端置入，于已经标记的对系膜缘旋出，与已预置于食管下端的抵钉座对合。完成食管-空肠吻合（图 8-37）。用直线切割闭合器闭合空肠残端，空肠残端采取大荷包缝合，保留空肠断端距食管空肠吻合口约 3cm（图 8-38）。

5. 空肠-空肠吻合　于残胃-空肠吻合口远端 30cm 处对系膜缘，手工荷包缝合，切开空肠壁,置入25mm管型吻合器抵钉座(图8-39),用25mm管型吻合器由近端空肠断端置入,与远端空肠端-侧吻合,用直线切割闭合器闭合空肠残端,空肠残端采取大荷包缝合,残端距吻合口保留3cm肠管(图8-40)。图8-41为完成近端胃切除术后双通路消化道重建术野。图8-42胃为术后三周上消化道造影,显示远端残胃充盈良好。

（二）手工吻合

切除范围同器械吻合,标本离体前,以直角钳钳夹食管,直角钳上方2~3cm置入心耳钳,紧贴直角钳上方切断食管,检查食管断端有无出血,行食管后壁与残胃后壁全层间断缝合,两侧边角预置丝线作浆肌层缝合。前壁行全层间断内翻缝合,缝合完毕松开心耳钳,检查有无出血,再行吻合口浆肌层缝合加固包埋。

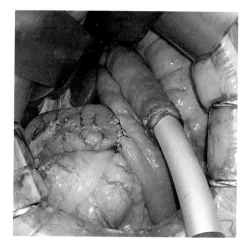

图 8-37　食管-空肠端-侧吻合

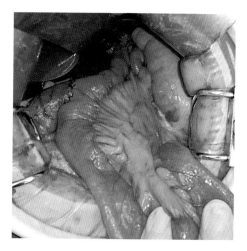

图 8-38　完成食管-空肠吻合,空肠残端闭合

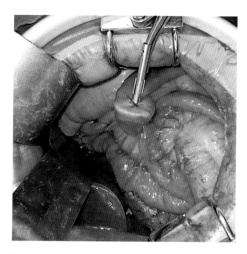

图 8-39　于远端空肠置入 25mm 管型吻合器抵钉座

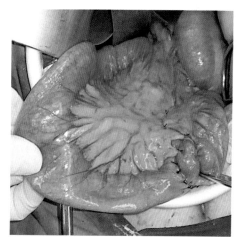

图 8-40　完成空肠-空肠吻合,闭合空肠残端

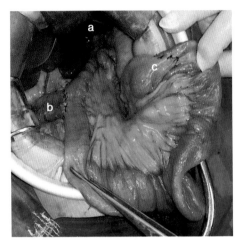

图 8-41　完成近端胃切除术后双通路消化道重建术野

a. 食管-空肠吻合；b. 残胃-空肠吻合；c. 空肠空肠吻合

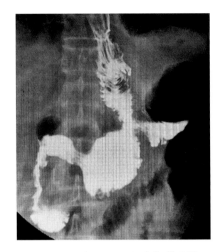

图 8-42　术后三周上消化道造影

三、注意事项

1. 间置空肠的长度应适度，无张力即可，不必过分延长其间置的长度，以致迂曲影响排空。

2. 空肠与残胃吻合时，吻合口最好位于残胃端下方 3.0cm 的前壁，一旦发生反流，残胃顶部有胃底贲门作用，能有效防止倒流。

3. 术中注意有无 5、6 组淋巴结转移情况，保证手术达到 D_2 切除的目标。

四、术式评价

（一）优点

1. 抗反流作用强。由于食管吻合口下方空肠肠段有足够的顺蠕动，能有效阻止和缓冲消化液的反流。

2. 该术式另一特点是双输出通道，一个是空肠-残胃-十二指肠-空肠，另一输出途径为空肠的连续性，可以使食物呈分流状，如若手术区域肿瘤复发或其他原因导致一条通道梗阻，另一条通道仍能通过食物，故避免了为解除梗阻而再次手术的风险。

3. 该术式在保留根治的前提下最大限度地保留了残胃，即使 30% 或仅剩胃窦也可以，避免了传统的食管残胃吻合，残胃需要保留 50% 以上才可以的遗憾。

4. 食物在残胃停留和通过会诱导促胃液素的分泌，保持了正常的胃肠生理通道。

5. 间置肠段短，系膜血管游离少，神经保留的完整性好，可保留部分运动及消化功能，防止肠祥运动紊乱及瘫痪，减少由此引起的并发症。

（二）缺点

吻合口及闭合口较多，手术时间相对延长，需要术者操作熟练和吻合、闭合器的应用。

食糜不完全经过残胃十二指肠，与胰液、胆汁混合，直接进入空肠，引起倾倒综合征、餐后食物异步症等。

因胃上部癌的部位、类型、分期及淋巴结转移情况不同,采取的手术入路不同,切除范围亦略有不同。对于残胃容量>1/2 以上的病例可以采取食管-残胃吻合;残胃容量<1/2 时可以选择管状胃-食管吻合,间置空肠或双通道重建方法,但是同时加近口端空肠贮袋可能有助于改善患者的生活质量。迄今为止,尚无高级别循证医学证据证明近端胃切除术后消化道重建的最佳方式。

（李勇　赵群　田园,图片由梁寒提供）

第八节　腹腔镜下双通路消化道重建

一、手术适应证

原则上腹腔镜近端胃切除、双通路消化道重建术适合于食管胃结合部及胃上部早期胃癌,局部无淋巴结肿大的病例(cT1N0M0)。

在临床的实践过程中,除了上述原则外还应充分考虑如下情况:

1. 病变位置　胃上部及 Siewert Ⅲ 型食管胃结合部早期胃癌患者,病变位于贲门齿状线以下,行腹腔镜近端胃切除时较易获得安全的近端切缘,且食管末端的长度便于进行吻合,因此较适于采用此种手术及重建方式。而对于 Siewert Ⅰ、Ⅱ 型的食管胃结合部早癌患者,因腹腔镜手术过程中难于确定近端切缘,且切除后留存的食管末端较短,镜下吻合困难,选择此术式时应格外谨慎。

2. 病变范围　近端胃切除不适于病变范围较广的患者,即使对于术前诊断为早期胃癌的患者也是如此。尤其对于年轻、弥漫型胃癌患者,应通过多学科查房确定临床分期后再制定手术方案;而对已确诊为遗传性弥漫型胃癌的患者应改行全胃切除。

3. 远端胃的生理状态　此术式保留了幽门及大部分胃窦结构,因此术前应充分考虑此部位的生理状态,通过胃镜检查了解该部位是否存在炎症、黏膜萎缩、幽门螺杆菌感染、溃疡或其他肿瘤等。

二、手术步骤

1. 腹腔镜近端胃切除　明确肿瘤部位,解剖离断胃左、胃网膜左、胃短血管及清除相应淋巴组织,确保肿瘤切缘充分。

2. 远端胃的保留　保留幽门环及其近端10cm 左右的远端胃,确定切除线后,使用直线切割器切断胃体(图 8-43)同样适用直线切割闭合器离断食管远端(图 8-44)。

食管的离断根据后续所采用术式的不同分述如下:

3. 腹腔镜辅助方式　腹腔镜辅助手术使用圆形吻合器进行食管-空肠端-侧吻合,离断食管时需要同时放置钉砧头,可以采用如下三种方法。

（1）血管夹法:通过施夹钳将血管夹横向夹闭食管,于血管钳远端切断食管。使用 Pro-lene 线于食管近侧端行手工荷包缝合。待后续辅助切口完成后,放入圆形吻合器钉砧头,重建气腹后将钉砧头塞入食管断端并逐渐收紧缝线,打结固定。

（2）经口吻合器法:先使用直线切割器横断食管,由护士放置经口吻合器钉砧头,术者将食管断端切开一小孔,引出此钉砧头。

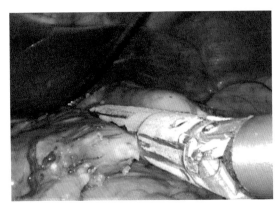

图 8-43　横断胃体,保留远端胃

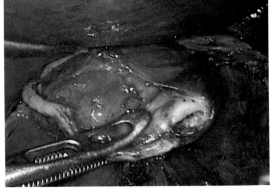

图 8-44　离断食管

（3）反穿刺法:先使用带针线穿过钉砧头尾部的小孔,线尾打结。充分游离食管后,切开食管前壁,经此切口向头侧置入抵钉座,然后在切口头侧 1cm 处缝针反向由食管前壁穿出,引出钉砧头并收紧,最后使用直线切割器在钉砧头下方闭合离断食管。

4. 完全腹腔镜方式　完全腹腔镜手术使用直线切割器进行食管-空肠侧-侧吻合,因此可以使用直线切割器切断食管。

5. 双通路重建术　双通路重建术包含食管-空肠吻合、残胃-空肠吻合以及空肠-空肠吻合。吻合过程可以采用腹腔镜辅助或完全腹腔镜方式完成,两者在器械使用、吻合顺序方面均有不同,因此分述如下。

（1）腹腔镜辅助方式:腹腔镜辅助吻合顺序为:空肠-空肠吻合、食管-空肠吻合、残胃-空肠吻合。辅助切口通常选取左侧脐旁戳孔或脐下戳孔为辅助切口,将其扩大至 3~5cm。

首先,完成空肠-空肠吻合:经辅助切口提出上段空肠,距屈氏韧带远侧25cm 处切断空肠及系膜,将近侧端空肠与远侧端 35~40cm 处空肠行端-侧吻合,可选择手工吻合（连续全层内翻缝合或间断全层内翻缝合）或使用圆形吻合器。完成吻合后,将该吻合口小心还纳入腹腔。

第二步,完成食管-空肠吻合:此吻合通常采用圆形吻合器完成。先将吻合器器身预先套入腹腔镜"蓝碟"内,再将器身置入远端空肠肠腔内,中心穿刺杆由对系膜缘穿出,空肠盲端保留 2cm 左右,使用缝线绑扎盲端,防止吻合器器身在腹腔内脱出。将此段肠管连同器身还纳入腹腔,同时将预先套入的腹腔镜"蓝碟"置入辅助切口内重建气腹。在腹腔镜下将圆形吻合器器身与食管端钉砧头对合激发,完成食管-空肠端-侧吻合,剪除绑扎于空肠盲端的缝线,撤除吻合器器身,使用直线切割器封闭空肠盲端开口。

最后完成残胃-空肠吻合:先确定空肠吻合位置,以距离食管空肠吻合口远侧 10cm 左右为宜,保证上述吻合口无张力,同时避免空肠冗长、扭转。使用直线切割器三角吻合法,进行远端残胃后壁与空肠对系膜缘侧-侧吻合,关闭共同开口。

（2）完全腹腔镜方式:完全腹腔镜辅助吻合顺序为:食管-空肠吻合、残胃-空肠吻合、空肠-空肠吻合。全部吻合使用直线切割器完成。

首先完成食管-空肠吻合:先处理空肠系膜,距离屈氏韧带25cm 离断空肠系膜,使用直线切割器切断空肠,将远端空肠上提至食管裂孔处以备吻合。食管-空肠侧-侧吻合可采用逆行(functional end-to-end anastomosis,FETE)或顺行(overlap)方法(图8-45)。逆行法时空肠切开处位于断端的对系膜缘侧,顺行法时切开处则位于断端远侧5~7cm对系膜缘侧(需根据直线切割器钉夹长度及盲端长度估算),食管切开处位于断侧左下角。将直线切割器置入空肠腔及食管腔内,完成侧-侧吻合,再关闭共同开口(图8-46)。保留空肠盲端1~2cm为宜。

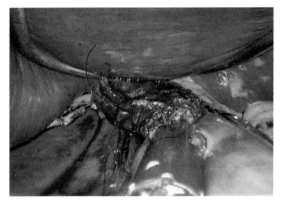

图8-45　食管-空肠侧-侧吻合(overlap法)　　图8-46　V-Loc线缝合关闭食管-空肠共同开口

第二步,完成残胃-空肠吻合(图8-47,图8-48):同上所述。

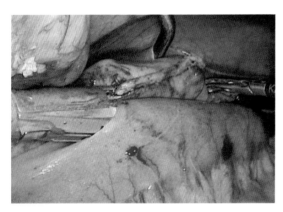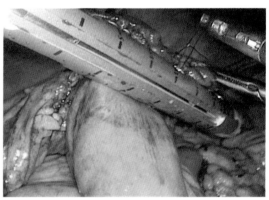

图8-47　远端胃-空肠侧-侧吻合　　　　　图8-48　直线切割器关闭共同开口

最后完成空肠-空肠吻合:使用直线切割器三角吻合法,先确定远端空肠吻合位置,通常距离残胃空肠吻合口远侧15cm左右。分别切开远、近端空肠对系膜缘,将直线切割器置入肠腔,完成侧-侧吻合(图8-49),再关闭共同开口(图8-50)。

6. 标本取出　如采用腹腔镜辅助方式,在完成辅助切口后即可取出标本,增大腹腔空间,便于后续吻合操作。

如采用完全腹腔镜方式,需要待全部吻合完成后再取出标本。离断近端胃后,可暂时将其放置于右上腹。吻合完成后,由脐下戳孔伸入标本袋(观察孔移至左下腹戳孔),装入标本后拉紧标本袋,扩大脐下戳孔至3cm,提出标本袋后依次取出大网膜及近端胃。

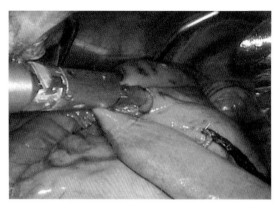

图 8-49 空肠-空肠侧-侧吻合

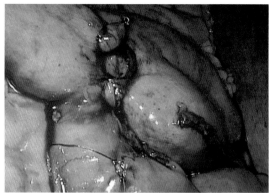

图 8-50 V-Loc 线缝合关闭共同开口

三、注意事项

腹腔镜下双通路重建涉及三个吻合,分别是食管-空肠吻合、远端胃-空肠吻合、空肠-空肠吻合,吻合的难点主要集中在食管空肠吻合。腹腔镜辅助手术多使用圆形吻合器完成食管空肠吻合,而全腹腔镜手术则采用腔镜直线切割器来完成。吻合时应保证吻合口无扭转及张力,笔者根据自身手术经验有如下建议。

1. 使用腔镜直线切割器进行食管空肠吻合时可采用顺行(overlap)及逆行(FETE)两种方式。使用 overlap 法所需上提的空肠段较短,因此游离空肠系膜也较短,但采用此法进行食管空肠侧-侧吻合时,需要注意勿将膈肌夹入组织内,必要时可以切开部分膈肌,扩大膈肌裂孔后再行吻合。

2. 食管-空肠侧-侧吻合时,应确保空肠及食管组织夹合满意,直线切割器两臂均处于空肠腔和食管腔内。尤其是将直线切割器置入食管腔过程中,因显露困难,可能将其误置入食管肌层的假腔中。如食管腔显露困难,可使用胃管引导直线切割器进入食管腔。

3. 食管空肠吻合口与残胃空肠吻合口之间的空肠长度应选择合适,既保证食管空肠吻合口无张力,也避免上述两吻合口之间的空肠冗长、梗阻,因此以 10~15cm 为宜。

4. 远端胃保留长度以自幽门环始 10cm 为宜。保留过多可能导致残胃缺血,影响吻合口愈合及残胃功能;保留过少则可能导致术后反流、进食差。

四、术式评价

根据日本胃癌治疗指南,近端胃切除是适用于胃上部早期胃癌的一种标准手术方式。随着微创技术及腔镜器械的发展,腹腔镜胃癌手术也已成为早期胃癌的合理选择之一。在此趋势下,腹腔镜近端胃切除及双通路消化道重建术体现了微创手术与功能保留手术的结合。

以往胃上部早期胃癌的术式选择往往面临两难的局面。如果选择近端胃切除、食管胃吻合,术后易出现反流性食管炎,严重影响部分患者的生活质量;而如果选择全胃切除、食管-空肠吻合,则可能出现慢性营养不良、贫血等并发症。1988 年 Aikou 报道了双通路吻合术在近端胃切除后消化道重建中的应用,并取得了良好的效果。顾名思义,双通路吻合保留了食管空肠通路及十二指肠通路,更加接近消化道的正常生理结构,保留的远端残胃可以增加进食量,减少食管反流和术后远期营养不良及贫血的发生。Nakamura 的荟萃分析显示,近端胃切除双通路手术较传统的食管胃吻合术相比,可大大降低术后反流性食管炎的发生率。Nomura 的研究显示,双通路吻合与更为复杂的间置空肠吻合相比,虽然在术后体重维持方面并无优势,但是其餐后血糖及胰岛素分泌更加平稳,提示双通路吻合可能尤其适合于糖耐量受损的患者。

此式式可采取腹腔镜辅助或全腹腔镜手术完成。完全腹腔镜手术所有操作均在腹腔镜下完成,不需要辅助切口,因此视野更好、创伤更小,但对术者的技术要求较高,且完全腹腔镜手术费用较高。因此选择何种腹腔镜术式,应根据术者的手术能力、患者经济能力及意愿决定。

(李子禹　李双喜　季加孚)

第九节　近端胃切除术后工字形浆肌层瓣消化道重建

该方法是日本学者 Kamikawa 2001 年首先采用的近端胃切除术重建方法。虽然发表的临床研究比较少,但是据笔者了解目前包括日本东京癌研会有明医院在内的众多中心均采取该方法。这种重建方法也被认为迄今最有效的重建方法之一。由于巧妙的采取浆肌层瓣包埋,从而形成括约肌结构,防止反流。

一、手术适应证

食管胃结合部早期癌。其中 Siewert Ⅰ、Ⅱ型早期癌采取胸腹联合腔镜或开放手术,Siewert Ⅲ型早期癌可以采取经腹开放或腔镜手术。

二、手术步骤

可以采取开放或腹腔镜辅助小切口,以下是开放手术的操作步骤。

1. 保留迷走神经,具体方法参考第六章有关内容。完成胃周淋巴结清扫,用线型闭合器建立管型胃:保留胃右血管、胃网膜右血管。用线性闭合器,于胃小弯中下 1/3 处,与大弯平行闭合。移除标本,小弯及上切断间断缝合加固。应该尽量保留足够大的残胃容量(图 8-51A)。游离食管下端约 5cm。

2. 于残胃近端约 2cm 处工字形剖开浆肌层(图 8-51B)。该步骤是手术能否成功的最关键操作。工字形宽 2cm,高 3cm。选择适当功率的电刀,逐层切开浆膜和肌层,保持黏膜层的完整性。将左右浆肌层瓣由黏膜剥离,在剥离过程中极易损伤黏膜下血管,如果有损伤,也应该尽量采取可吸收线缝扎止血。完整剥离浆肌层瓣后,黏膜下层血管网清晰可见(图 8-51C)。

3. 于工字形下方剖开黏膜层。这个开口也是食管与残胃的吻合口,宽约 2cm,与食管下端横径保持一致(图 8-51D 白箭头处)。

4. 于食管下端 3cm 后壁与残胃工字上横画间断缝合 3~4 针:此举是为了在食管-残胃吻合前减张和定位。完成间断缝合后,食管下端自然与残胃预计的开口吻合(图 8-51E 白箭头处)。

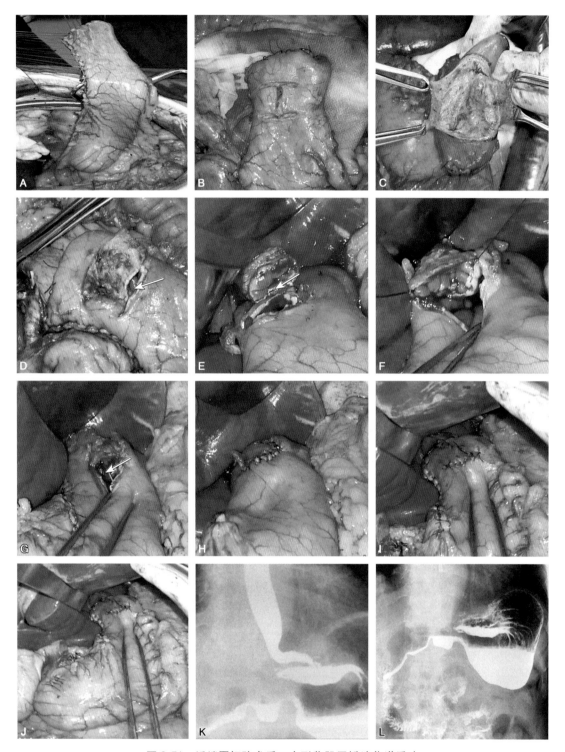

图 8-51　近端胃切除术后工字形浆肌层瓣消化道重建

A. 完成管型胃；B. 于残胃近端浆肌层工字形切开；C. 小心游离工字形左右浆肌层瓣；D. 于工字形下横画处剖开黏膜；E. 于食管下端 3cm 处后壁与工字形上横画间断缝合 3~4 针，使食管下端与残胃工字形下横画对齐；F. 食管下端后壁与胃黏膜全层连续缝合；G. 完成食管后壁与残胃黏膜缝合后，将胃管置入残胃；H. 食管下端前壁与残胃全层连续缝合；I. 将浆肌层瓣复位缝合；J. 幽门成型；K. 钡剂造影：食管下端形成括约肌结构；L. 钡剂通过十二指肠

5. 食管下端后壁与残胃吻合:首先于食管下端左右各缝一针牵引,然后用4-0可吸收缝线,残胃黏膜-食管后壁全层连续缝合。完成缝合后检查是否保持了食管下端口径与残胃预计吻合口的一致(图8-51F)。

6. 食管下端前壁与残胃吻合:首先将胃管经吻合口送入残胃(图8-51G白箭头),此举起到指示吻合口位置的作用。以预置的牵引线为标记,全层、连续缝合食管下端前壁和残胃,完成了食管下端前后壁与残胃的吻合(图8-51H)。

7. 复原浆肌层瓣 该步骤也是重建过程中比较困难的操作,务必用力轻柔以免撕裂浆

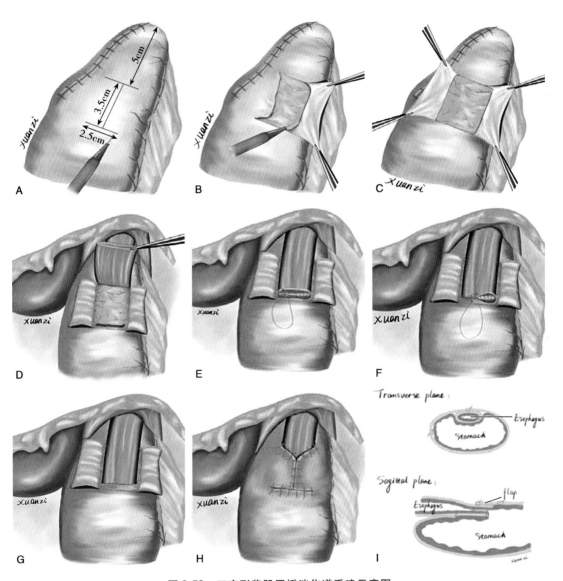

图 8-52 工字形浆肌层瓣消化道重建示意图
A. 距上残端2~5cm处,于管状胃前壁做工字标记;B. 沿工字笔画切开浆肌层,剥离右侧浆肌层瓣;C. 继续剥离左侧浆肌层瓣;D. 将食管后壁与长方形上边间断缝合4针固定;E. 食管残端后壁与残胃黏膜连续缝合;F. 食管残端前壁与残胃戳孔处全层连续缝合;G. 完成食管下端与残胃的吻合;H. 最后将左右浆肌层瓣对合,间断缝合固定;I. 重建后冠状截面和矢状截面示意图

肌层瓣。通常采用4-0可吸收线由合拢的瓣膜上方开始,连续缝合,每次牵拉缝线是应该缓慢、轻柔,前2针是关键。缝合完合拢的中线后,再缝合原工字的下横画,采取浆肌层瓣全层,残胃浆肌层连续缝合。最后缝合工字形上缘:浆肌层瓣全层-食管下端肌层连续缝合(图8-51I)。完成缝合后工字的上横画会发生变形。

8. 幽门成型　于幽门环前壁,切开浆肌层并横断幽门括约肌,用4-0可吸收缝线间断浆肌层缝合3~4针(图8-51J)。至此,完成了全部操作,残胃基本保持了原有形状。术后3周钡剂造影,可以显示食管下端的括约肌样结构,钡剂可以顺利通过吻合口、幽门口(图8-51K、L)。图8-52为重建的示意图;完成重建后食管下端自然形成类括约肌结构。

三、术式评价

最显著的优点是重建了食管下端括约肌结构,并形成了类似胃底的结构,从而有效的预防反流。完成重建后,相当于将食管下端3cm潜行于残胃前壁的浆肌层与黏膜下隧道中。由于浆肌层的力度大于黏膜层,因此从残胃腔内观察,食管下端将残胃前壁黏膜突向胃腔内。包裹在食管下端的浆肌层瓣和残胃黏膜层构成了类食管下端括约肌结构。主要缺点是操作复杂。如果采取经腹手术,应该游离足够的食管下端,以避免吻合后食管回缩。有报告术后有发生吻合口狭窄的风险。因此,在吻合过程中尽量采用可吸收缝线,保持适当针距。在保证吻合确切的前提下避免缝合过密,造成术后瘢痕狭窄。总之,该重建式的临床应用时间较短,文献报道的病例有限,其临床优势尚需要前瞻对照大宗病例的验证。

(梁　寒)

参 考 文 献

1. Ajkou T, Natusqoe S, Shimazu H, et al. Antrum preserving double tract method for reconstruction following proximal gastrectomy. Jpn J Surg, 1988, 18(1):114-115.

2. Nakajima K, Kawano M, Kinami S, et al. Dual-radionuclide simultaneous gastric emptying and bile transit study after gastric surgery with double-tract reconstruction. Ann Nucl Med, 2005, 19(3):185-191.

3. 季加孚. 胃切除术后消化道重建技术专家共识. 中国实用外科杂志, 2014, 34(3):205-212.

4. 郝希山, 李强, 尹健. 全胃切除术后不同代胃术式的评价. 外科理论与实践, 2003, 8:34.

5. 梁寒. 食管胃结合部腺癌消化道重建方式选择及评价. 中国实用外科杂志, 2012, 32:293-295.

6. Gertler R, Rosenberg R, Feith M, et al. Pouch vs. no pouch following total gastrectomy: meta-analysis and systematic review. Am J Gastroenterol, 2009, 104(11):2838-2851.

7. 赵群, 李勇, 杨沛刚, 等. 改良空肠间置术在Siewert Ⅱ型和Ⅲ型食管胃结合部腺癌根治术中的应用. 中华胃肠外科杂志, 2015, 18(5):437-441.

8. 赵群, 李勇, 张志栋, 等. 食管残胃间空肠间置术在近端胃癌根治术中的临床应用. 第三军医大学学报, 2007, 29(20):1996-1998.

9. Zhao Q, Li Y, Guo W, et al. Clinical application of modified double tracks anastomosis in proximal gastrectomy. Am Surg, 2011, 77(12):1593-1599.

10. Shiraishi N, Hirose R, Morimoto A, et al. Gastric tube reconstruction prevented esophageal reflex after proximal gastrectomy. Gastric Cancer, 1998, 1(1):78-79.

11. Chen XF, Zhang B, Chen ZX, et al. Gastric tube reconstruction reduces postoperative gastroesophageal reflux in adenocarcinoma of esophagogastric junction. Dig Dis Sci, 2012, 57(3):738-745.

12. 王士杰, 王其彰. 食管癌与贲门癌. 北京:人民卫生出版社, 2008:252-256.

13. 刘倩,王文奇.胃癌.北京:人民卫生出版社,2004:383.

14. 游伟程.胃癌.北京:中国医药科技出版社,2006:282-293.

15. 张文范,张荫昌.胃癌.上海:上海科学技术出版社,1987:285-286.

16. 周吕,柯美云.胃肠动力学:基础与临床.北京:科学出版社,2015:126-148.

17. Japanese Gastric Association. Japanese gastric cancer treatment guideline 2010(ver. 3). Gastric Cancer,2011, 14(2):113-123.

18. Uyama I,Sugioxa A,Fujita J,et al. Laparoscopic total gastrectomy with distal pancreatosplenectomy and D2 lymphadenectomy for advanced gastric cancer. Gastric Cancer,1999,2:230-234.

19. Uyama I,Sugioka A,Fujita J,et al. Completely laparoscopic extraperigastric lymph node dissection for gastric malignancies located in the middle or lower third of the stomach. Gastric Cancer,1999,2:186-190.

20. Kanaya S,Gomi T,Momoi H,et al. Delta-Shaped anastomosis in totally laparoscopic Billroth I gastrectomy:New technique of intraabdominal gastroduodenostomy. Am Coll Surg,2002,195(2):284-287.

21. Kim HS,Kim MG,Kim BS,et al. Comparison of totally laparoscopic total gastrectomy and laparoscopic-assisted total gastrectomy methods for the surgical treatment of early gastric cancer near the gastroesophageal junction. J Laparoendosc Adv Surg Tech A,2013,23(3):204-210.

22. Gao J,Li P,Li QG,et al. Comparison between totally laparoscopic andlaparoscopically assisted distal gastrectomy for gastric cancer with a short follow-up:a meta-analysis. J Laparoendosc Adv Surg Tech A,2013,23(8): 693-697.

23. Woo J,Lee JH,Shim KN,et al. Does the difference of invasiveness between totally laparoscopic distal gastrectomy and laparoscopy-assisted distal gastrectomy lead to a difference in early surgical outcomes? A prospective randomized trial. Ann Surg Oncol,2015,22(6):1836-1843.

24. Nakamura M,Yamaue H. Reconstruction after proximal gastrectomy for gastric cancer in the upper third of the stomach:a review of the literature published from 2000 to2014. Surg Today,2016,46(5):517-527.

25. Nomura E,Lee SW,Kawa M,et al. Functional outcome by reconstruction technique following laparoscopic proximal gastrectomy for gastric cancer:double tract versus jejuna interposition. World J Surg Oncol,2014,12:20.

26. Mine S,Nunobe S,Watanable M. A novel technique of anti-reflux esophagogasrectomy following left thoracoabdominal esophagesectomy for carcinoma of the esophagogastric junction. World J Surg, 2015, 39 (9): 2359-2361.

27. Kamikawa Y,Kobayashi T,Kamiyama S,et al. A new procedure of esophagogastrostomy to prevent reflux following proximal gastrectomy(in Japanese). Shoukakigeka,2001,24:1053-1060.

28. Nisizaki M,Kuroda S,Matsumura T,et al. Valvuloplastic esophagogastrostomy using double flap technique after proximal gastrectomy(in Japanese). Rinsho Geka,2014,69:1464-1471.

第九章

全胃切除术后消化道重建

第一节 Roux-en-Y 消化道重建

全胃切除后 Roux-en-Y(R-Y)消化道重建术式最早由瑞士外科医师 Roux 于 1897 年报道,目前临床上采用的 R-Y 重建方法源于 1947 年 Orr 医师的改良版——食管-空肠端-侧吻合术。虽然临床应用已逾百年,但是因其手术操作简便、损伤小、术后功能障碍等并发症少等优点,至今仍是大多数外科医师的首选。最新出版的中国胃癌手术消化道重建机械吻合专家共识,针对全胃切除术后消化道重建首推 R-Y 吻合,也可以酌情采取空肠间置。1999年日本胃癌学会向全国 1100 家医院发送问卷调查,在收回的 330 家医院几乎囊括了日本全国主要医疗机构,此调查表明,全胃切除术后消化道重建的方式以 R-Y 法最多,约半数手术后采取此方法,是第二位的空肠间置(24%)的 2 倍。而 2012 年第二次全国问卷调查中,来自全日本 145 家医疗机构调查结果显示,全胃切除术后 95% 的医师选择 R-Y 重建。

一、手术适应证

1. 胃体进展期胃癌。
2. 食管胃结合部进展期胃癌(Siewert Ⅱ、Ⅲ型)。
3. 胃中、上部早期胃癌。
4. Borrmann Ⅳ型胃癌。
5. 分布散在的多灶性早期胃癌。
6. 残胃癌。
7. 残胃复发癌。

二、手术步骤

1. 闭合十二指肠残端 参照 Billroth Ⅱ式消化道重建十二指肠断端的处理。
2. 食管下端处理 充分游离食管下端后,于距肿瘤上缘 3cm 左右置入荷包钳、荷包线。用电刀(电凝档)离断食管下端。于食管下端等距离置入 3 把 Allis 钳牵引(图 9-1)。置入 25mm 管型吻合器抵钉座,收紧荷包线并打 6~8 个结(图 9-2)。检查荷包缝合是否完整,食管下端管壁是否完整。
3. 空肠系膜的处理 从屈氏(Treitz)韧带起始部以远 15~20cm 处作为横断空肠的部位,图 9-3 中"A"点距屈氏韧带约 30cm。确认血管弓走行,结扎相应的空肠血管,保证足够长度的系膜及肠管。用电刀(电凝档)于"A"、"B"之间的位置离断空肠,再次检查空肠系膜血管结扎确切(图9-4)。

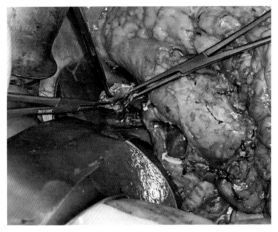

图9-1　食管下端用3把Allis钳牵引

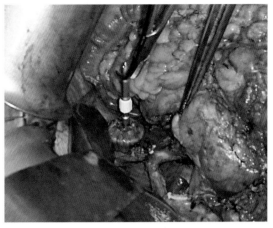

图9-2　置入25mm管型吻合器抵钉座并荷包缝合

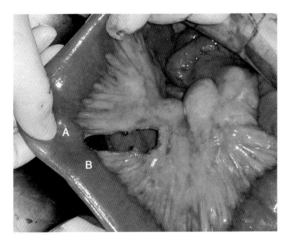

图9-3　处理空肠系膜

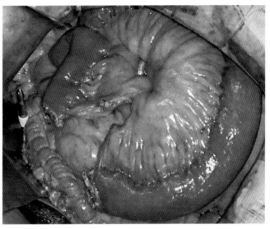

图9-4　离断空肠

4. 空肠-食管吻合　将25mm管型吻合器身于"B"点置入远端空肠腔,距离空肠远断端段5~6cm处旋出吻合器钉芯,于对系膜缘贯穿肠壁,采取横结肠前位与预置于食管下端的抵钉座连接。旋紧吻合器至相应刻度。保持15秒压榨时间,保持上提空肠适度张力前提下,激发吻合器身扳机,击发(图9-5)。退出管型吻合器,检查切割的带线上切端组织是否环周完整。同时检查空肠系膜是否有张力,是否发生扭转。检查吻合口是否通畅和出血:术者示指置入空肠腔探查吻合口是否通畅上下是否通畅;术者观察有无血液自空肠断端涌出、判断有无吻合口存在活动性出血,采用3-0丝线或4-0可吸收抗菌VICRYL缝线浆肌层或全层间断缝合加固、减张,针距5mm左右(图9-6)。距离空肠断端约3cm处,采用直线切割闭合器或残端闭合器闭合空肠残端(图9-7),空肠远端荷包缝合(图9-8),至此完成食管下端与空肠远端的全部吻合。

5. 空肠-空肠吻合　于距食管-空肠吻合口45~50cm处确定吻合位置,于空肠对系膜缘

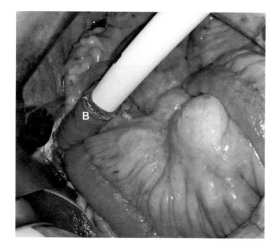

图9-5 远端空肠与食管下端侧-端吻合

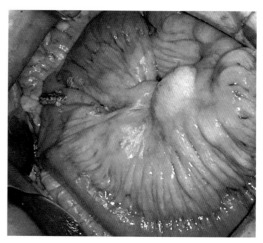

图9-6 完成食管-空肠吻合,浆肌层间断缝合加固

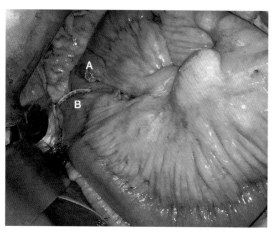

图9-7 用残端闭合器闭合远端空肠残端

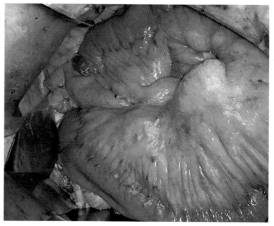

图9-8 远端空肠残端荷包缝合

用3-0丝线延长轴U形荷包缝合U形壁各3针。用电刀剖开U形荷包缝中间的肠管,置入24mm或25mm的管型吻合器抵钉座。于近端空肠断端"A"处置入管型吻合器,在距"A"点5~6cm处于空肠对系膜缘旋出钉芯,与远端空肠袢预置的抵钉座对合,旋紧、击发(图9-9)。用直线切割闭合器或残端闭合器闭合近端空肠残端(图9-10)。图9-11为完成空肠-空肠侧-侧吻合及空肠残端闭合后术野。用3-0丝线或4-0可吸收抗菌VICRYL缝线浆肌层或全层间断缝合加固、减张。空肠残端荷包缝合,注意避免包埋过多的组织,造成吻合口通透障碍。最后采取间断或连续缝合关闭系膜孔。图9-12为完成全部R-Y消化道重建的术野。

三、注意事项

食管-空肠吻合口是消化道重建最薄弱的环节,完成吻合后一定要全层或浆肌层缝合加固,以防止吻合口出血、血肿形成或在随后的操作中不当的牵拉造成吻合钉松动等。Y襻可以选择横结肠前位或后位,没有原则性差别,主要根据术者经验、Y襻肠管张力。如果采取横结肠后位,结束前注意关闭系膜裂孔,防止内疝。食管下端与空肠吻合以及Y襻空肠-空

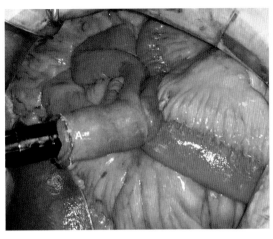

图 9-9　近端空肠与远端空肠侧-侧吻合

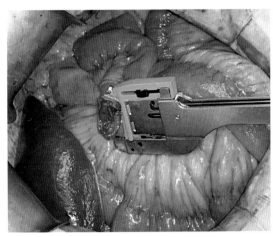

图 9-10　用 30mm 残端闭合器闭合近端空肠残端

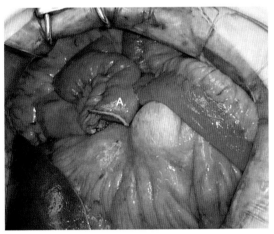

图 9-11　完成近端空肠残端闭合

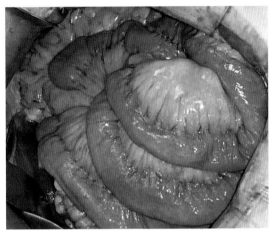

图 9-12　完成全部吻合术野

肠侧-侧吻合后,空场残端应该保留至少 2~3cm(自然状态下),如果吻合后发现空肠残端长度<2cm,应避免采取浆肌层间断内翻荷包缝合加固,以免造成吻合口通透性障碍。但是也应该注意避免盲襻过长。

从屈氏韧带起始部以远 15~20cm 处选取横断空肠位置时不应该局限于此范围,主要确认血管弓位置,选择空肠尽可能抬高的部位切开肠系膜,该位置一般在空肠第二动脉弓和第三动脉弓之间,长度约在屈氏韧带 20cm 处。切断空肠最近的边缘动静脉弓,处理 5cm 左右的空肠边缘动静脉。保证 Roux-en-Y 吻合的 Y 襻肠管吻合后无明显张力。Y 襻肠管长度至少 45~50cm,具体长度应根据患者肠系膜厚度,血管弓走行情况而定。Y 臂过短,可能造成术后的反流相关并发症,但是 Y 臂长度一般不宜超过 50cm。

四、术式评价

(一) 优点

1. 吻合口少,操作简便,易于掌握,可以缩短手术时间。

2. 发生吻合口瘘的几率较低。

3. 术后患者进食量适当。

4. 发生反流性食管炎的几率低，术后患者的生活质量比较好。R-Y 重建最主要的优点是预防反流性食管炎，一般认为 Y 臂的长度在预防反流性食管炎的效果上至关重要，长度至少应该 45～50cm，但是不主张超过 50cm。Herbella 等最近采取高分辨侧压法（high-resolution manometry，HRM）对 9 例全胃切除术后采取 R-Y 重建的患者 Roux-en-Y 肠壁测压，以观察其蠕动情况。结果显示，采取 R-Y 重建后食管蠕动功能正常，空肠 R-Y 肠壁近端均能测到蠕动波，但是绝大多数病例的蠕动波表现异常，然而蠕动波缺失与症状并无必然的联系。

（二）缺点

1. 改变了消化道的原有生理十二指肠通道。

2. 与 R-Y+空肠贮袋比较，R-Y 术后患者的生活质量，包括体重恢复、单餐进食量、营养状态，胃肠道症状等方面没有优势。

（梁　寒）

第二节　Roux-en-Y+空肠贮袋重建

全胃切除后 Roux-en-Y（R-Y）消化道重建术式最早由德国外科医师 Wolfier 于 1881 年在狗身上完成的。而后由瑞士外科医师 Roux 于 1897 年报道，目前临床上采用的 R-Y 重建方法源于 1947 年 Orr 医师的改良版——食管空肠端-侧吻合术。虽然临床应用已逾百年，但是因其手术操作简便、损伤小、术后功能障碍等并发症少等优点，至今仍是大多数外科医师的首选。最新出版的中国胃癌手术消化道重建机械吻合专家共识，针对全胃切除术后消化道重建首推 R-Y 吻合。2012 年第二次全国问卷调查中，来自全日本 145 家医疗机构调查结果显示，全胃切除术后 95% 的医师选择 R-Y 重建。但是我们也注意到有 18% 的被调查单位选择加贮袋的重建。在选择采取贮袋的 26 家医疗单位中，25 家（96%）采取了 R-Y+空肠贮袋（J-Pouch，JP）。采取贮袋的目的中，88% 是为了增加单餐进食量；26% 为了预防倾倒综合征（dumping syndrome，DS）；贮袋具体位置，选择在近端的占 77%，远端占 23%。25 家报告了贮袋长度的单位中，10cm 占 36%；15cm 占 28%，5cm 占 20%。发表于 2004 年的一项包括了 19 个 RCT 研究 866 例患者的 meta 分析显示，JP 的建立：①未增加手术风险；②术后早期的数月增加了单餐进食量；③减缓了食物在上消化道的排空时间；④不增加发生反流性食管炎的风险；⑤可以改善患者术后 12 个月内的生活质量。

时隔 7 年，2011 年另一项包括了 12 项 RCT 研究的 1018 例患者的 meta 分析证实：①R-Y+JP 不增加包括吻合口瘘和死亡率等术后并发症；②患者 5 年生存率没有统计学差异；③R-Y+JP 患者并不能减少反流症状及反流性食管炎的发生率；④但是 R-Y+JP 患者可以显著降低 DS 的发生率；⑤R-Y+JP 患者单餐进食量显著优于 R-Y 患者；⑥R-Y+JP 与 R-Y 患者短期内营养状况（血浆白蛋白含量）没有显著差异；⑦R-Y+JP 患者术后生活质量较 R-Y 患者明显改善。JP 远端可能形成了类似假幽门的功能，减缓了食物进入远端空肠的速度，从而缓解了倾倒 DS 的发生，JP 增加了单餐进食量，提供了潜在的食物消化、吸收功能。本章分别介绍临床上最常用的近口端（oral）和远端（aboral）JP。

一、手术适应证

同全胃切除 Roux-en-Y 消化道重建。

二、近口端 JP 手术步骤

1. 于距屈氏韧带 20cm 左右横断空肠,于远端空肠断端约 15cm 处折叠(图 9-13),于空肠断端约 2cm 处分别在空肠对系膜缘处戳孔,置 45mm 直线切割闭合器,行空肠侧-侧吻合(图 9-13),换钉仓后再连续操作 2 次(图 9-14,图 9-15),JP 长度在吻合器击发状态下是 13.5cm,退缩后自然状态下 10cm。

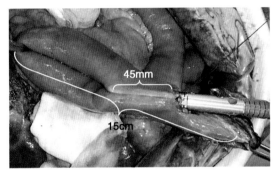

图 9-13　用 45mm 直线切割闭合器做空肠侧-侧吻合

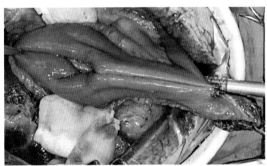

图 9-14　继续吻合

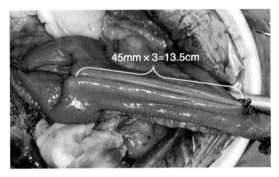

图 9-15　第三次吻合

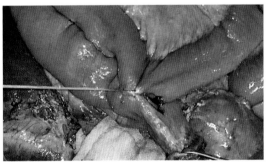

图 9-16　缝合空肠对系膜缘戳孔

2. 闭合空肠对系膜缘戳孔　用 4-0 可吸收抗菌 VICRYL 缝线间断缝合空肠戳孔(图 9-16,图 9-17),完成缝合后 JP 长度约 10cm。

3. 空肠-食管下端-侧端吻合　食管下端预置 25mm 管型吻合器抵钉座,将 25mm 吻合器由远端空肠断端置入,于 JP 最低端旋出钉芯,于抵钉座对合,完成食管下端-空肠端侧吻合(图 9-18)。

4. 闭合空肠远残端　用 45mm 直线切割闭合器闭合 JP 远端的空肠残端(图 9-19)。闭合后就完成了 JP 的全部操作,JP 长度在生理状态下约 10cm(图 9-20)。

5. 空肠-空肠侧-侧吻合　用 45mm 直线切割闭合器,于距食管-空肠吻合口约 45cm 处与近端空肠行侧-侧吻合(图 9-21)。最后用 45mm 直线切割闭合器闭合近端空肠残端及远端

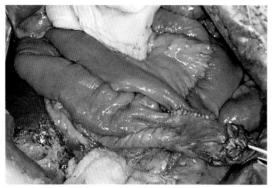

图 9-17　缝合完空肠戳孔

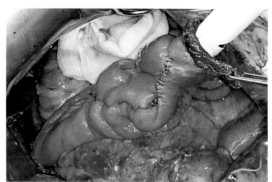

图 9-18　空肠-食管下端侧-端吻合

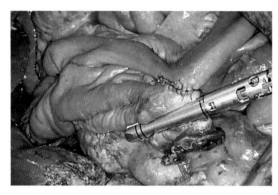

图 9-19　用直线切割闭合器闭合贮袋远端
空肠残端

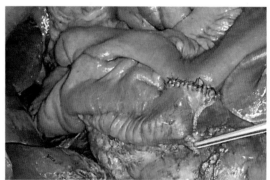

图 9-20　全部完成空肠贮袋操作

空肠对系膜缘戳孔(图 9-22,9-23)。最后闭合空肠系膜孔。

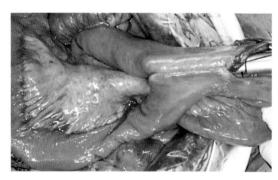

图 9-21　近端空肠与远端空肠侧-侧吻合

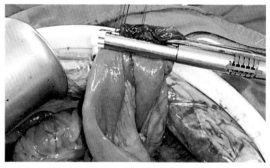

图 9-22　闭合近端空肠残端及远端空肠戳孔

至此,完成 R-Y+JP 的全部吻合,图 9-24 为完成后术野,图 9-25 为完成重建的示意图。
图 9-26 为术后 1 周上消化道造影:可以显示食管-空肠吻合处 JP 影像。

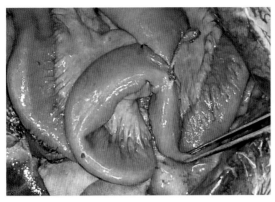

图 9-23　闭合完近端空肠残端及远端空肠戳孔

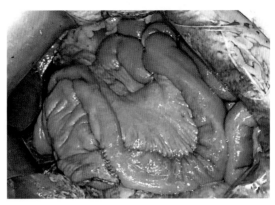

图 9-24　完成 R-Y+JP 全部吻合后术野

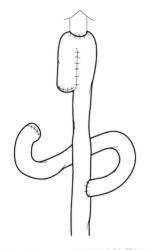

图 9-25　Roux-en-Y 近端储袋示意图

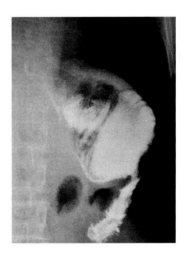

图 9-26　术后 7 天上消化道造影

三、远口端(aboral)JP 手术操作步骤

1. 移除标本　于食管远端预置 25mm 管型吻合器抵钉座(图 9-27)。

2. 建立远口端 JP　于屈氏韧带以远约 40cm 处横断空肠,"A"点为空肠断端近侧,"C"点约距空肠断端远侧 40cm(图 9-28),用电刀于"C"点空肠对系膜缘戳孔,用 100mm 直线切割闭合器沿"B"和"D"方向做 JP(图 9-29,并参考图 9-30)。完成吻合后肠管检查黏膜面是否有渗血(图 9-31)。更换钉仓后闭合 JP 断端(图 9-32),完成远口端 JP(图 9-33)。

3. 空肠-食管下端吻合　用 25mm 管型吻合器,经空肠远侧断端,于"F"处空肠对系膜

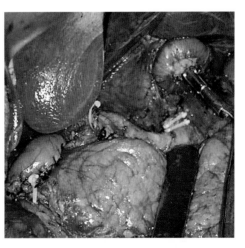

图 9-27　食管远端预置 25mm 管型吻合器抵钉座

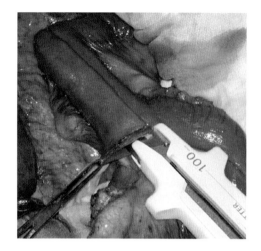

图 9-28　建立 JP

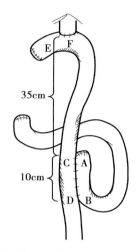

图 9-29　完成远口端 JP 示意图

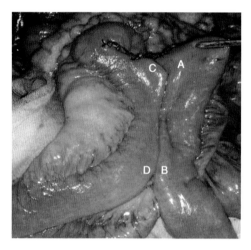

图 9-30　完成远口端 JP 局部术野

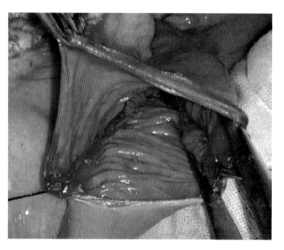

图 9-31　检查黏膜面是否有渗血

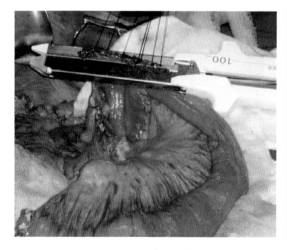

图 9-32　闭合 JP 断端

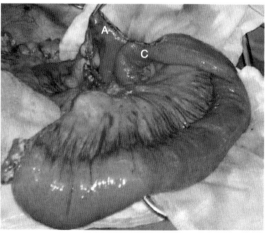

图 9-33　完成 JP

缘于食管下端行端侧吻合(图9-34),随后用残端闭合器闭合残端。由此完成了全部吻合步骤,图9-30为完成远口端JP的局部术野,图9-28为完成重建的示意图:Y襻长度45cm,JP长度10cm。

四、注意事项

(一) JP长度

利用猪进行的动物实验表明JP长度与其容量密切相关:JP长度由分别为5cm、10cm以及15cm时,其容量是逐渐增加的。但是当JP长度超过15cm是并不能从长度是其容量获益。5cm及10cm

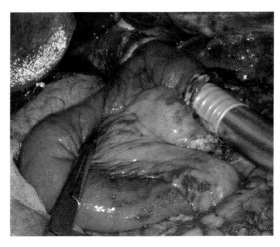

图9-34　空肠-食管下端吻合

的JP只有当压力达到45cmH$_2$O时才能获得350~400ml的容量,该容量是老年人一餐平均进食量。但是对于15m以及20cm的JP而言,但压力只有15cmH$_2$O时就已经获得了350~400ml的容量。文献中报道JP长度从最小的7cm,到最长的20cm。由于每项研究涉及的病例数有限,并且操作手法、术者经验均不尽相同,因此很难做横向比较。Meta分析虽然可以说明一定问题,但是也有许多无法克服的缺陷。最近的一项有关JP长度的meta分析收集了1996年至2011年29项RCT研究,其中的18项甚至没有描述JP长度,另外6项研究涉及重复发表且没有完整提供所需数据,最后可以纳入研究的仅有5项共计118例,平均每项研究包括24个病例。Meta分析结果显示接受了小JP(7~15cm,平均11.4cm)重建的患者比大JP(15~20cm,平均19cm)可以获得更佳的单餐进食量,可以更好地改善术后相关症状,包括胃灼热、恶心、呕吐。而设定的小JP组中,5个研究中,2个10cm、2个15cm以及1个7cm。而2012年进行的包括全日本145家单位的问卷调查显示,绝大多数单位采取的JP长度是15cm。上述的meta分析明确显示大JP(5个研究中的4个JP长度是20cm)对于预防术后胃灼热、恶心、呕吐等症状的效果不如小JP组。因为如果JP长度超过15cm,其蠕动能力明显受限,将引发Roux停滞综合征(Roux stasis syndrome,RSS),其典型表现就是没有器质病变情况下的进食后腹痛、恶心及呕吐。如果JP过短(5~10cm),由于容量有限,因此不能达到临床目的。

(二) JP位置

有限的研究显示,近口端和远口端JP对术后患者的生活质量没有显著影响。日本的包括145家医疗单位的问卷调查显示77%的医生选择近口端JP,23%则选择远口端JP。有限的研究表明,R-Y+远口端JP与单纯R-Y比较,患者可以获得更高的血清胆固醇水平、更佳的脂质吸收能力和更好的生活质量。来自德国的动物实验结果表明,与单纯R-Y组比较,远口端JP+横向空肠成型可以延缓食物在上段空肠的排空,且空肠襻的容量增加,动物体重增加。最近发表的来自日本的多中心随机对照研究提示,Roux-en-Y(51例)与远口端Roux-en-Y+空肠贮袋(aboral pouch,AP)(49例)两组患者术后经过采取EORTCQLQ-C30和STO22生活质量评估,比较了体质、重建术后相关并发症。结果发现术后并发症的发生率两组患者无统计学差异(R-Y组29%,AP组27%),在生理功能评分方面两组间也无统计学差异,AP组患者的优势仅体现在术后 12 个月恶性和呕吐评分优于 R-Y 组患者($P=0.041$),以及术后 1 个月反流评分优于 AP 组患者($P=0.036$)。而在体质或血清生化评估方面两组间无显著差异。该研究的结论是,虽然重建操作方面没有增加手术风险,但是在术后 12 个月内评估后没有发现 AP 重建较 R-Y 重建方法在患者营养状态以及生活质量改善方面具有优势。

五、术式评价

(一) 优点

1. 可以增加单餐进食量。JP 本身具备一定的储藏食物的功能。

2. 可以预防倾倒综合征。

3. 可以潜在预防反流型性食管炎,改善反流症状。Meta 分析表明与传统 R-Y 重建比较,R-Y+JP 并没有表现出更明显的抗反流作用。究其原因 R-Y 重建本身即具有良好的抗反流作用,因此无论是间置于食管下端与近端空肠间的 40~50cmY 肠壁,还是 R-Y+JP 均可以达到预防食管碱性小肠液造成的损害而引起的反流症状。

4. 可能提高患者术后的生活质量,尚缺乏高级别的循证医学证据。

(二) 缺点

1. 增加了手术操作的复杂程度和吻合口数量。

2. 有潜在的增加术后吻合口漏以及手术死亡率的风险。因此术者在选择是否采取 JP 重建时应该综合考虑患者的年龄、营养状况、伴发疾病情况以及术者经验等因素。

(梁　寒)

第三节　双通路消化道重建

Roux-en-Y(R-Y)+双通路(double tract, DT)方法消化道重建是近年来比较常用的方法之一,其主要特点是既保留了 R-Y 的优点,也使(部分)食物保持了十二指肠正常生理通路。

一、手术适应证

同全胃切除 R-Y 消化道重建。

二、手术步骤

1. 准备 R-Y 重建的 Y 襻　去除全胃标本后,分别于十二指肠残端(A)及食管下端(F)置入 25mm 管型吻合器抵钉座。于屈氏韧带以远约 20cm 空肠处(B、C)置入荷包钳后横断空肠,近端(B)置入 25mm 管型吻合器抵钉座。远端空肠自"C"点向远端约 35cm 处标记为"D"点,自"D"点向远端空肠约 15cm 标记为"E"点(图 9-35)。

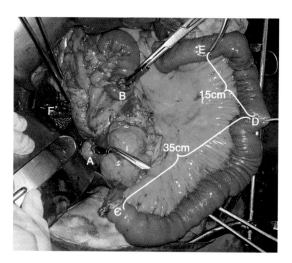

图 9-35　移去全胃标本后术野:于十二指肠残端 (A) 置入 25mm 管型吻合器抵钉座,于蔡氏韧带以远约 20mm 空"B"点置荷包钳,横断空肠,置入 25mm

2. 消化道重建　于远端空肠断端(C)置入第一支 25mm 管型吻合器,经过"D"点,达到"E"点,与"B"点抵钉座汇合,完成吻合(图 9-36)。于空肠断端(C)置入第 2 支 25mm 管型吻合器,达到"D"点与十二指肠断端(A)预置抵钉座汇合,完成吻合(图 9-37A)。于远端空肠断端(C)置入第 3 支 25mm 管型吻合器与食管下端(F)预置的抵钉座汇合,完成吻合(图 9-37B),至此完成全部吻合,图 9-37C 为 Roux-en-Y+双通路重建示意图。

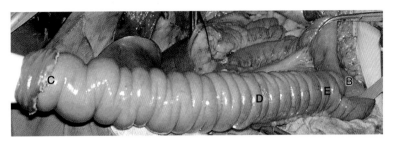

图 9-36　于"C"点置入 25mm 管型吻合器,经过"D"点,到达"E"点与预置"B"点的抵钉座汇合,完成吻合

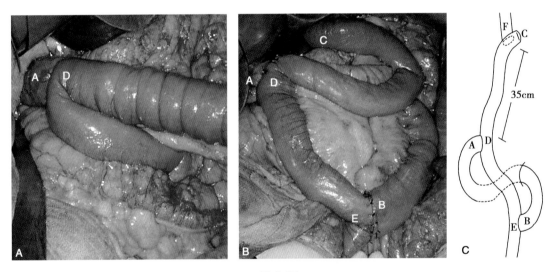

图 9-37

A. 于"C"点置入 25mm 管型吻合器至"D"点,与十二指肠残端(A 点)预置的抵钉座汇合,完成空肠-十二指肠残端吻合;B. 用 25mm 管型吻合器于"C"点置入,与食管下端(F 点)预置抵钉座汇合,完成空肠-食管吻合。至此,完成 Roux-en-Y+双通路的全部吻合。C. Roux-en-Y+双通路吻合示意图(A、B 为术中局部照片图)

三、注意事项

因为需要将约 50cm 的空肠襻套入 25mm 管型吻合器,因此上述重建方法理论上仅适合空肠管径较粗大的病例,否则非常容易造成空肠的撕裂伤。对于肠管管径细小的病例,则不适合该术式。"E"与"B"的吻合可以采取侧-侧吻合:首先在 Y 襻空肠对系膜缘手工荷包缝合,置入 24mm 或 25mm 管型吻合器抵钉座,收紧荷包线结扎牢固。将吻合器由空肠近断端置入,与远端空肠于"E"点作侧-侧吻合(图 9-38A);随后用 30mm 残端闭合器闭合空肠残端(B)(图 9-38B)。图 9-38C 为完成图,注意"B"端与"E"吻合口的距离保持 2~3cm 为佳。此

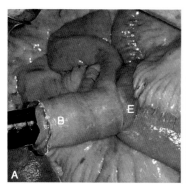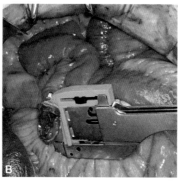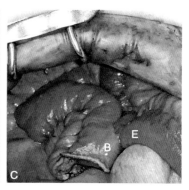

图 9-38

A.用管型吻合进行侧-侧吻合;B.用残端闭合期闭合空肠残端;C.完成吻合

举可以避免因套入过多的肠管,造成医源性损伤。但是进行"A"与"D"吻合时,原则上应该将吻合器经空肠远断端(C)套入,如果肠管管径细小,粗暴操作极易造成肠管撕裂损伤。

四、术式评价

该术式最早有日本医师应用于临床,初衷是既保留了传统 R-Y 的优点,又兼顾了保持食物十二指肠生理通路的要求。

Makoto 等开展有关 DT 对比 R-Y 的前瞻性注册研究,其中 DT 组患者 21 例,R-Y 组 23 例,术后随访发现,两组患者进食量均迅速下降,两组间没有观察到显著差异。患者的体重在术后特定的时间内持续减低,然后轻微回升,但是在两组间也未观察到统计学差异。在营养指标的方面,实验室检查提示,手术后不久患者的血清前蛋白、视黄醇结合蛋白、胆固醇和甘油三酸酯水平下降,两者间也未观察到有统计学差异。因此与传统的 R-Y 重建比较,DT对术后患者的进食、营养状态、体重恢复等没有明显优势。唯一确切的优势就是接受 DT 重建的患者手术后可以经内镜对十二指肠乳头等进行检查。

Ikeguchi 等比较了全胃切除术后 DT+空肠贮袋(jejunal pouch,JP)与 R-Y 消化道重建对患者术后营养状态和生活质量的影响。结果发现,DT+JP 没有增加患者的手术风险,接受DT+JP 重建的患者没有出现倾倒综合征。与接受 R-Y 重建的患者比较,接受 DT+JP 重建的患者单餐进食量更多,体重恢复更好。

（梁　寒）

第四节　空肠间置重建

1952 年 Longmire 首先报道将一段游离的空肠祥置于食管和十二指肠间进行全胃术后的消化道重建。文献报道的间置空肠(jejunal interposition,J-I)长度从 10~30cm 不等,有研究显示 J-I 段过长易引起食物通过不畅。此法虽从生理上更趋于合理,但由于操作复杂、吻合口多,增加了术后吻合口瘘的风险,特别是需要横断空肠,干扰了小肠的运动功能,因此目前较少采用。

一、手术适应证

同全胃切除 Roux-en-Y 消化道重建。

二、手术步骤

1. 建立带血管蒂的近端空肠襻　清扫完淋巴结移去标本后,分别于十二指肠(A)及食管下端(B)置荷包钳、荷包线,置入 25mm 管型吻合器抵钉座(图 9-39)。于屈氏韧带以远约 20cm 选择确切血管蒂(2 支)的空肠襻约 35cm 长,分别与 C、D 与 E、F 间横断空肠(图 9-40)。"C"点距屈氏韧带约 20cm。用 80mm 线性切割闭合器将空肠断端 C 与 F 侧-侧吻合,残端闭合,检查带血管蒂的游离空肠襻血运良好(图 9-41)。全胃切除间置空肠的空肠襻长度达 35cm,因此一定要确保带血管蒂空肠襻血运,操作过程避免过度牵拉、扭转。D-E 为准备间置代胃的空肠襻(图 9-42)。

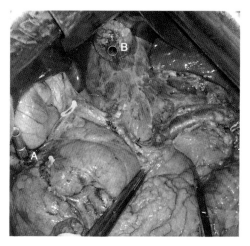

图 9-39　清扫完淋巴结,移去标本后,分别于十二指肠及食管下端置荷包、置入 25mm 管型吻合器抵钉座

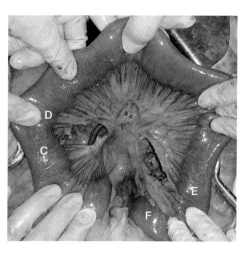

图 9-40　于空肠上段选择带血管蒂的空肠段约 35cm 长,分别在 C、D 与 E、F 之间横断空肠

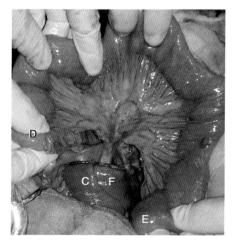

图 9-41　D、E 胃带血管蒂游离空肠段,用线性切割合闭合器将 C、F 端侧-侧吻合,残端闭合

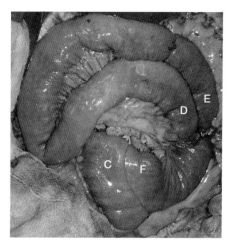

图 9-42　D-E 为带血管蒂的空肠段

2. 空肠襻远端-十二指肠吻合 横结肠系膜无血管区戳孔,将游离带蒂空肠祥经横结肠系膜孔移至横结肠上区。在空肠祥远端(E)做荷包线,收紧;将25mm管型吻合器由空肠祥近端(D)小心插入,用湿纱布由近向远,与吻合器相反方向将吻合器顶端送至"E"端,荷包线打结。将吻合器钉芯插入预先放置在十二指肠残端的抵钉座,旋紧、击发,完成空肠祥与十二指肠的端-端吻合(图9-43)。

3. 空肠攀近端-食管下端吻合 将另外一把25mm管型吻合器于空肠祥近端(D)置入约5cm,旋出钉芯,插入预先放置在食管下端(B)的抵钉座,击发,完成空肠祥-食管下端的侧端吻合(图9-44)。用30mm残端闭合器闭合空肠残端(D)(图9-45),完成全部吻合。

最后检查空肠祥血管蒂位置、张力、是否发生扭转(图9-46),闭合横结肠系膜空,注意

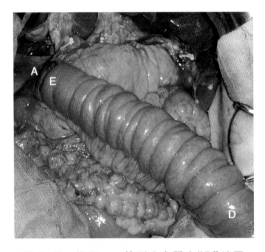

图9-43 将25mm管型吻合器由"D"端置入,于"E"端与十二指肠残端(A点)端-端吻合

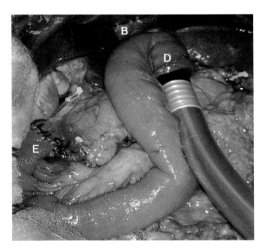

图9-44 于空肠襻E端置入管型吻合器,于距"E"点5cm处选出钉芯,与食管下端(B点)侧-端吻合

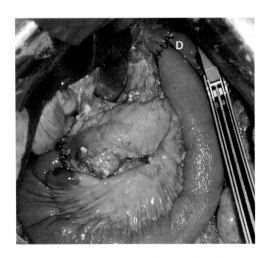

图9-45 用30mm残端闭合器闭合空肠残端

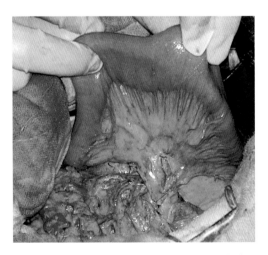

图9-46 完成J-I消化道重建,检查血管蒂未发生扭转、动脉搏动明显,血运良好

勿造成血管蒂张力。图 9-47 为完成重建术野,图 9-48 为间置空肠示意图:间置空肠长度约为 30cm,空肠袢血运良好。空肠袢的长度适度,太长容易造成食物淤滞,过短可能发生反流性食管炎等系列全胃切除术后综合征。

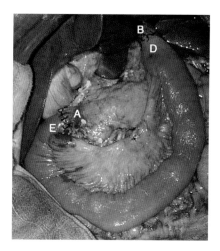

图 9-47　J-I 完成图

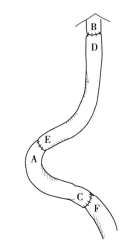

图 9-48　Longmire J-I 代胃示意图

三、术式评价

1952 年 Longmire 首先报道了全胃切除术后 J-I 代胃术式后,由于该术式的操作与 R-Y 比较稍显复杂,因此在很长时间内没有得到广泛应用。1975 年 Brunner 在德国医学周刊上报道了 51 例 J-I 病例:间置的空肠为 35cm 长,随访发现绝大多数患者可以克服胃切除后并发症。除 5 例死亡以外,在长期随访中发现,患者的体重增加的幅度由 2.5kg 至 22kg。1991 年 Miholic 等比较了 J-I 与 R-Y 术式对患者术后营养状况的影响:R-Y 组患者体重下降的最低值是术前体重的 77%±2%;J-I 组患者是 82%±2%($P<0.05$)。60 岁以下的 R-Y 患者中,只有 1/3 重返工作岗位,而 J-I 组的比例达到 2/3($P=0.056$)。进餐后症状两组间无显著差异,R-Y 组患者的迟发性倾倒综合征发生率略高于 J-I 组(17% vs 10%)。R-Y 组进餐后半排空时间略长于 J-I(488 秒 vs 378 秒,$P=0.05$),而早期倾倒综合征与代胃内实物迅速排空呈正相关($P=0.01$)。该研究的结论是 J-I 患者的营养状况及生活质量优于 R-Y。

1994 年 Schmitz 等发表了回顾性研究,比较了 21 例 J-P-I 和 J-I 患者的生活质量,在术后 6 个月采取 Spitser QL 指数和 Cuschieri 评估法,前者没有发现差异,后者提示 J-P-I 有优势。但是由于病例数太少,因此不能就此得出结论。2004 年 Mochiki 等比较了单纯 J-I 与空肠贮袋间置(jejunal-pouch interposition,J-P-I)对肠道功能的影响,结果发现间置空肠采取空肠贮袋的形式明显干扰了禁食和进餐状态下空肠的正常运动功能,作者质疑这种干扰可能是导致接受 J-P-I 患者进参量减少的主要原因。2006 年俄罗斯医师 Zherlov 发表了改良的间置空肠(J-I)术式的临床研究结果:具体方法是在食管与十二指肠之间间置 15~18cm 的空肠袢,分别在空肠-食管吻合口及空肠-十二指肠吻合后建议黏膜瓣结构,以此达到防反流作用,一共有 77 位患者采取了该术式,术后 1 年和 2 年 J-I 组病例体重分别回复到术前体重的 89.8% 和 89.7%;而接受传统 R-Y 重建的患者为 64.4% 和 59.2%。两组病例术后倾倒综合征的发生率分别为 5.3% 和 27.5%,采取 J-I 重建的病例没有发生反流性食管炎。但是该方法的主要缺点是需要全程手工缝合,很难制定客观标准,无法标准化及质控。因此推广困难,文献中鲜有该式式的后续报道。

2006 年以后文献上很少有报道 J-I 的研究,绝大多数研究集中在 R-Y 与 R-Y+JP 的研究,meta 分析也证实了 J-P 在改善生活质量方面的优势。

（梁　寒）

第五节　功能性间置空肠重建

自 100 多年前有记载的第一例全胃切除手术至今,见诸报道的各种消化道重建方式已超过 60 种,迄今仍无一种为学界普遍认可的最理想的重建方式。

定义"理想"的重建方式标准有很多,总结起来不外乎以下几点:①接近正常生理状况,如通过重建保留原胃的储袋功能和食糜消化的正常通路;②损伤最小:尽量不横断/少横断肠管,减少吻合和残端闭合数量,减少出血和污染发生的几率,缩短手术、术后恢复及住院时间等;③并发症少:包括营养不良、反流、排空障碍等;④简单易行:可操作性强,学习曲线短,易于在各级单位推广。

郝希山院士自 20 世纪 80 年代起为探求全胃切除后更符合生理的、理想的消化道重建方式进行了大量动物实验。为同时保留食物十二指肠通过和小肠形态和功能的完整性创立了间置空肠代胃+"适度结扎"的概念,即结扎力度既可以阻挡食糜通过结扎肠段,又不致影响结扎点近端和远端肠管神经传导和血液供应的完整性,重现了生理状态下食物在消化道中的运行路径。经大量基础研究及临床观察结果证实,适度结扎达到了预期的目的,这一概念也因此逐渐为更多同道认可,发展至今天被广为应用的"uncut"理论和技术,只不过由于当年没有相适应的手术器械将这一理念标准化。

一、手术适应证

同全胃切除 Roux-en-Y 消化道重建。

二、手术步骤

1. 十二指肠残端的处理　于十二指肠预定切除线处置荷包钳、荷包线,离断十二指肠。于十二指肠残端边缘等距离置入 3 把 Allis 钳做牵引。置入管型吻合器抵钉座,收紧荷包线并打结,检查荷包缝合是否满意,可酌情单针缝合加固(图 9-49,图 9-50)。

2. 食管下端处理　充分游离食管下端,于距肿瘤上缘 3cm 左右食管置入荷包钳、荷包线,离断食管下端,完整移除标本留作淋巴结分拣和病灶测量拍照。

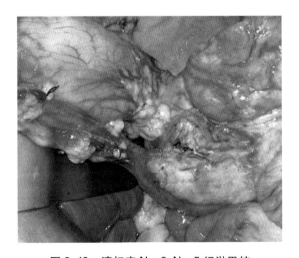

图 9-49　清扫完 No.6、No.5 组淋巴结

于食管残端开口缘等距离置入 3 把 Allis 钳牵引。置入管型吻合器抵钉座,收紧荷包线并打结。检查荷包缝合是否完整,食管下端管壁是否完整(图 9-51)。

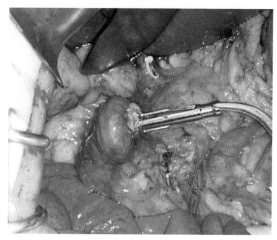

图 9-50　横断十二指肠,置入 25mm 管型吻合器抵钉座

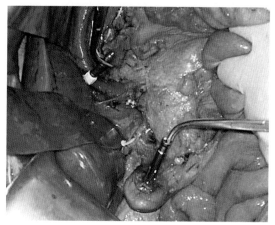

图 9-51　横断食管下段,置入 25mm 管型吻合器抵钉座

3. 空肠-空肠 Braun 吻合　用标尺测量,分别于距屈氏韧带起始处肛侧 20cm 和 85cm 处对系膜缘侧空肠壁间断缝合浆肌层,针距 5~6mm(图 9-52,图 9-53)。于缝线处两侧 2mm 以电刀全层切开肠壁,长度约 5cm(图 9-54)。间断全层缝合 Braun 吻合口后壁(图 9-55)。于距 Treitz 韧带起始处 40cm 处对系膜缘空肠壁电刀标记,留作预定食管-空肠吻合口。

4. 十二指肠-空肠端-侧吻合　于距离食管-空肠吻合口肛侧 35cm 处(输出支 Braun 吻合口上缘口侧 5cm 处)对系膜缘侧空肠壁,电刀标点作管型吻合器戳孔处。从 Braun 吻合共同开口输出支肠段置入吻合器,轻柔推进管型吻合器至预先标记点,旋转手柄戳穿肠壁。与之前置好的十二指肠残端抵钉座牢固接合,旋至相应刻度并保持 15 秒后,击发吻合器扳机完成十二指肠-空肠端-侧吻合(图 9-56)。检查吻合口有无闭合不全、旋转或出血,间断全层

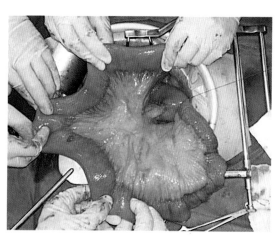

图 9-52　空肠起始部 20cm 处戳孔待作 Braun 吻合

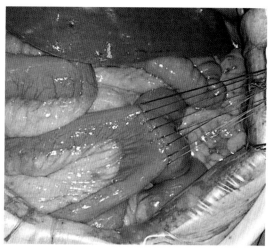

图 9-53　空肠-空肠侧-侧吻合

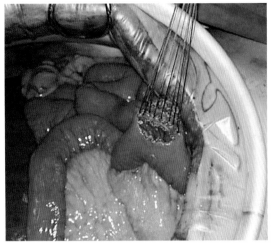

图 9-54　沿缝线两侧剖开空肠壁

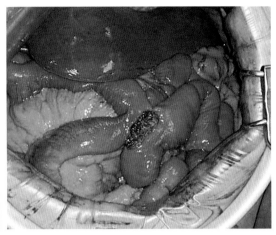

图 9-55　间断全层缝合

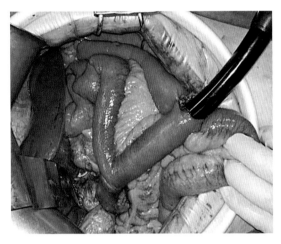

图 9-56　距吻合口远端约 6cm 处与十二指肠侧-端吻合

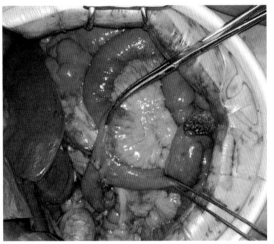

图 9-57　间断全层缝合加固

缝合加固(图 9-57)。

5. 食管-空肠端-侧吻合　从 Braun 吻合共同开口输入支肠段,轻柔推进置入管型吻合器至预先标记点,旋转手柄戳穿肠壁。于结肠前上提输入支空肠,注意不要有张力,与之前置好的食管残端抵钉座扣合,旋至相应刻度并保持 15 秒后,击发吻合器扳机完成食管-空肠端-侧吻合(图 9-58)。检查吻合口有无闭合不全、张力和出血,必要时可于全部重建完成后,采用 3-0 丝线或 4-0 可吸收抗菌 VICRYL 缝线浆肌层或全层间断缝合加固,针距 5~8mm。

6. 关闭 Braun 吻合口　上述吻合完成后,分别钳夹白色棉球,经 Braun 吻合口经输入支和输出支肠段,于肠腔内拭蘸上述 2 吻合口内壁,检查有无活动性出血,必要时间断缝合止血。之后,间断全层缝合关闭 Braun 吻合口前壁,完成所有消化道吻合步骤(图 9-59)。

7. 适度结扎　分别在距食管-空肠吻合口口侧 5cm 的输入支空肠段,和十二指肠-空肠吻合口肛侧 2cm 的输出支空肠段,以 7#丝线行适度结扎封闭空肠,完成功能性间置空肠代

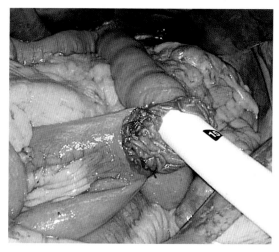

图 9-58 距吻合口近端 15cm 处与食管下段侧-端吻合

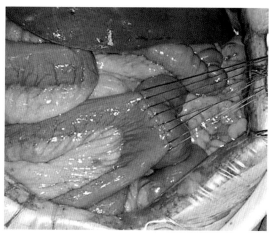

图 9-59 缝合关闭 Braun 吻合口

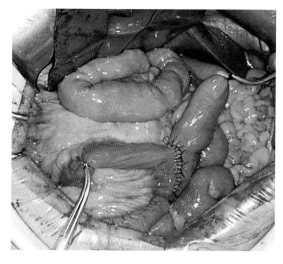

图 9-60 重建效果图

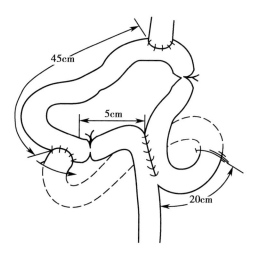

图 9-61 完成重建示意图

胃术(图 9-60)。图 9-61 为完成重建后的示意图。

三、注意事项

为保证 FJI 重建的安全性和标准化,有以下需要注意:①与所有消化道重建手术的基本原则相同,为保证手术质量和安全性,在吻合重建过程中一定要根据个体实际情况选择钉高适合的吻合器/闭合器,这样可以最大限度地保证吻合的牢固度,减少出血。同时,还要避免吻合口存在张力和扭转。针对 Peterson 裂孔是否关闭的问题,本术式不作硬性规定,以我们数百例 FJI 手术经验,尚未见到小肠内疝的发生。②术中以尺子测量空肠段长度时,应在空肠处于松弛状态时进行,必要时可以温热纱布湿敷以缓解肠道痉挛,避免因空肠蠕动挛缩造成测量不准。③考虑到一次性机械吻合器械的广泛应用,此处摒弃了早期手术时的手工吻合步骤,这样既节省了手术时间,也使吻合质量得以保障。④理论上适度结扎的力度应以

"能阻断食糜通过,但不阻断肠壁神经传导和血液供应"为宜,实际操作中可能需要术者反复仔细体会。近年来随着 unccut 理念的提出和普及,部分厂家开发出了 uncut 专业闭合器,配以合适高度的钉仓,从动物实验和临床研究均证实可以达到上述目的,故认为手术中的适度结扎可以用上述器械完成。对这一技术的远期效果尚有待时间证实,这里不做硬性推荐。

四、术式评价

(一) 优点

通过适度结扎而非横断空肠的方式来引导食糜运行方向并构建储袋,是此术式的一大创新。由于在消化道重建中不切断空肠,从而减少了术中污染和手术操作给患者带来的医源性损伤,缩短了手术时间。对 704 例、共计 6 种不同的消化道重建方式的回顾性分析显示,行保留空肠完整性重建术式的患者,在术后恢复进食时间和反流性食管炎、倾倒综合征等并发症发生率方面,与采用截断空肠重建术式的患者相比均显示出优势。

在生理性的消化过程中,食糜在十二指肠与胆汁和胰液混合,而食糜的通过又刺激产生诸如胰岛素等激素帮助食物消化吸收。因此,保留十二指肠食物通过对发挥消化器官正常生理功能有帮助作用。前瞻性研究证实,保留十二指肠通过组进食后血糖波动、胆囊收缩素和生长抑素水平更接近于正常对照组,提示保留十二指肠食物通过更接近正常生理性分泌过程。其中,胆囊收缩素具有延缓胃排空的作用,而生长抑素则可以治疗倾倒综合征。将上述的 6 种消化道重建方式按照重建后食物通过与不通过十二指肠分成两组进行比对,发现保留十二指肠通过组在术后体重、血红蛋白和营养指数方面,较未保留组有一定优势。而FJI 重建术式既保留了十二指肠食物通过,又保留了代胃空肠的完整性,通过适度结扎模拟了食糜在生理状态下的运行路径,因而在回顾性研究中较其他重建方式略有优势,适用于术后预期生存期大于 12 个月的胃癌患者。

(二) 缺点

1. 对于适度结扎力度的掌握 尽管在先期动物实验中做过这方面探索,但在实际操作中由于个体间肠道管径和肠壁厚度不尽相同,难以量化,需要在实践中体会摸索。

2. 十二指肠残端的处理 为保留十二指肠食物通过,重建中设计了十二指肠-空肠吻合,要求保留足够长度的十二指肠残端以作荷包。因此,对于肿瘤累及幽门或十二指肠球部,或既往有十二指肠球部溃疡病史的患者,有可能因不能保证足够长度的十二指肠残端,做确切的十二指肠-空肠吻合而放弃此术式,这是缺点之一。

五、临床研究结果

如前文所述,在全胃切除术式百多年来的发展历史中,先后出现了数十种消化道重建方式,可谓林林总总,各有精妙,难免令人眼花缭乱。但如果深入研究就会发现,这些术式如果以是否建立贮袋(pouch)和是否保留十二指肠食物通过这 2 项为标准,就可以无一例外的归入以下 4 组:①无贮袋+无十二指肠通过;②有贮袋+无十二指肠通过;③无贮袋+十二指肠通过;④有贮袋+十二指肠通过。从这里可以看出,贮袋和十二指肠通过一直是全胃术后选择重建方式的主要考虑因素。

关于是否有必要在重建中保留十二指肠通过,目前观点并不统一。一项荟萃了 19 个前瞻性研究的分析结果并未证实保留十二指肠食物通过给患者带来生存质量的改善。现有研究更倾向于,保留十二指肠通过既不增加手术风险,也不改善术后的生存质量。鉴于前期的回顾性研究提示 FJI 术式中保留十二指肠通过可能带来术后营养状况的改善,因此将这一发现留待随后的前瞻性研究进一步加以证实。

关于是否有必要在重建中引入贮袋、通过增加消化容量的方法改善预后,各家观点也不一致。长期随访研究显示,贮袋的存在有利于术后早期的进食,但并不增加体重。8 年后有和没有贮袋者进食量和进食频率没有差异。多数研究结果支持贮袋能改善患者术后早期的营养状况和生存质量,但在 12 个月后这种优势将随着时间的延长逐渐消失。荟萃分析显示,贮袋的大小对术后恢复有影响,小的贮袋比大的贮袋能带来更多生存获益。

选择 Roux-en-Y 术式作为前瞻性临床研究的对照组,有以下几个原因:①研究中的两种重建方式,FJI 和 Roux-en-Y,均不涉及贮袋重建问题;②FJI 保留了十二指肠食物通过,而 Roux-en-Y 没有;③Roux-en-Y 没有保留空肠的完整性,而 FJI 保留了空肠形态和功能的完整性;④尽管有报道的重建方式很多,但时至今日,临床应用最多、最为大家接受的仍是 Roux-en-Y,与其相比,其他术式均为小众。在感叹其长久生命力和经得住时间检验的临床疗效的同时,课题组试图深入了解这一术式远期临床效果和对生存质量的影响。因此,设计了 FJI 对比 Roux-en-Y 的前瞻性随机对照的非劣效性临床研究,以营养状况、术后并发症和生存质量评分为评价指标,对上述两种术式进行客观全面的临床评价。

对 2012 年至 2013 年 1 年间入组的 109 例患者进行了阶段性临床评价,其中 R-Y 组 57 例,FJI 组 52 例。在术后 1、3、6 个月,FJI 组 R-S 综合征发生率明显低于 R-Y 组,但在 3 个月时,FJI 组反流和胃灼热症状的出现率较 R-Y 组高,至 6 个月时差异消失,呈现一过性。两组术后不同时间检查点的各项营养指标均未见显著差异。采用生存质量核心问卷 EORTC QLQ-C30,对术后不同时间检查点进行生存质量综合评估,两组各分项及总体状况评分均无显著性差异。胃癌补充问卷 EORTC-QLQ-STO22 提示,FJI 组术后 1、3 个月时进食评分优于 R-Y 组。由于至数据统计时,有 6 个月和 9 个月随访数据的分别为 44 例和 16 例,病例数有限,可能对 6 个月以上的数据准确性有所影响。但从术后 6 个月内随访资料看,两组在并发症发生率、营养状况和生存质量评分上基本相当,FJI 重建术式不逊于 R-Y 术式。

在完成研究所需的全部 220 例的病例入组且全部病例至少保证术后研究要求的 12 个月的观察随访后,再次就上述三方面临床指标对两组进行终期评估。结果显示,FJI 组术后 9、12 个月时的体重减轻程度和术后 12 个月时的血红蛋白降低水平均优于 R-Y 组,提示在重建中保留十二指肠食物通过将带来术后远期营养状况的优势。并发症方面,术后各时间点的 R-Y 综合征发生率 FJI 组均低于 R-Y 组。生存质量核心问卷 EORTC QLQ-C30 调查数据汇总显示,术后 1、3、6、9、12 个月两组均无统计学差异,而补充问卷 EORTC-QLQ-STO22 则提示,在术后各时间点上 FJI 组疼痛程度均优于 R-Y 组,且均有统计学差异。

通过上述前瞻性随机对照研究,对 FJI 和 R-Y 两种重建方式的术后近期和远期临床效果有了全面和直观的认识,也充分证明了功能性间置空肠代胃术,作为一种安全易行且符合生理的消化道重建模式,在术后并发症、营养状况和患者生存质量方面,均不劣于经典的 Roux-en-Y 重建术,且在中远期营养状况指标上呈现出一定优势。考虑到入组病例全部为进展期胃癌患者,手术后还需要接受 6 个月左右的辅助化疗,上述数据从侧面证实了选择适合的重建方式可以保证患者即使接受了根治性全胃切除,术后仍可以过正常的、有质量的生活,并能耐受长达半年的多轮次的术后化疗。FJI 重建方式经术后长期随访,临床表现稳定,临床效果可靠,具有广泛推广的价值。

以往报道中,有许多看似更接近生理状况的重建方式在对比研究中并未呈现出预期的优势。究其原因可能为以下两点:①缺乏恰当的、客观的评价指标导致对研究结果的误读,生理学指标的改善是否等同于患者的获益,这一点值得深思;②我们对胃肠道功能学——无论是生理状态下还是重建后——的了解还远远不够。因而,仅仅追求"形似"可能并不能解决临床实际问题,相反有可能把简单问题复杂化,给患者带来不必要的付出甚至是额外的医疗风险。此外,与其他临床研究一样,重建后的疗效既受患者个体差异也受医生手术操作的影响,这一点在此类研究中尤为突出。

有鉴于此,笔者认为在临床研究方面,应积极开展设计严谨、操作规范的多中心、大样本量的前瞻性临床研究,将生活质量评价作为临床研究的主要评价指标,在术后不同时间点采集患者数据,作为第一手评价依据。此外,基础研究方面则应扩展研究领域,对胃肠道功能学进行多角度、深层次的机制研究。临床实践中,对体质较差和预期生存期短的患者,应本着"宜简不宜繁"的原则,选择适合的重建方式,降低医源性并发症的发生几率,使患者尽快康复。

(潘源 梁寒)

第六节 动 物 实 验

胃癌患者行全胃切除术后需行消化道重建,已报道的消化道重建方式超过 50 种。目前,对于全胃切除术后消化道重建方式的选择还存在许多争议。诸如,是否保留食物的十二指肠途径,是否保持小肠的连续性(不离断小肠)等。食物通过十二指肠,有利于食糜与胆汁、胰液混合,可以改善全胃切除患者术后的生活质量。也有人比较了手术时间、并发症发生率、病死率、患者体质量恢复和生活质量评分等方面的差异,认为保持食物的十二指肠通道的手术并不具明显优势。离断小肠可以导致小肠的活动减少,并出现异常活动,而采用保持小肠连续性的重建方式的患者,术后慢性腹痛、餐后胀满感、恶心等症状明显减少;与传统的 Roux-en-Y 相比。保持小肠连续性的重建方式不但可以减少 Roux 停滞综合征(Roux stasis syndrome,RSS)的发生,而且可以减少反流性食管炎和十二指肠液的反流。关于全胃切除术后消化道重建对小肠动力影响的研究很少,因此,我科通过动物实验进行了初步探讨。

一、实验动物及分组

比格犬雄性 6 只,雌性 7 只,犬龄 6~12 个月,体质量 7~10kg。分为 3 组功能性间置空肠组(FJI 组)7 只,Roux-en-Y 吻合组(R-Y 组)3 只,假手术对照组 3 只。动物实验通过北京大学生物医学伦理委员会实验动物福利伦理分会的批准。

二、手术方法

实验犬术前 12 小时禁食,禁水。术前 1 小时,手术区域剃毛和清洗。FJI 组:重建过程中不需要切断小肠。腹正中长约 20cm 的切口。止血钳钳夹、切断胃网膜左及右血管。4-0 丝线结扎血管断端。幽门前静脉以下切断十二指肠。分离脾胃韧带,切断胃短静脉,4-0 丝线结扎血管断端。沿胃壁将胃左血管和胃底静脉逐支分离、切断,4-0 丝线结扎。贲门切迹

以上切断食管。全胃切除术后,在屈氏韧带远端40cm处行食管-空肠端-侧吻合。输出支:
距该吻合口35cm处与十二指肠残端行侧端吻合,并在吻合口远侧2cm处用丝线适度结扎空
肠,在空肠-十二指肠吻合口下方5cm处与Treitz韧带远侧20cm行空肠侧-侧吻合。输入支:
距食管5cm适度结扎。见图9-62。

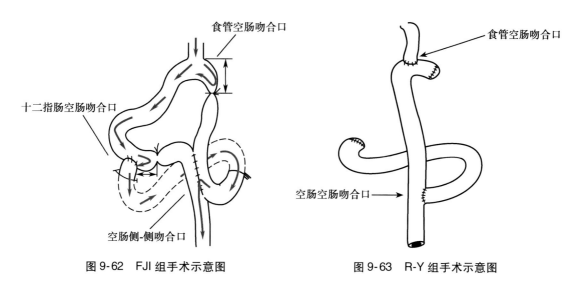

图 9-62　FJI 组手术示意图　　　　　　图 9-63　R-Y 组手术示意图

RY组:全胃切除步骤同FJI组。全胃切除术后,距Treitz韧带20cm处横断空肠,行远端
空肠与食管的侧端吻合,空肠盲端为3cm,再距食管-空肠吻合口处约40cm处行空肠-空肠
端-侧吻合。见图9-63。

对照组:开腹行假手术。

三、检测指标

1. 小肠通过检测　术后47小时,比格犬经口放置营养管至食管空肠吻合口下。注入
10%医用炭50ml。1小时后采用急性失血法处死。解剖肠管,分别测量吻合口以下小肠长
度和分布药用炭的小肠长度。小肠转运率=药用炭移动距离/小肠长度。

2. 小肠炎性反应分析　切取食管、十二指肠、空肠吻合口上下各5cm的肠管,H-E染
色,光学显微镜镜下评价组织损伤和炎性反应。对进行该检查的病理科医师设盲。

3. 免疫组织化学(免疫组织化学)检测　中性粒细胞和巨噬细胞染色:切片用FITC标
记的抗Ly-6C/G或FITC标记的抗F4/80。荧光显微镜观察。FITC和DAPI图像取自同一
区域。

4. 小肠上皮凋亡检测　采用ApopTag In Situ OligoLigation(ISOL)试剂盒(美国Intergen
公司)检测小肠上皮的凋亡。干涉显微镜下观察。

四、实验结果

(一) 小肠转运率

术后48小时,对照组、FJI组和RY组的小肠转运率分别为0.14±0.03、0.32±0.11和
0.52±0.21,FJI组的小肠转运率显著低于RY组($P<0.05$)。

（二）小肠炎性反应情况

FJI 组中 4 只比格犬、RY 组中 3 只比格犬吻合口附近的小肠浆膜面有出血、纤维素沉积和溃疡。相对于 RY 组，FJI 组的浆膜炎性反应较轻。荧光显微镜下见，嗜中性粒细胞发红色荧光，巨噬细胞发绿色荧光。与 RY 组比较，FJI 组小肠黏膜肌层的中性粒细胞数目和巨噬细胞浸润较轻。三组小肠黏膜均未见明显的炎性反应。

（三）术后小肠卡哈尔细胞（interstitial cell of Cajal，ICC）分布情况

免疫组织化学显示手术后小肠壁的 ICC 受到破坏，RY 组的 ICC 少于 FJI 组。

五、小肠上皮凋亡情况

术后 48 小时，干涉显微镜观察见，过氧化物酶标记的凋亡的细胞核呈棕色，FJI 组的小肠上皮凋亡明显少于 Roux-en-Y 组。

手术改变了胃肠道原有的解剖关系，影响胃肠道的运动和消化吸收功能。许多手术后的并发症都与胃肠动力的改变有关，如反流性食管炎、倾倒综合征、RSS 等。ICC 分布在整个胃肠道，与肠神经和伸拉刺激有关。肠神经系统与 ICC 之间有突触样的连接，通过它兴奋或抑制平滑肌细胞。ICC 具有适应性，并且能够再生。在小肠部分梗阻，发生炎性反应、狭窄等情况下，ICC 会受到影响。肠梗阻近端的 ICC 数量显著减少；肠梗阻局部扩张的肠管周围的 ICC 的活性和功能明显减低，伴有慢波和对肠神经刺激反应的缺失，去除梗阻后，ICC 重新恢复，慢波重新出现。术后手术部位的肠收缩和慢波消失。术后 24 小时，吻合口处的慢波和机械活动恢复。可见，ICC 是影响小肠动力的重要因素之一。我们的研究中，c-kit 免疫组织化学显示手术后各组的手术区域的肠肌层和深肌层的 ICC 网络破坏，远离手术区域的 ICC 的损伤减低。ICC 均有减少，RY 组 ICC 数目减少较多。所以，在消化道重建中，不离断小肠，即保留小肠的连续性，可以减少对肠神经损伤以及对 ICC 的影响，有助于小肠动力的恢复。我们曾回顾分析了 704 例行全胃切除术的病例，发现保持空肠连续性的患者的流质和半流质的进食时间早于空肠离断组。这可能与保持肠道连续性的重建方式对 ICC 影响较小。能够尽快恢复小肠动力有关。腹部手术后，常出现的胃肠动力一过性的障碍。肠段之间缺乏协调的运动可能是术后肠麻痹发生的基础。

Noh 的研究认为，与传统的 Roux-en-Y 相比，保持肠道连续性的重建方式不但可以减少 RSS 的发生，而且可以减少反流性食管炎和十二指肠液的反流。在整个胃肠中，幽门和十二指肠的 ICC 相互独立的。保留了食糜的十二指肠通路的消化道重建方式，食糜的扩张刺激了十二指肠的起搏点，触发十二指肠的蠕动。与离断小肠的重建方式相比，有利于小肠的协调活动。具有食糜流经十二指肠组术后体重的维持和营养指数、血红蛋白水平均高于不流经十二指肠组。可以认为是食糜流经十二指肠和间置空肠代胃具有一定的储存食物容积是全胃切除术后消化道重建保持营养状态，提高生活质量的必要条件，保持代胃空肠的连续性对防止术后并发症具有重要作用。间置空肠具有储存食糜、减慢食物排空、减少倾倒综合征的作用。Morii 等研究发现，远端胃切除术 B-Ⅰ式重建术后的钡剂排空时间为 269 秒，明显少于间置空肠组的 736 秒（P<0.01）。Mochiki 等认为间置空肠的方式抑制术后排空，有效地防止反流，减少术后倾倒综合征。本研究中，FJI 组和 RY 组在术后 47 小时均已恢复肠动力。FJI 组药用炭胃肠通过比率明显低于 RY 组，对照组的通过比率最低，3 组差异有统计学

意义(P<0.05)。我们认为,FJI 组的胃肠通过率低,是因为采用间置空肠的方式,减慢了食物的排空,能够更好地提供食物的贮存功能。Wang 等发现,手术后肠道肌层巨噬细胞的活性增加,白细胞数目逐渐增加。炎性反应会导致术后肠道运动障碍,是影响 ICC 功能的因素之一。本研究显示,与对照组相比,术后 FJI 组中 4 只(4/7)和 RY 组 3 只(3/3)比格犬的小肠浆膜面出现出血、纤维素沉积和溃疡;FJI 组和 RY 组肌层均有中性粒细胞和巨噬细胞浸润。ICC 和巨噬细胞、肥大细胞紧密相连,巨噬细胞的产物能对 ICC 产生有害的影响。在裸鼠,巨噬细胞产生的 NO 能够破坏 ICC 网络。ICC 的损伤导致扩张诱导产生的电活动和扩张诱导产生的蠕动的消失。ICC 的损伤会损害平滑肌细胞的兴奋性神经支配。炎性浸润的形成不但影响手术区域的收缩能力,而且通过激活抑制性肾上腺素能神经通路导致全胃肠道运动能力下降。挤压小肠可造成巨噬细胞、树突状细胞、单核细胞、T 细胞、NK 细胞和肥大细胞的增加。创伤的程度、局部吞噬细胞的激活和细胞浸润范围与手术后肠麻痹有关。肠道的局部炎性反应引起消化道肌肉的功能障碍:随着手术创伤的增大伴有白细胞浸润程度的增加和肌肉收缩能力的下降。另外,肠道的炎性反应能够损伤黏膜上皮的完整性,影响黏膜的屏障功能。小肠上皮能够防御肠腔内的病原微生物和有害物质,对维护小肠的正常功能至关重要。FJI 组细胞凋亡明显少,所以能更好地保持黏膜的完整性,有利于抵抗大分子和病菌的直接侵入。说明减少手术创伤,减轻小肠的炎性反应,可能减少对 ICC 的影响,有利于胃肠道动力的恢复。术后早期小肠内的 ICC 减少,影响了小肠动力的恢复。采用保持小肠连续性的消化道重建方式;尽可能减少手术创伤,减少对 ICC 的影响,有利于术后小肠动力的恢复。

(丁学伟)

第七节　空肠贮袋间置消化道重建

一、手术适应证

同全胃切除 Roux-en-Y 消化道重建。

二、手术步骤

手术步骤基本与远端胃次全切除后空肠间置相同(详见有关章节)。取空肠袢约 40cm,将空肠袢对折,预备与十二指肠残端吻合空肠端略长 3cm,用线形切割吻合器建立储袋。采取结肠后位,注意空肠袢系膜的张力,勿发生扭曲。用 25#管型吻合器行空肠-十二指肠端-端吻合(图 9-64)。随后于空肠贮袋的底部用 25mm 管型吻合器与食管下端-侧端吻合(图 9-65)。最后用线型切割闭合器或残端闭合器闭合空肠贮袋的残端(图 9-66)。至此完成了空肠贮袋间置代胃的手术操作。最后注意闭合横结肠戳孔,仔细检查空肠贮袋肠系膜有无张力、扭转及肠管血运情况。

三、注意事项

空肠贮袋间置(jejunal pouch interposition,JPI)手术操作复杂:需要取近端空肠襻,同时需要做空肠贮袋,因此应该严格掌握手术适应证。特别是需要带血管蒂,注意操作轻柔,随时

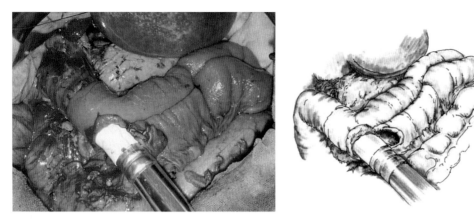

图 9-64　十二指肠-空肠端-端吻合

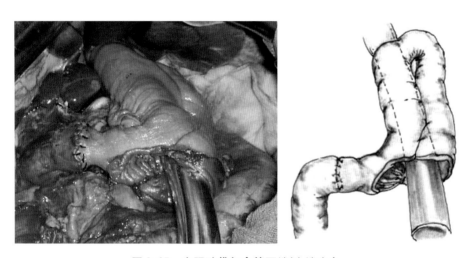

图 9-65　空肠贮袋与食管下端侧-端吻合

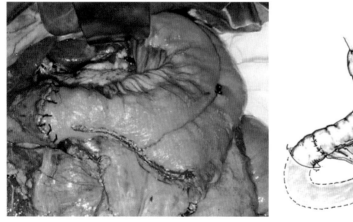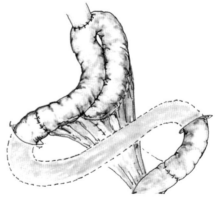

图 9-66　闭合贮袋残端,完成空肠贮袋全部吻合

注意空肠祥血运。因此,肥胖、系膜脂肪肥厚、系膜短的患者,以及贫血、低蛋白血症、高龄、进展期病例等均不宜采取该术式。另外,该术式不是临床常规重建方法,且重建手术操作复杂,因此仅建议在胃肠肿瘤中心,由有丰富消化道重建经验的医师作为临床研究项目开展。

四、术式评价

该术式由日本学者首先提倡,寺岛雅典于 1995 年开展该术式。采取该术式的初衷是为了保持十二指肠生理通道的同时,增加了代胃的容量。目的是为了增加单残进食量,减缓代胃食物排泄速度。同时由于代胃容量增加,抗胆汁反流能力也相应增强。由于线型切割吻合器的应用,大大缩短了建立储袋的手术时间,降低了相关并发症的发生。

Tono 等报道,采取空肠贮袋间置空肠消化道重建后,与单纯间置空肠比较,储袋组患者食物在代胃内的停留时间更长,排泄率较缓。结果在很大程度上克服了倾倒综合征的发生。Dikic 等对比了全胃切除术后 R-Y 与 JPI 对术后预防早期倾倒综合征的影响,其 JPI 是游离一段空肠肠祥,总长度 40cm,近口端与食管下端吻合,远口端形成 10cm 的储袋,与十二指肠吻合,从而形成十二指肠前空肠贮袋。结果发现,术后 3 个月和 6 个月时,虽然两者在反流性食管炎的程度上没有统计学差异,但是在食管-空肠吻合口以下 10cm 和 15cm 处管腔内压力平均值有显著差异,评估术后早期倾倒综合征的发生率时发现,与 R-Y 重建比较,采取 JPI 重建术的患者在术后 3 个月和 6 个月时倾倒综合征的发生率显著减低($P<0.001$)。

全胃切除后由于丧失了胃的食物贮留和消化功能,患者的体重均会有不同程度的下降。这是困扰临床医师的主要问题之一。采取空肠贮袋后,与单纯间置空肠比较,患者体重在术后 1 年有一定程度的上升并保持稳定。相反,单纯间置空肠患者在术后 2 年时才能保持稳定,但是与出院时比较有一定程度的下降。从患者术后血清总蛋白的变化也能反映患者营养状况。储袋患者术后 12 个月内血清总蛋白呈显著上升趋势,与单纯间置空肠患者比较,有统计学差异。

全胃切除后消化道重建是否有必要采取储袋一直是临床争论的焦点,第 14 版日本胃癌规约也无结论性意见,仅作为临床研究范畴。但是 2004 年及 2009 年 2 篇 meta 分析显示采取储袋未增加手术风险,术后早期(数月)患者能够增加进食量,储袋可以减缓食物在上消化道排空时间,不增加发生反流性食管炎的风险。储袋可以改善患者术后 24 个月内的生活质量;较大的储袋虽然可以延缓排空,但是不能增加患者的体重。

(梁　寒)

第八节　非离断空肠贮袋间置消化道重建

一、手术适应证

同全胃切除 R-Y 消化道重建。

二、手术步骤

于屈氏韧带以远约 20cm(B 点)1-0 丝线缝合牵引标记。B 点以远约 10cm 处丝线标记(A 点),A 点以远约 13cm 处丝线标记 C 点(图 9-67)。于 A 点空肠对系膜缘分别戳孔,用

100mm 线性切割闭合期,向 C 点方向做储袋。然后分别用 25mm 管型吻合器于 C 点与食管下端吻合,于 D 点与十二指肠残端吻合。完成吻合后,手工缝合两个侧-侧吻合口前半周。最后,用 7#丝线于第二个空肠侧-侧吻合近端 2cm 处将肠管结扎借此阻断肠内容物。至此,完成全部吻合工作(图 9-68)。图 9-69 显示术后 3 个月上消化道造影,代胃充盈良好。

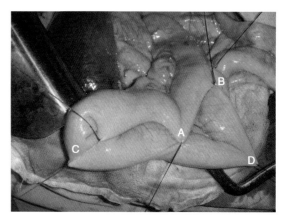

图 9-67　A 点:标记点置入线性切割闭合器;B 点:标记点空肠侧-侧吻合处;C 点:标记点与食管下端吻合处;D 点:准备与十二指肠吻合点

三、注意事项

该术式是全胃切除消化道重建方式中比较复杂的操作,要求术者有丰富的消化道重建经验,应选择病期较早、预期有长期生存的中青年患者。患者没有贫血、低蛋白血症等伴发疾病。

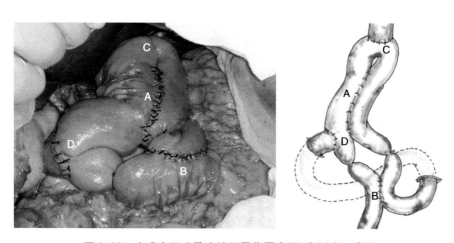

图 9-68　完成空肠贮袋连续间置代胃术野,右侧为示意图

四、术式评价

非离断空肠贮袋间置(uncut Jejunal pouch interposition,uncut-JPI)术式是在功能性连续间置空肠代胃基础上的改良。增加贮袋的优点与上述术式一致。其优点是不横断空肠,保持空肠的连续性。胃肠切除手术干扰了运动功能是由于损伤了小肠的 Cajal(ICCs)间质细胞,后者是胃肠道的起搏细胞。手术后在被切除空肠的近端可以产生新的起搏细胞,但是这个过程需要 9 个月时间。小肠壁的横断和吻合改变了切除远端肠蠕动波波型,减少了向远端传输蠕动波的量,从而减慢了肠蠕动。

天津医科大学肿瘤医院将 2005 年至 2007 年间收治的 159 例胃癌病例按全胃切除术后重建消化道方式的不同,分为 A 组(功能性连续间置贮袋代胃,46 例)、B 组(改良 BraunⅡ

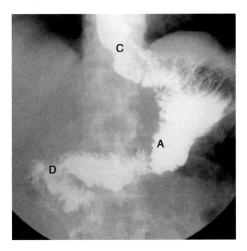

图 9-69　空肠贮袋连续间置代胃患者术后 30 天上消化道造影

氏,38 例)、C 组(P 型空肠袢食管-空肠 Roux-en-Y 吻合术,25 例)和 D 组(Orr 式空肠-食管 Roux-en-Y 吻合术,50 例)。比较了 4 组患者术后 1 年的生活质量、营养状况及并发症情况。4 组患者术后近期并发症的发生率无统计学差异。术后 1 年,A 组患者生活质量(Visick 指数)优于其他 3 组,而 D 组则劣于其他 3 组。A 组患者的单餐进食量及体重增加、血红蛋白增加幅度高于其他 3 组,而 D 组则低于其他 3 组。4 组患者预后营养指数(PNIR)分别是 1.21±0.15、1.14±0.97、1.15±0.16 和 1.10±0.16,A 组高于其他 3 组,D 组低于其他 3 组。A 组患者倾倒综合征、反流性食管炎、Roux-en-Y 滞留综合征发生率分别是 4.3%、2.2% 和 2.2%,均低于其他 3 组。全胃切除后功能性连续空肠贮袋代胃可以有效地改善患者的营养、降低术后并发症、提高生活质量,是一种较理想的消化道重建术式。

(梁　寒)

参 考 文 献

1. Roux C. De la gastro-enterostomie. Rev Gynec Chir Abd,1897,1:67-122.

2. Orr TG. A modified technic for total gastrectomy. Arch Surg,1947,54(3):279-286.

3. 中华医学会外科分会胃肠外科学组,中国抗癌协会胃癌专业委员会. 胃癌手术消化道重建机械吻合专家共识. 中国实用外科杂志,2015,35(6):584-591.

4. 山村义孝. 全胃切除后消化道重建. 幕内雅敏(日)监修,金峰,徐惠绵主译. 胃外科要点与盲点. 沈阳:辽宁科学技术出版社,2009.

5. Kumagai K,Shimizu K,Yokoyama N,et al. Questionnaire survey regarding the current status and controversial issues concerning reconstruction after gastrectomy in Japan. Surg Today,2012,42(5):411-418.

6. 梁寒. 全胃切除术后消化道重建的现状与困惑. 中国普外基础与临床杂志,2013,20(6):589-592.

7. 梁寒. 全胃切除后不同消化道重建术式对患者生活质量的影响. 中华胃肠外科杂志,2011,14(6):403-405.

8. Rea T,Bartolacci M,Leombruni E,et al. Study of the antireflux action of the Roux-en Y jejuna loop in reconstruction after gastrectomy and nutritional status in the follow-up. Ann Ital Chir,2005,76(4):343-351.

9. Wolfier A. An technik der gastro-enterostomie und ahnlicher operationen mit demonstration von praparaten. Deutsch Ges Chir Verhandl,1883,12:21.

10. Doussot A,Borraccino B,Rat P,et al. Construction of a jejunal pouch after total gastrectomy. ,2014,6(1):37-38.

11. Kumagai K,Shimizu K,Yokoyama N,et al. Questionnaire survey regarding the current status and controversial issues concerning reconstruction after gastrectomy in Japan. Surg Today,2012,42(5):411-418.

12. Zong L,Chen P,Chen YB,et al. Pouch Roux-en-Y vs no Pouch Roux-en-Y following total gastrectomy:a meta-analysis based on 12 studies. JBR,2011,25(2):90-99.

13. Nanthakumaran S,Suttie SA,Chandler HW,et al. Optimal gastric pouch reconstruction post-gastrectomy. Gas-

tric Cancer,2008,11:33-36.

14. Dong HL,Huang YB,Ding XW,et al. Pouch size influence clinical outcome of pouch construction after total gastrectomy:a meta-analysis. World J Gastroenterol,2014,20(29):10166-10173.

15. Kalmar K,Kaposztas Z,Verga G,et al. Comparing aboral versus oral pouch with preserved duodenal passage after total gastrectomy:does the position of the gastric substitute reservoir count? Gastric Cancer,2008,11:72-80.

16. Hunt CJ. Construction of food pouch from segment of jejunum as substitute for stomach in total gastrectomy. AMA ArchSurg,1952,64(5):601-608.

17. Horvath OP,Kalmar K,Cseke L,et al. Nutritional and life-quality consequences of aboral pouch construction after total gastrectomy:a randomized,controlled study. Sur J Surg Oncol,2001,27(6):558-563.

18. Hackert T,Dovzhanskiy DI,Tudor S,et al. Distal pouch reconstruction with transcerse jejunoplasty after experimental gastrectomy. Langenbacks Arch Surg,2012,397(1):63-67.

19. Ito Y,Yoshikawa T,Fujiwara M,et al. Quality of life and nutritional consequences after aboral pouch reconstruction following total gastrectomy for gastric cancer:randomized controlled trial CCG1101. Gastric Cancer,2016,19(3):977-985.

20. Bandurski R,Gryko M,Kamocki Z,et al. Double tract reconstruction(DTR)- an alternative type of digestive tract reconstructive procedure after total gastrectomy - own experience. Pol Przegl Chir,2011,83(2):70-75.

21. Iwahashi M,Nakamori M,Nakamura M,et al. Evaluation of double tract reconstruction after total gastrectomy in patients with gastric cancer:prospective randomized controlled trial. World J Surg,2009,33(9):1882-1888.

22. Ikeguchi M,Kuroda H,Saito H,et al. A new pouch reconstruction method after total gastrectomy(pouch-double tract method)improved the postoperative quality of life of patients with gastric cancer. Langenbecks Arch Surg,2011,396(6):777-781.

23. Longmire WP,Beal JM. Construction of a substitute gastric reservoir following total gastrectomy. Ann Surg,1952,135:637-645.

24. Brünner H,Kempf P. Jejunal interposition after radical gastrectomy:report of 51 cases. Dtsch Med Wochenschr,1975,100(19):1044-1047.

25. Miholic J,Meyer HJ,Balks J,et al. Effect of reconstruction method on nutritional status after gastrectomy. Comparison of Roux-Y esophagojejunostomy and jejunum interposition. Chirurg,1991,62(4):300-305.

26. Schmitz R,Moser KH,Treckmann J. Quality of life after prograde jejunum interposition with and without pouch. A prospective study of stomach cancer patients on the reservoir as a reconstruction principle after total gastrectomy. Chirurg,1994,65(4):326-332.

27. Mochiki E,Kamiyama Y,Aihara R,et al. Postoperative functional evaluation of jejunal interposition with or without a pouch after a total gastrectomy for gastric cancer. Am J Surg,2004,187(6):728-735.

28. Gertler R,Rosenberg R,Feith M,et al. Pouch vs. no pouch following total gastrectomy:meta-analysis and systematic review. Am J Gastroenterol,2009,104(11):2838-2851.

29. Zherlov G,Koshel A,Orlova Y,et al. New type of jejunal interposition method after gastrectomy. World J Surg,2006,30(8):1475-1480.

30. Pan Y,Li Q,Wang DC,et al. Beneficial effects of jejunal continuity and duodenal food passage after total gastrectomy:a retrospective study of 704 patients. Eur J Surg Oncol,2008,34(1):17-22.

31. Kalmár K,Németh J,Kelemen D,et al. Postprandial gastrointestinal hormone production is different,depending on the type of reconstruction following total gastrectomy. Ann Surg,2006,243(4):465-471.

32. Liddle RA,Morita ET,Conrad CK,et al. Regulation of gastric emptying in humans by cholecystokinin. J Clin Invest,1986,77:992-996.

33. Reasbeck PG, Van Rij AM. The effect of somatostatin on dumping after gastric surgery: a preliminary report. Surgery, 1985, 99: 462-468.

34. Liedman B, Bosaeus I, Hugosson I, et al. Long-term beneficial effects of a gastric reservoir on weight control after total gastrectomy: a study of potential mechanisms. Br J Surg, 1998, 85: 542-547.

35. Iivonen M, Matikainen M, Nordback I. Jejunal pouch reconstruction diminishes postoperative symptoms after total gastrectomy. Dig Surg, 1997, 14: 260-266.

36. Kono K, Iizuka H, Sekikawa T, et al. Improved quality of life with jejunal pouch reconstruction after total gastrectomy. Am J Surg, 2003, 185: 150-154.

37. Iivonen MK, Mattila JJ, Nordback IH, et al. Long-term follow-up of patients with jejunal pouch reconstruction after total gastrectomy. A randomized prospective study. Scand J Gastroenterol, 2000, 35(7): 679-685.

38. Bozzetti F, Bonfanti G, Castellani R, et al. Comparing reconstruction with Roux-en-Y to a pouch following total gastrectomy. J Am Coll Surg, 1996, 183: 243-248.

39. Svedlund J, Sullivan M, Liedman B, et al. Quality of life after gastrectomy for gastric carcinoma: controlled study of reconstructive procedures. World J Surg, 1997, 21: 422-433.

40. 张李, 潘源, 刘洪敏, 等. 全胃切除术后两种消化道重建方式的前瞻性临床研究阶段报告. 中华胃肠外科杂志, 2012, 16(12): 1159-1163.

41. Hoksch B, Ablassmaier B, Zieren J, et al. Quality of life after gastrectomy: Longmire's reconstruction alone compared with additional pouch reconstruction. World J Surg, 2002, 26(3): 335-341.

42. Hao XS, Li Q. The application of FJI and its comparison with different alimentary reconstructions after total gastrectomy for cancer. Chinese-German J Clin Oncol, 2002, 1(3): 123-125.

43. Fuchs KH, Thiede A, Engemann R, et al. Reconstruction of the food passage after total gastrectomy: randomized trial. World J Surg, 1995, 19(5): 698-705.

44. Heimbucher J, Fuchs KH, Freys SM, et al. Motility in the Hunt-Lawrence pouch after total gastrectomy. Am J Surg, 1994, 168(6): 622-625.

45. Noh SM. Improvement of the Roux limb function using a new type of "uncut Roux" limb. Am J Surg, 2000, 180: 37-40.

46. Armbrecht U, Lundell L, Lindstedt G, et al. Causes of malabsorption after total gastrectomy with Roux-en-Y reconstruction. Acta Chir Scand, 1988, 154: 37-41.

47. Bauer AJ, Reed JB, Sanders KM. Slow wave heterogeneity within the circular muscle of the canine gastric antrum. J Physiol, 1985, 366: 221-232.

48. Huizinga JD, Golden CM, Zhu Y, et al. Ion channels in interstitial cells of Cajal as targets for neurotransmitter action. Neurogastmenterol Motil, 2004, 16 Suppl 1: 106-111.

49. Ward SM. Interstitial cells of Cajal in enteric neumtransmission. Gut, 2000, 47 Suppl 4: iv40-iv43.

50. Chang IY, Glasgow NJ, Takayama I, et al. Loss of interstitial cells of Cajal and development of electrical dysfunction in murine small bowel obstruction. J Physiol, 2001, 536(Pt 2): 555-568.

51. Wang XY, Vannucchi MG, Nieuwmeyer F, et al. Changes in interstitial cells of Cajal at the deep muscular plexus are associated with loss of distention-induced burst-type muscle activity in mice infected by Trichinella spiralis. Am J Pathol, 2005, 167: 437-453.

52. Yanagida H, Yanase H, Sanders KM, et al. Intestinal surgical resection disrupts electrical rhythmicity, neural responses, and interstitial cell networks. Gastroenterology, 2004, 127: 1748-1759.

53. Mei F, Yu B, Ma H, et al. Interstitial cells of Cajal could regenerate and restore their normal distribution after disrupted by intestinal transection and anastomosis in the adult guinea pigs. Virchows Arch, 2006, 449: 348-357.

54. Boeckxstaens GE, de Jonge WJ. Neuroimmune mechanisms in postoperative ileus. Gut,2009,58:1300-1311.

55. Wang XY, Larnmers WJ, Bercik P, et al. Lack of pyloric interstitial cells of Cajal explains distinct peristaltic motor patterns in stomach and small intestine. Am J Physiol Gastrointest Liver Physiol,2005,289:G539-G549.

56. Morii Y, Arita T, Shimoda K, et al. Jejunal interposition to prevent postgastrectomy syndromes. Br J Surg,2000, 87:1576-1579.

57. Mochiki E, Kamiyama Y, Aihara R, et al. Postoperative functional evaluation of jejunal interposition with or without a pouch after a total gastrectomy for gastric cancer. Am J Surg,2004,187:728-735.

58. Wang XY, Zarate N, Soderholm JD, et al. Ultrastructural injury to interstitial cells of Cajal and communication with mast cells in Crohn's disease. Neurogastroenterol Motil,2007,19:349-364.

59. Kalff JC, Buchholz BM, Eskandari MK, et al. Biphasic response to gut manipulation and temporal correlation of cellular infiltrates and muscle dysfunction in rat. Surgery,1999,126:498-509.

60. Zarate N, Wang XY, Tougas G, et al. Intramuscular interstitial cells of Cajal associated with mast cells survive nitrergic nerves in achalasia. Neurogastroenterol Motil,2006,18:556-568.

61. Suzuki Y, Kawashima Y, Shioiri T, et al. Effects of concomitant fluvoxamine on the plasma concentration of etizolam in Japanese psychiatric patients:wide interindividual variation in the drug interaction. Ther Drag Monit, 2004,26:638-642.

62. Collins SM. The immunomodulation of enteric neuromuscular function:implications for motility and inflammatory disorders. Gastroenterology,1996,111:1683-1699.

63. Kalff JC, Schraut WH, Simmons RL, et al. Surgical manipulation of the gut elicits an intestinal muscularis inflammatory response resulting in postsurgical ileus. Ann Surg,1998,228:652-663.

64. Xavier IU, Podolsky DK. Unravelling the pathogenesis of inflammatory howel disease. Nature,2007,448: 427-434.

65. 寺岛雅典,後藤满意. 全胃摘除空肠 Pouch 间置术. 东京:医学图书出版株式会社,2004:199-207.

66. Tono C, Terashima M, Takagane A. Ideal reconstruction after total gastrectomy by the interpositon of a jejunal pouch considered by emptying time. World J Surg,2003,27:113-118.

67. Lehnert T, Buhl K. Techniques of reconstruction after total gastrectomy for cancer. Br J Surg,2004,91(5):528-539.

68. Gertler R, Rosenberg R, Feith M, et al. Pouch vs. no pouch following total gastrectomy:meta-analysis and systematic review. Am J Gastroenterol,2009,104(11):2838-2851.

69. Dikic S, Randjelovic T, Dragojevic S, et al. Early dumping syndrome and reflux esophagitis prevention with pouch reconstruction. J Surg Res,2012,175(1):56-61.

70. 吴亮亮,梁寒,张汝鹏,等. 全胃切除术后四种消化道重建术式的比较分析. 中华胃肠外科杂志,2010,13 (12):895-898.

第十章

腹腔镜全胃切除术后消化道重建

自 1994 年日本学者 Kitano 等报道首例腹腔镜辅助远端胃癌根治术以来,胃癌的腹腔镜微创治疗因其创伤小、术后恢复快、美容等诸多优点在全世界逐步得到了开展。目前越来越多的研究初步证实,对比传统开腹手术,腹腔镜手术治疗早期及局部进展期胃癌是安全、可行的,而且可取得与之相当的肿瘤学疗效。随着腹腔镜技术经验的积累及器械设备的发展,腹腔镜胃癌根治术已逐步从远端胃癌的远端胃大部分切除术扩展到中上部胃癌的全胃切除。然而,腹腔镜全胃切除后的消化道重建方式仍是困扰腹腔镜外科医师的关键难题之一。本章节针对腹腔镜全胃切除后各种消化道重建方式进行论述。

第一节　小切口辅助腹腔镜 Roux-en-Y 吻合重建

一、手术适应证

同全胃切除术后 Roux-en-Y 重建。

二、手术步骤

1. 开放小切口　腹腔镜下完成胃周淋巴结清扫后,于上腹正中、剑突下打开一长 6～8cm 的正中切口(手术视野受限时可切除剑突),放置切口保护套。

2. 置入钉砧座　用荷包钳定位食管胃结合部预切除线(图 10-1),利用荷包针完成荷包缝合(图 10-2),于荷包钳下方切除标本,通过荷包钳固定食管断端(图 10-3)。助手用无损

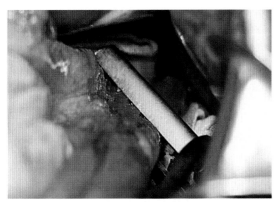

图 10-1　荷包钳定位预切除线

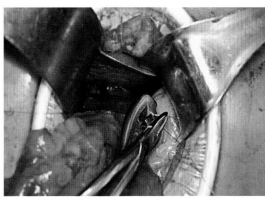

图 10-2　荷包缝合

伤钳固定食管断端后主刀松开荷包钳,相互配合置入钉砧座,牢靠打结后完成钉砧座固定(图10-4,图10-5)。

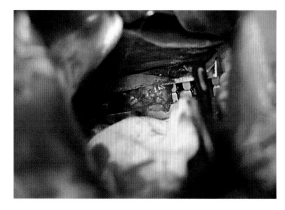

图 10-3　荷包钳固定食管断端

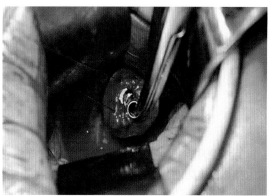

图 10-4　打结固定钉砧座

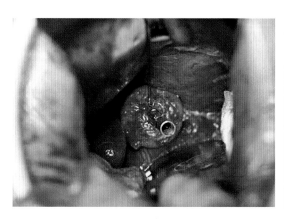

图 10-5　钉砧座置入完毕

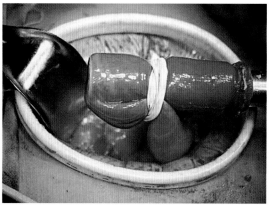

图 10-6　吻合器器身置入完毕

3. 置入吻合器器身　于空肠距屈氏韧带约20cm处切断空肠,于断端远侧空肠下3cm处缝线标记,并由此置入圆形吻合器器身,利用手套橡皮筋固定空肠与吻合器器身(图10-6)。

4. 食管-空肠吻合　旋出器身尖端与食管断端钉砧座衔接,确保无扭转及对接良好后激发吻合器,完成食管-空肠端-侧吻合,后撤出器身,检查双侧切缘是否连续、完整。距食管空肠吻合口约3cm处用直线切割闭合器闭合空肠断端(图10-7)。

5. 空肠-空肠端-侧吻合　在距断端远侧空肠约50cm处的对系膜缘,切开与近端空肠断端大小相等的切口,利用直线切割闭合器完成其与近端空肠断端的端-侧吻合。浆肌层包埋后检查吻合口是否通畅(图10-8)。

三、术式评价

小切口辅助腹腔镜全胃切除术重建的优点在于:①为更多外科医师所熟悉,操作简单,节省时间;②术中可以通过触觉牢靠、准确地固定钉砧座;③术中可通过触觉来定位切割线。不足之处在于:①手术术野及操作空间有限,例如对于肥胖、消瘦且肋弓夹角小、食管受累部位较高的患者需要适当延长切口才能安全进行消化道重建;②操作中过多的张力可能会引

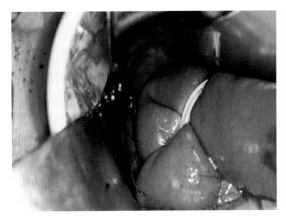

图 10-7　吻合器衔接

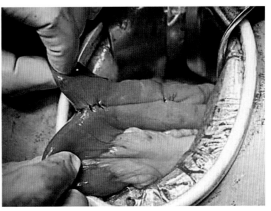

图 10-8　空肠-空肠端-侧吻合

起周围组织副损伤或出血等并发症。

初期开展腹腔镜全胃切除术式的团队,小切口辅助重建具有较高的可行性及安全性。

（李国新　陈韬）

第二节　完全腹腔镜下重建

在追求更加微创、更多潜在获益的今天,国内外腹腔镜技术成熟的团队已逐渐开展完全腹腔镜下的全胃切除后重建。食管与空肠的吻合是该项技术的难点所在,吻合方式多种多样,可概括为线型切割闭合器吻合和圆形吻合器吻合两大类。

一、线型吻合器吻合步骤

线形吻合器具有体型优势,能通过常规 12mm 戳卡进出腹腔,避免增加额外的辅助切口,同时由于线形吻合器钉仓的长度具有可调整性,相比于圆形吻合,吻合口大小通常不受食管直径的限制,能保证充分的吻合口宽度。目前最常用的有食管空肠功能性端-端吻合方式和食管空肠顺蠕动侧-侧吻合方式。

1. 食管空肠功能性端-端吻合方式　距屈氏韧带 15～20cm 处离断空肠,将远端空肠向头侧牵拉至食管旁,于食管残端右侧及空肠对侧系膜缘分别戳孔,置入 45mm 线形吻合器的双臂,完成食管空肠侧-侧吻合,再利用线形吻合器或手工缝合方式关闭共同开口。因完成吻合后其吻合线与食管长轴角度近乎垂直,可视其为功能上的端-端吻合,其本质仍为食管-空肠侧-侧吻合。其优势有:①利用线形吻合器简化了手术步骤,避免了腹腔镜下荷包缝合及钉砧座置入固定这两个较为困难的操作;②吻合口的大小不受食管及钉砧座直径的限制,能充分保证吻合口宽度。但此吻合方式亦存在一定的局限性:①吻合平面高于食管裂孔时,操作在狭窄的胸腔内进行,视野受到了限制;②空肠壁存在牵拉及折叠,可能增加吻合口的张力;③吻合平面较高时,增加了共同开口关闭的难度。也有文献报道了食管-空肠功能性侧-侧吻合改良的手术方式:①以食管残端的左侧壁与空肠进行吻合,充分了利用左侧膈下的空间,方便线形吻合器的置入与操作;②利用从食管残端戳孔伸出的鼻胃管作为引导,可避免因食管回缩至纵隔时难以快速找准食管内腔;③利用疝修补专用钉牵引共同开口,再用线形吻合器完成关闭,能获得更大的吻合口宽度。

2. 食管空肠顺蠕动侧-侧吻合方式　为了改善食管-空肠功能性端-端吻合的缺陷,Uya-ma 团队对原有的方式进行了改良,于 2010 年报道了命名为"Overlap"的食管空肠侧-侧吻合方式。改良之处有:①食管-空肠吻合的方向改为顺蠕动,避免了空肠壁的过度挪动,减少了吻合口的张力;②共同开口的关闭方式改为腹腔镜下手工间断缝合,避免了狭小空间内使用线形吻合器的困难操作,也降低了线形吻合器关闭共同开口时造成吻合口狭窄的风险;③完成吻合后,将十二指肠残端与空肠臂的对系膜缘用 2 针缝线固定,可防止因食管向纵隔回缩导致空肠滑入左侧膈下区域造成吻合口的扭转。Bracale 也报道了类似的吻合方式,同时也证实了该吻合方式的安全性及可行性。

日本学者 Nagai 等在 2013 年报道了一种名为"T-shaped"的食管空肠侧-侧吻合:直线切割闭合器离断食管前将食管顺时针方向旋转 90°,使之离断后切缘成为腹背方向,于食管断端的背侧处开口,远端空肠侧前壁开口,以置入线形吻合器的双臂,吻合线方向朝向 Roux 臂的后壁方向,击发后共同开口利用腹腔镜下手工吻合来关闭。完成吻合过程后,整个消化道吻合的形状似倒置的 T 形。此方式避免了 Roux 臂的扭曲,同时减少了食管空肠吻合口回缩纵隔后造成的严重并发症。

二、圆形吻合器吻合步骤

应用圆形吻合器进行腔内食管空肠端-侧吻合,同传统开腹手术的操作无太大区别,包含钉砧座置入、圆形吻合器对接及击发几个关键步骤,整个过程均在腹腔镜辅助下操作,操作过程的可控性较高。对接过程中圆形吻合器器身的放置,常通过延长左季肋区或脐部戳卡孔,或采用腹上区纵行小切口,利用切口保护套及外科手套组成腹腔密闭装置来完成。腹腔镜下的食管荷包缝合及钉砧座置入则是腔内食管空肠吻合的技术难点,往往需要借助特殊的器械、必要的技巧及成熟的团队配合完成。

1. 经口置入钉砧座的方式　腹腔镜下游离胃及清扫区域淋巴结,利用线型吻合器在预定位置离断闭合食管胃结合部,麻醉医师将充分润滑的 OrVil™ 装置(图 10-9)在喉镜直视下经口顺行置入直至食管残端,术者于食管断端切开一小口使引导导管伸出,牵拉引导导管至钉砧头中心杆完全显露预位,剪断固定线,完成钉砧头的置入固定。

2. 吻合器身装置　延长左上腹戳卡孔,长约 4cm,并置入切口保护套(图 10-10)。于空

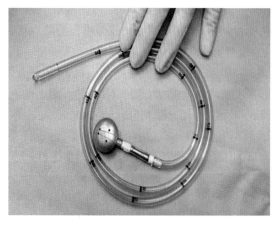

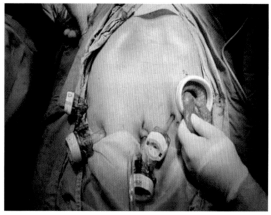

图 10-9　OrVil™ 装置　　　　　　　　图 10-10　延长左上腹戳卡切口

肠距屈氏韧带约 20cm 处切断空肠,于断端远侧空肠下 3cm 处缝线标记,并由此置入带有无菌手套的圆形吻合器器身(图 10-11,图 10-12)。

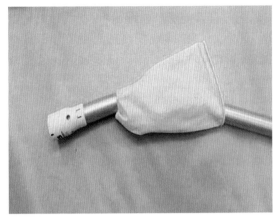

图 10-11　圆形吻合器器身固定无菌手套

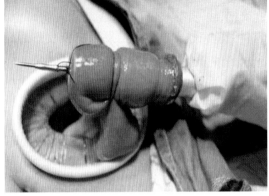

图 10-12　圆形吻合器器身置入完毕

3. 腔镜下吻合　利用切口保护套及无菌手套组成的密闭装置重建气腹(图 10-13)。在腹腔镜下将钉砧头与吻合器中心杆对接收紧,器械击发后完成食管-空肠端-侧吻合。撤出圆形吻合器,检查两侧切缘是否完整、连续。原吻合器器身装置置换 1.5mm 戳卡,重建气腹,距食管空肠吻合口约 3cm 处用直线切割闭合器闭合空肠断端。

4. 空肠-空肠端-侧吻合　在距断端远侧空肠约 50cm 处的对系膜缘,切开与近端空肠断端大小相等的切口,利用直线切割闭合器完成其与近端空肠断端的端-侧吻合。浆肌层包埋后检查吻合口是否通畅。

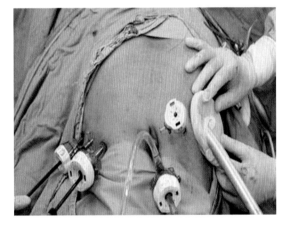

图 10-13　重建气腹

近年来,国内外学者的技术报道也初步显示了该方法的可行性及安全性。Or-Vil™ 系统的潜在优势主要体现在:①避免了腹腔镜下行食管荷包缝合的复杂操作,简化了手术流程;②对于食管受累较高的胃食管结合部肿瘤,如果腹腔镜经食管裂孔进行下纵隔清扫得以顺利施行,应用 OrVil™ 系统可望避免部分 Siewert Ⅰ 型患者联合左侧开胸处理;③对于体型肥胖、食管裂孔深在、消瘦且肋弓夹角小的患者,相比小切口辅助进行腹腔外重建腔内吻合能获得更确切的视野。当然,引导导管经口置入过程中也有因为不合理操作导致食管或咽喉损伤的报道,自腹腔内牵引出体外这一过程也增加了食管细菌污染腹腔的机会。但综合现有的国内外文献及笔者单位的经验,采取预防措施,如术前葡萄糖酸氯己定溶液漱口、钉砧座置入后冲洗腹腔等,能降低术后腹腔感染的发生率。

三、反穿刺法置入钉砧头吻合步骤

Hiki 团队最早将此种吻合方式应用于腹腔镜近端胃切除术后的消化道重建,2009 年

Omori 等将之应用于腹腔镜全胃切除术:腹腔镜下游离食管及胃后,通过左季肋区 4cm 小切口建立腔内吻合的通道,重建气腹后,于腹腔镜下操作,将特制的钉砧座置入腹腔,助手持肠夹固定食管预切除处,在紧贴肠夹的近端食管前壁做一半环周的横向切口,于此将钉砧头及缝针完全置入,后将缝针在距离横向切口约 1cm 的上方食管前壁反向穿出,仅将线结束牵出食管壁,线形吻合器夹持缝线及食管切口之间,暂不击发,牵拉缝线使钉砧头中心杆部分穿透食管壁完整露出再行击发以离断食管,从而完成钉砧头的置入与固定,后续的食管空肠 Roux-en-Y 吻合利用圆形吻合器完成。

四、腔镜下手工荷包缝合步骤

2010 年日本学者 Kinoshita 团队报道了腔镜下手工荷包缝合方式,具体操作如下:将腹腔镜肠夹预置于食管上部,于食管胃结合部处切断食管,后利用长约 25cm 的 3-0 单股缝线进行腹腔镜下手工荷包缝合:以食管断端的左侧壁为缝合的起始点,逆时针方向环周行全层的荷包缝合,约 14 针,移除肠夹,之后利用肠钳展开食管断端两侧以置入钉砧头,收紧缝线后以圆形吻合器完成后续的食管空肠 Roux-en-Y 吻合。优点有:①经济实惠性,仅需普通的腹腔镜器械;②技术简便性,熟练掌握腹腔镜下缝合技术的医师即可开展;③原位荷包缝合,不需过分牵拉食管,并利用腹腔镜肠夹防止吻合时食管残端往纵隔回缩。然而较多的缝针数、不易控制的针距、需成熟团队的密切配合可能是掣肘该方法广泛推行及应用的关键。

2013 年,韩国学者 Kim 团队对腹腔镜下手工荷包缝合方式进行了改良,区别为:①腹腔镜肠夹替换为动脉夹,夹于预定切断食管处,防止荷包缝合过程中对食管切缘的撕裂;②以动脉夹为标志,紧靠其上缘行浆肌层的荷包缝合,仅需 6 针完成整个缝合过程。最近,国内学者 Du 团队提出创新的手工荷包缝合方式:行荷包缝合前,仅离断环周约 90% 的食管壁,利用残留的右侧 10% 食管壁起牵拉及稳定的作用,沿近侧食管切缘行全层的荷包缝合,待置入钉砧头收紧缝线后再切断残留食管壁。

五、腹腔镜下一体式荷包缝合器械吻合步骤

2008 年,日本学者 Usui 团队报道了腹腔镜下一体式荷包缝合器械完成食管预置荷包缝合。该器械经腹正中长约 4cm 辅助小切口将蓝碟置入腹腔,重建气腹,将头部与预定切除位置的食管闭合,腹腔镜下将荷包线从头部的导针孔槽穿过,完成一体式荷包缝合。离断食管后,将钉砧头放入食管断端,收紧荷包线以固定钉砧头,最后利用圆形吻合器完成食管空肠端-侧吻合。这一技术借鉴传统开腹手术的策略,充分发挥了腹腔镜对局部视野直视放大的优点,将关键操作步骤优化至完全腹腔内完成。但该器械体型较大不易通过普通腹腔镜通道,配套使用的蓝碟费用昂贵,限制了该技术的应用和推广。

六、术式评价

初期开展腹腔镜全胃切除术式的团队,为保证手术的安全性,建议选择小切口辅助重建。在腹腔镜技术已经成熟的团队,在保证手术安全的前提下,可以选择合适病例开展完全腹腔镜下全胃切除后的消化道重建。目前全腹腔镜下腔内食管空肠吻合多种多样,尚无公认、最优的标准规范。何种是最佳选择呢? 结合笔者经验,大道至简,选择自己相对熟悉的和相对简单的吻合方式,更能保证手术的安全性。当然,在医院伦理委员会的认可下,以患者为中心,将手术安全性和肿瘤根治性放在首位,严谨的开展临床新技术和大样本前瞻性随

机对照临床研究,来评估诸多全胃切除后的消化道重建方式的优劣是目前另一重要任务。

(李国新 陈韬)

参 考 文 献

1. Kitano S,Iso Y,Moriyama M,et al. Laparoscopy-assisted billroth I gastrectomy. Surg Laparosc Endosc,1994,4(2):146-148.

2. Okabe H,Satoh S,Inoue H,et al. Esophagojejunostomy through minilaparotomy after laparoscopic total gastrectomy. Gastric Cancer,2007,10(3):176-180.

3. 卢昕,胡彦锋,余江,等. 腹腔镜全胃切除术腔内食管空肠吻合的研究进展. 中华消化外科杂志,2015,14(6):513-516.

4. Hosogi H,Kanaya S. Intracorporeal anastomosis in laparoscopic gastric cancer surgery. J Gastric Cancer,2012,12(3):133-139.

5. Uyama I,Sugioka A,Fujita J,et al. Laparoscopic total gastrectomy with distal pancreatosplenectomy and d2 lymphadenectomy for advanced gastric cancer. Gastric Cancer,1999,2(4):230-234.

6. Kim JJ,Song KY,Chin HM,et al. Totally laparoscopic gastrectomy with various types of intracorporeal anastomosis using laparoscopic linear staplers:Preliminary experience. Surg Endosc,2008,22(2):436-442.

7. Okabe H,Obama K,Tanaka E,et al. Intracorporeal esophagojejunal anastomosis after laparoscopic total gastrectomy for patients with gastric cancer. Surg Endosc,2009,23(9):2167-2171.

8. Inaba K,Satoh S,Ishida Y,et al. Overlap method:Novel intracorporeal esophagojejunostomy after laparoscopic total gastrectomy. J Am Coll Surg,2010,211(6):e25-e29.

9. Bracale U,Marzano E,Nastro P,et al. Side-to-side esophagojejunostomy during totally laparoscopic total gastrectomy for malignant disease:A multicenter study. Surg Endosc,2010,24(10):2475-2479.

10. Nagai E,Ohuchida K,Nakata K,et al. Feasibility and safety of intracorporeal esophagojejunostomy after laparoscopic total gastrectomy:Inverted t-shaped anastomosis using linear staplers. Surgery,2013,153(5):732-738.

11. Jeong O,Park YK. Intracorporeal circular stapling esophagojejunostomy using the transorally inserted anvil(Or-Vil)after laparoscopic total gastrectomy. Surg Endosc,2009,23(11):2624-2630.

12. Kunisaki C,Makino H,Oshima T,et al. Application of the transorally inserted anvil(orvil(tm))after laparoscopy-assisted total gastrectomy. Surg Endosc,2011,25(4):1300-1305.

13. Chong-Wei K,Dan-Lei C,Dan D. A modified technique for esophagojejunostomy or esophagogastrostomy after laparoscopic gastrectomy. Surg Laparosc Endosc Percutan Tech,2013,23(3):E109-E115.

14. LaFemina J,Vinuela EF,Schattner MA,et al. Esophagojejunal reconstruction after total gastrectomy for gastric cancer using a transorally inserted anvil delivery system. Ann Surg Oncol,2013,20(9):2975-2983.

15. Xie JW,Huang CM,Zheng CH,et al. A safe anastomotic technique of using the transorally inserted anvil(Or-Vil)in Roux-en-Y reconstruction after laparoscopy-assisted total gastrectomy for proximal malignant tumors of the stomach. World J Surg Oncol,2013,11:256.

16. Hiki N,Fukunaga T,Yamaguchi T,et al. Laparoscopic esophagogastric circular stapled anastomosis:A modified technique to protect the esophagus. Gastric Cancer,2007,10(3):181-186.

17. Kinoshita T,Oshiro T,Ito K,et al. Intracorporeal circular-stapled esophagojejunostomy using hand-sewn purse-string suture after laparoscopic total gastrectomy. Surg Endosc,2010,24(11):2908-2912.

18. Kim HI,Cho I,Jang DS,et al. Intracorporeal esophagojejunostomy using a circular stapler with a new purse-string suture technique during laparoscopic total gastrectomy. J Am Coll Surg,2013,216(2):E11-E16.

19. Du JJ,Shuang JB,Li J,et al. Intracorporeal circular-stapled esophagojejunostomy after laparoscopic total gastrectomy:A novel self-pulling and holding purse-string suture technique. J Am Coll Surg,2014,218(3):E67-E72.

20. Usui S,Nagai K,Hiranuma S,et al. Laparoscopy-assisted esophagoenteral anastomosis using endoscopic purse-string suture instrument "endo-psi(ii)" and circular stapler. Gastric Cancer,2008,11(4):233-237.

第十一章

腹腔镜下全胃切除术后
消化道重建新术式

　　1994 年 Kitano 等首次报道腹腔镜根治性远端胃切除术治疗早期胃癌，1999 年 Uyama 等首次报道腹腔镜全胃切除，经过 20 余年的发展，腹腔镜技术已逐渐成熟，并逐步取得了与开腹手术相当的近远期疗效，且具有手术创伤小、术后康复快等优点。辅助小切口下消化道重建作为腹腔镜胃癌根治术早期应用比较广泛，但有其相对局限性：为避免延长切口致视野狭小、操作空间受限；有时牺牲了腹腔镜手术微创、美容及其他一些潜在优势；对于体型高大或肠系膜肥厚者，经小切口吻合及处理肠系膜存在难度；肥胖、肝左叶肥大等情况下，使钉砧座置入较为困难等。而全腹腔镜下消化道重建有着潜在的一些优势：完全直视下操作，受体型影响相对小；原位操作，避免过度牵拉；更适合深部和狭窄空间的操作；更小的体表切口，术后疼痛明显减轻。因此全腹腔镜下消化道重建在腹腔镜远端胃癌根治术后开展的较早，到目前为止，成熟开展的中心也越来越多，但是全胃切除后全腹腔镜下消化道重建存在的潜在风险和难度较大：位置高深，术中操作难度大；团队配合整体要求高；有误损伤等；肠壁及系膜张力牵拉感觉差；腔镜下器械吻合后加强减少，术后吻合口漏概率增加；术中一旦吻合失败，术者将面临严峻考验。因此国内大多数中心对腹腔镜全胃切除后消化道重建大多采用辅助小切口吻合，胃癌根治性全胃切除后开展腹腔镜下消化道重建的中心较少，全胃切除后腹腔镜下消化道重建一直是腹腔镜手术技术的难点与挑战。

　　全胃切除后腹腔镜下消化道重建主要包括：管形吻合器、线形吻合器和手工吻合三种，其中手工吻合的方式相对难度较大，推广应用很少，而其他两种方法应用开展的相对广泛，管形吻合器主要代表方式有缝合荷包置入法食管空肠（EJ）端-侧吻合法、折叠式荷包钳下 EJ 端-侧吻合法、OrVil 辅助 EJ 端-侧吻合法（2009，Jeong 和 Park）和反穿刺法 EJ 端-侧吻合法（2009，Omori）；线形吻合器主要代表方式有功能性端-端吻合法（FETEA 法，1999，Uyama）、EJ 侧-侧交叠吻合法（Over-Lap，2010，Inaba）和 EJΠ 形侧-侧吻合法（2016，Kwon）。不同中心不同手术团队习惯采用的重建方法各不相同，甚至同一个术者在不同时期随着团队技术、器械或理念的进步也会采用不同的重建方式。

　　我们中心全胃切除后腹腔镜下消化道重建主要采用的方法也是管形吻合器和线形吻合器两种，前者以反穿刺技术 EJ 端-侧吻合法为代表，后者主要以 EJΠ 形侧-侧吻合法和 EJ 侧-侧交叠吻合 Over-Lap 法为代表。

　　反穿刺技术：先将缝线穿过圆形吻合器钉砧座尖端的小孔，线尾打结固定；食管离断前，于食管前壁做一长约半圈的小切口，经此切口将钉砧座整体送入下端食管腔内，在切口上方 1cm 处缝针反向穿出食管前壁，引出钉砧座并抽紧，直线切割闭合器在钉砧座下方闭合食管残端；上腹正中辅助小切口置入吻合器头端，重建气腹，腔镜直视下完成食管空肠端-侧吻合（图 11-1）。

　　反穿刺技术的难点：腹腔镜下完成吻合器钉砧座置入；圆吻在吻合时，空肠输出袢黏膜

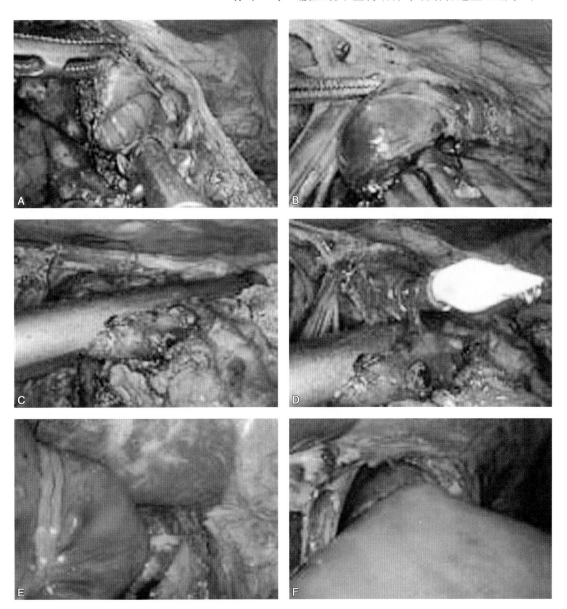

图 11-1　反穿刺法食道空肠吻合手术

A. 食管前壁约半圈切开；B. 钉砧座送入下端食管腔内；C. 在切口上方 1cm 处缝针反向穿出食管前壁，闭合器在钉砧座下方闭合食管残端；D. 由牵引线于食管下端前壁到处钉砧；E、F. 辅助小切口置入吻合器头端，重建气腹；腔镜直视下完成食道空肠端侧吻合

被打闭掉。因此，在钉砧座穿透食管右侧壁时，直线切割闭合器固定住食管残端，这样可以避免食管摆动从而使置入过程顺利；务必将所有的线结拉出后再上直线切割闭合器，避免牵引线被包埋在切缘中；吻合时应将套入吻合器的肠管绑紧以避免空肠输出袢黏膜被打闭掉，另外，空肠肠管若比较细应选择口径较小的吻合器；注意系膜不要扭转。在使用反穿刺技术的过程中我们也体会到一些缺点：需要扩大的切口将钉砧座整体送入；操作杆轴线角度大；吻合操作时后方显露差；吻合时空肠不能像开放吻合时向右上方牵拉以避免黏膜被夹闭。另外 Kinoshita 等报道管型吻合器吻合口狭窄比例高达 9.5%，而线型吻合器吻合口狭窄比例

为 0。结合上述诸多因素，个人认为反穿刺法并不是完全腹腔镜下最理想的 EJ 吻合方式。

　　2016 年 5 月，我们开展了全胃切除后腹腔镜下食管空肠 π 吻合（2016，杨力），主要手术步骤如下：带子阻断食管胃结合部后，食管右侧开口；先不切断食管和空肠，用 60mm 线形闭合器行食管空肠侧-侧吻合，采用三合一技术（一把 60mm 闭合器同时离断食管、空肠并关闭共同开口）；切除空肠系膜及相应一小段空肠，和胃一起移除（图 11-2）。

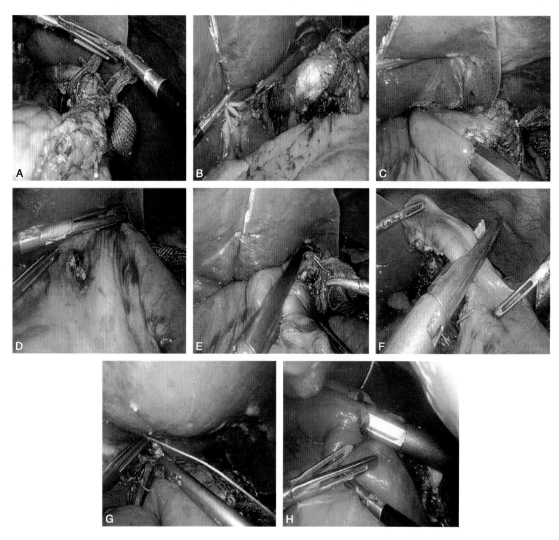

图 11-2　食管空肠 π 吻合手术

A. 束带阻断食管胃结合部食管下端；B. 食管最下端右侧开口；C. 采用 60mm 直线切割闭合器行食管空肠侧-侧吻合；D. 空肠系膜缘开口；E. 采用 60mm 直线切割闭合器离断食管空肠并关闭共同开口；F. 离断切除部分空肠；G. 食管-空肠吻合口张力最大处缝合 2~3 针；H. 采用 60mm 直线切割闭合器近远端空肠侧-侧吻合

　　该手术最大的优点就是食管不离断有牵拉的情况下便于食管空肠吻合，另外三合一的技术很高效地解决了其他吻合方式下难度较大的共同开口关闭问题，有着较好的应用和推广价值，但我们在开展腹腔镜下食管空肠 π 吻合过程中也发现，空肠系膜不离断的情况下吻合，可能存在张力，部分张力较大患者不适合；另外，吻合完成以后才可以切除检查标本，一旦标本提示切缘可疑阳性处理棘手,存在安全隐患。因此,腹腔镜下食管空肠 π 吻合适应证相对狭小,病变应位于贲门齿线以下,不累及齿线,食管右侧壁切开前应再次确认,关键还是要靠术前内镜准确定位;另外空肠系膜不离断下预判断食管空肠吻合口张力,于系膜张力最小处作吻合;离断后还可延近端肠管裁剪部分系膜进一步降低吻合口张力,若预判断系膜张力较大应放弃 π 吻合方式。

　　鉴于以上的一些经验与体会,我们中心近来全胃切除后腹腔镜下消化道重建采用的方法主要是 overlap 法:食管右侧缘或下缘开口;离断空肠;空肠与食管侧-侧吻合;关闭共同开口(图 11-3)。

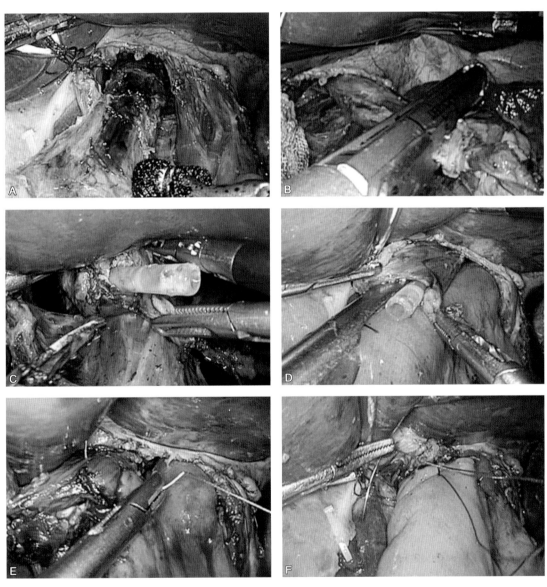

图 11-3　食管空肠 overlap 法手术

A. 食道前壁 12 点方向标记;B. 食道顺时针旋转 90°切断;C、D. 食道右下角切开胃管引导;E. 食道空肠侧-侧吻合;F. 共同开口关闭

　　食管空肠 overlap 吻合方法适应证较宽,但全胃切除后腹腔镜下消化道重建位置深在,操作难度较大,一旦操作不当或失误,后果较严重,因此在开展过程中有一些具体的操作流程要求可能更有利于操作,体会如下:肝脏及膈肌食管裂孔悬吊;充分游离食管,必要时一侧甚至两侧膈肌脚离断;离断食管时应顺时针旋转 90°;空肠残端长度尽量短;尽量选用 45mm钉仓;注意食管开口的位置方向,吻合过程中反复结合胃管引导,避免吻合时黏膜下假道形成;利用取标本的切口将小肠拉出体外离断系膜并完成肠肠吻合可简化并加快手术,系膜肥厚者也可考虑腹腔镜下离断系膜血管弓;拟吻合前试将空肠上提至食管残端上方预判有无张力;共同开口关闭方法有间断缝合、连续缝合和闭合器关闭三种,依据术者习惯和患者术中情况而定;注重手术整体团队配合,包括麻醉师与护士,吻合闭合等重要操作前必要的提醒。

　　我们在开展 overlap 过程中发现食管右下开口法食管残端短,缺少牵拉,切割闭合器置入困难,食管空肠吻合位置较深,食管空肠吻合共同开口关闭困难。因此我们将食管残端中点两侧预置缝线悬吊,然后在中点处切开,同时牵拉食管两侧预置缝线,一方面便于闭合器置入食管,而且可保持切割闭合方向与食管纵轴平行,另一方面也便于缝合关闭共同开口。

　　此外,在 overlap 操作过程中有三点并发症值得一提,一是闭合时胃管未及时退出被夹闭,造成术中被动,所以操作流程中提到注重手术团队包括麻醉师和护士的整体配合,吻合闭合等重要操作前必要的提醒;二是空肠袢上提吻合时因角度或系膜张力等原因致空肠穿孔,操作流程中需充分离断系膜血管弓以避免系膜张力过大,另外拟吻合前试将空肠上提至食管残端上方预判断系膜张力大小,闭合器击发前要确认没有穿孔;三是食管黏膜下假性隧道形成,操作流程中强调吻合时结合胃管引导,击发前再次通过胃管引导判断排除黏膜下假性隧道形成,若是线性闭合器已击发后形成黏膜下假性隧道,可考虑在腹腔镜下切开此处黏膜,彻底止血,而避免开腹重建吻合,但吻合口瘘风险将增加。

　　胃癌根治术后全腹腔镜下消化道重建带来了更佳的视野、更小的创伤和更快的康复,但全腹腔镜下全胃切除术后的消化道重建技术要求高、手术风险大、手术时间较长,建议应在有较好腹腔镜远端胃切除术后消化道重建基础上选择合适病例逐步开展;全腹腔镜下全胃切除术后的消化道重建方式多种多样,各有利弊,临床上要根据患者具体情况和术者及其团队腹腔镜技术水平和操作习惯综合考量,以选择适合患者的最佳方式。

（徐泽宽　杨力）

参 考 文 献

1. Kitano S,Iso Y,Moriyama M,et al. Laparoscopy-assisted Billroth I gastrectomy. Surg Laparosc Endosc,1994,4(2):146-148.

2. Uyama I,Sugioka A,Fujita J,et al. Laparoscopic total gastrectomy with distal pancreatosplenectomy and D2 lymphadenectomy for advanced gastric cancer. Gastric Cancer,1999,2(4):230-234.

3. Jeong O,Park YK. Intracorporeal circular stapling esophagojejunostomy using the transorally inserted anvil(Or-Vil)after laparoscopic total gastrectomy. Surg Endosc,2009,23(11):2624-2630.

4. Omori T,Oyama T,Mizutani S,et al. A simple and safe technique for esophagojejunostomy using the hemidouble stapling technique in laparoscopy-assisted total gastrectomy. Am J Surg,2009,197(1):e13-e17.

5. Inaba K,Satoh S,Ishida Y,et al. Overlap method:novel intracorporeal esophagojejunostomy after laparoscopic total gastrectomy. J Am Coll Surg,2010,211(6):e25-e29.

6. Kwon IG, Son YG, Ryu SW. Novel Intracorporeal Esophagojejunostomy Using Linear Staplers During Laparoscopic Total Gastrectomy：pi-Shaped Esophagojejunostomy, 3-in-1 Technique. J Am Coll Surg, 2016, 223（3）：e25-e29.

7. 杨力, 徐泽宽, 徐皓, 等. 胃癌全腹腔镜下全胃切除食管空肠 π 形吻合临床体会. 中华胃肠外科杂志, 2016, 19（8）：948-950.

8. 杨力, 徐泽宽, 徐皓, 等. 食管空肠 π 吻合在全腹腔镜全胃切除术中的应用价值. 中华消化外科杂志, 2017, 16（5）：522-526.

9. 徐泽宽, 徐皓, 王林俊. 全腹腔镜胃癌根治术消化道重建方式的选择及技术要点. 中华消化外科杂志, 2017, 16（3）：227-230.

10. 王林俊, 徐皓, 徐泽宽. 全腹腔镜胃癌根治术消化道重建方法选择与评价. 中华胃肠外科杂志, 2017, 20（10）：1113-1116.

第十二章

胃间质瘤切除术后消化道重建

胃肠间质瘤(gastrointestinal stromal tumor, GIST)是一种特征性表达 CD117 的非上皮来源胃肠道间叶源性肿瘤。GIST 主要发生于胃肠道,其中 60% 的 GIST 发生于胃。伊马替尼的问世为 GIST 的治疗提供了前所未有的生存机会,但是对于原发 GIST,手术治疗仍是唯一有治愈可能的治疗手段。由于 GIST 的特殊生物学行为,手术治疗原则不同于胃癌根治术。

《中国胃肠间质瘤诊断治疗专家共识》2008 年版及 2013 年版对 GIST 的手术治疗原则明确规定,手术目的是尽量争取 R0 切除,避免肿瘤破裂和术中播散。一般情况下不必常规清扫淋巴结。2008 年版特别强调了 GIST 手术原则:切缘 2cm 可以满足 R0 要求,局部切除适用于大部分患者,尽量避免全胃切除。腹腔镜手术及内镜手术不作为常规推荐。理论上 GIST 可以发生于胃的任何部位,但是以胃中上部最多见。天津医科大学肿瘤医院一组 187 例胃间质瘤中,远端 1/3 15 例(8%),胃中 1/3 103 例(55.1%),胃上 1/3 69 例(36.9%)。应该根据肿瘤的具体解剖部位、肿瘤大小、肿瘤与胃壁解剖类型(腔内型、腔外形、壁间型)以及手术后可能对胃功能造成的影响综合分析后决定具体术式。以下仅介绍局部切除、楔形切除和近端胃切除后的消化道重建。

一、局部切除

一般认为直径<2cm 的 GIST 可予观察,原则上不需要早进行手术干预;对于直径≥2cm 的 GIST,应考虑手术切除。局部切除是局限性 GIST 最常用的手术方法,通常手术切缘保留 1cm 即可,切缘切除后可能造成标本回缩,导致病理确定切缘困难,因此有学者提出对于间质瘤的切缘应该分为外科切缘或病理切缘。从外科角度来看,距离肿瘤 1cm 切除即可。天津肿瘤医院一组 132 例 GIST 手术切缘 0.2~5.5cm,其中 73 例小于 2cm,未见镜下切缘阳性。预后分析发现,切缘距离、手术方式、淋巴结清扫及大网膜切除对患者预后无影响。位于胃体大弯侧的小 GIST,可以采用闭合器直接闭合切除,这种情况下切缘往往>2cm(图 12-1)。对于胃小弯侧及近胃窦或贲门侧的小 GIST,应该采用电刀或超声刀剖开胃部,直视下操作,即可以保障切缘完整,同时避免切除过多胃壁。理论上,只要切缘距幽门(贲门)有 1~2cm 距离,即不会影响功能。在胃小弯操作时,避免损伤迷走神经,如果不能确保迷走神经的完整性,建议同时做幽门成型。

楔形切除也是治疗 GIST 的常用手术方法。根据 GIST 的病理生物学征,手术时无行胃周淋巴结清扫,1~3cm 的手术切缘既可以达到根治性切除的目的。对于最常见的胃体大弯侧 GIST,即使肿瘤直径>10cm,也可以采取胃壁楔形切除(图 12-2)。应避免创伤性较大的胃次全手术导致胃功能障碍。早年由于对 GIST 生物学行为认知的局限性,往往采取了不必要的扩大手术,天津肿瘤医院一组 1985~2006 年手术治疗的 187 例胃部 GIST 病例中,采取局

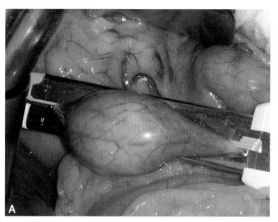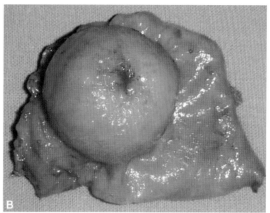

图 12-1　胃间质瘤局部切除重建及标本
A. 用线性切割闭合器局部切除;B. 胃间质瘤局部切除标本,中央有浅溃疡

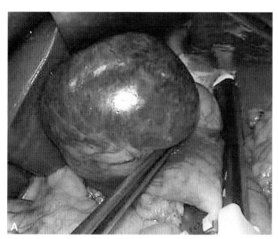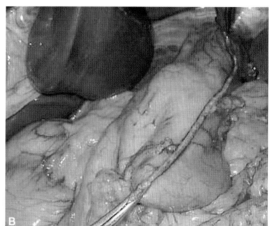

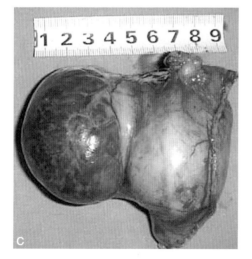

图 12-2　壁外型间质瘤切除重建步骤及标本
A. 用线性切割闭合器切除肿瘤;B. 切除肿瘤后残胃术野;C. 完整切除的标本

部或楔形切除的病例仅占 21%，胃次全切占 51.3%，全胃切除占 13.4%。近年来由于对 GIST 生物学行为的充分认识，90% 以上的 GIST 均可以采取局部或楔形切除。术中可以根据肿瘤的具体位置、肿瘤与胃壁的关系采取不同方法：对于腔外、壁间或腔内-腔外型，只要预计保留的胃壁范围足够，特别是肿瘤位于胃体大弯侧时，可以利用线性切割闭合器于胃壁浆膜面直接切除肿瘤，同时闭合胃腔。如果肿瘤接近胃窦或胃小弯侧，预计切除肿瘤对残胃影响较大时，可以在保护好腹腔以及保障安全切缘的前提下切开胃壁，沿肿瘤根部用电刀或超声刀将其切除，随后检查胃壁缺损情况。在最大限度保持胃腔通畅的前提下，用 4-0 丝线缝合牵引，用线性切割闭合器闭合胃腔。

对于特殊部位如胃体上部后壁腔内生长型 GIST，可以采取沿胃体前壁纵轴方向剖开胃壁，经胃腔用 30mm 残端闭合器切除肿瘤，丝线加固，最后用直线切割闭合器闭合胃前壁开口。以下为特殊部位 GIST 楔形切除消化道重建实例。

（一）胃底大弯侧前壁巨大 GIST 切除后重建

CT 显示（图 12-3A），肿瘤位于胃-脾之间，与胃关系密切，与脾脏似有间隙，直径约 12cm×10cm。探查后发现肿瘤位于胃底大弯近前壁（图 12-3B）。肿瘤与胃壁仅有约 3cm 直径的连接，用超声刀沿肿瘤胃浆膜面距肿物基底部约 1cm 环形切除肿瘤，图 12-3C 示完整切除肿瘤后胃底前壁缺损。探查后发现其右上缘距贲门口约 4cm。遂决定用直线切割闭合器（ATW）闭合胃缺损：首先用 1# 丝线将胃前壁缺损的左右侧对合，间隔 1cm 缝合牵引，用 45mm ATW 闭合胃缺损，连续闭合 3 次（图 12-3D），闭合线与胃体长轴平行（图 12-3E）。检查标本后发现，肿瘤与胃壁仅有直径约 2.5cm 的基底部相连接（图 12-3F 箭头）。

（二）胃小弯近前壁 GIST 切除后重建

CT 显示（图 12-4A）肿瘤位于胃小弯侧，呈壁间型（腔内、外各占一半），仿真内镜（图 12-4B）显示黏膜面肿瘤位于胃小弯侧：其左下方为胃窦，右上方为贲门侧。开腹探查后发现肿瘤位于为窦体交界小弯近前壁，遂以电刀沿肿瘤浆膜面基底部，距肿瘤 2cm 处环形标记（图 12-4C）。用超声刀沿标记线完整切除肿瘤（图 12-4D）。图 12-4E 显示胃壁缺损情况，经评估后决定用 ATW 闭合：首先用 1# 丝线将胃缺损的近端（贲门侧）与远端（幽门侧），间隔 1cm 缝合牵引。用 45mm ATW 以与胃纵轴垂直方面闭合缺损，一共连续闭合 4 次（图 12-4F、G）。完成闭合后检查闭合线约占胃腔环周的 3/4（图 12-4H）。

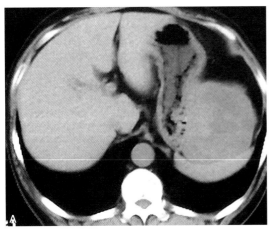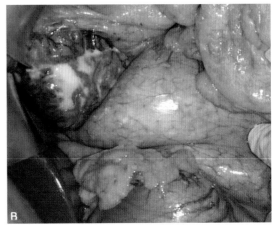

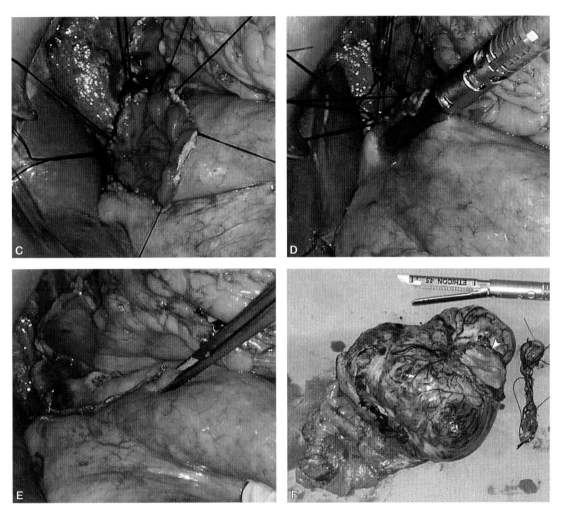

图 12-3 胃体大弯侧间质瘤切除及重建步骤

A. CT 示胃底-脾之间巨大占位病变；B. 探查：胃底大弯近前壁外生型巨大肿物；C. 沿肿瘤浆膜面基地部环形切除肿瘤后胃壁缺损；D. 用直线切割闭合器（ATW），闭合胃前壁缺损；E. 完成胃缺损闭合，闭合线与胃体长轴平行；F. 完整切除的 GIST 标本，箭头示其胃壁的基底部

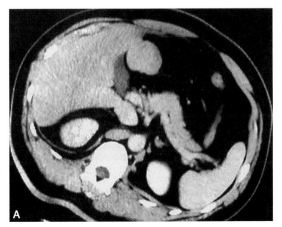

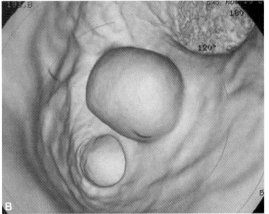

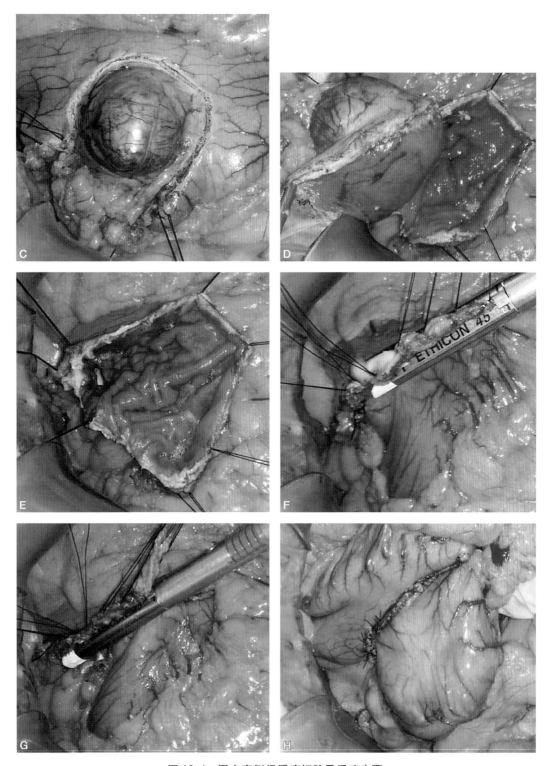

图 12-4 胃小弯侧间质瘤切除及重建步骤

A. CT 示肿瘤位于胃小弯,呈壁间型;B. 仿真内镜示黏膜面肿瘤位于小弯侧;C. 沿肿瘤基地,距肿瘤 2cm 用电刀标记;D. 用超声刀沿标记先完整切除肿瘤;E. 完整切除肿瘤后胃小弯前壁缺损;F. 用 ATW 闭合胃缺损;G. 用 ATW 连续闭合胃缺损;H. 完成胃缺损闭合,幽门成型

（三）胃后壁腔内型 GIST 切除后重建

1. **例 1**　CT 示肿瘤位于胃底近贲门区，似乎带蒂（图 12-5A）。开腹探查，于胃体前壁正中部沿纵轴方向由远自近剖开胃壁（图 12-5B）。探查发现肿瘤呈胆囊状，根部位于胃底穹隆部，距贲门口约 3cm。术中决定用 30mm 残端闭合器完整切除肿瘤（图 12-5C）。用 1#丝线间断缝合，加固胃后壁创面（图 12-5D）。用 1#丝线间隔 1cm 对合缝合牵引胃前壁（图 12-5E），用 100mm 直线切割闭合器闭合胃前壁（图 12-5F），如果一次不能完全闭合，更换钉仓继续闭合。最后用 1#丝线间断加固缝合（图 12-5G），图 12-5H 显示完整切除的标本。

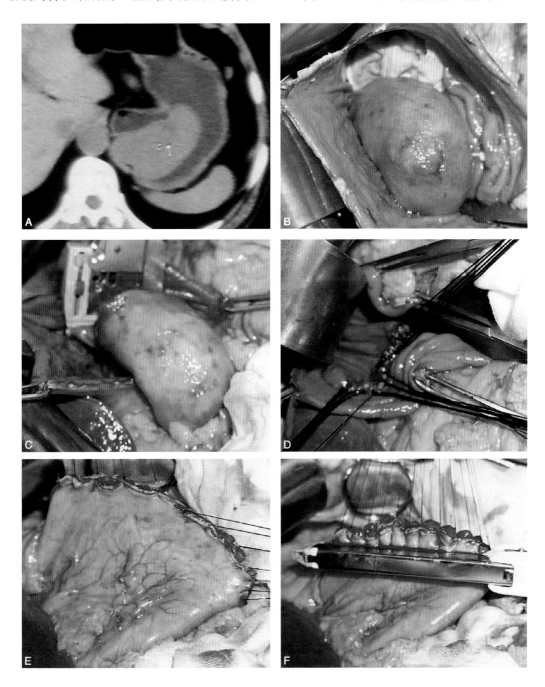

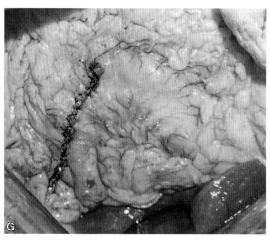
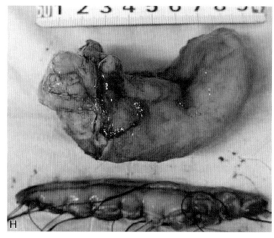

图 12-5　胃后壁腔内型 GIST 切除后重建

A. CT 示胃底腔内型 GIST；B. 剖开胃前壁，显露胃腔内 GIST，根部位于胃底部；C. 用 30mm 残端闭合器分次横断胃壁，切除 GIST；D. 于黏膜面 1-0 丝线间断、全层加固；E. 用 1-0 丝线间断对合剖开的胃前壁；F. 用 100mm 直线切割闭合器闭合胃前壁；G. 用 1-0 丝线间断加固；H. 切除的标本

2. 例 2　沿胃纵轴剖开胃前壁约 5cm，1# 丝线间断缝合牵引。探查发现肿瘤位于贲门右后方，约 4cm×2cm（图 12-6A）。距贲门口约 2cm。用 1# 丝线分别于肿瘤上下极后缝合至肌层牵引。术者用右手探查触摸，确定肿瘤下界，45mm 腔镜直线切割闭合器从肿瘤下界开始闭合胃后壁（图 12-6B）。反复操作 3 次完成肿瘤切除（图 12-6C）。用右手示指探查贲门口完整无损，1# 丝线间断全层加固胃后壁，特别注意吻合钉交接触（图 12-6D）。用 1# 丝线间断对合前壁开口，牵引（图 12-6E）。继续用 45mm 直线切割闭合器闭合胃前壁（图 12-6F）。图 12-6G 为完成操作后术野。检查标本：黏膜面完整无损（图 12-6H），剖开黏膜，肿瘤位于基层，剖面呈鱼肉状，约 4cm×2cm（图 12-6I）。

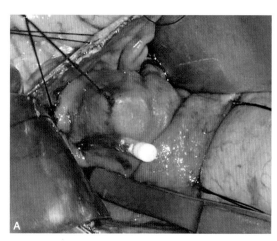
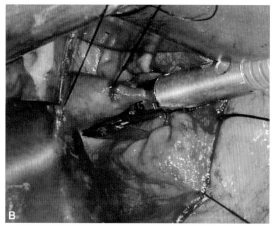

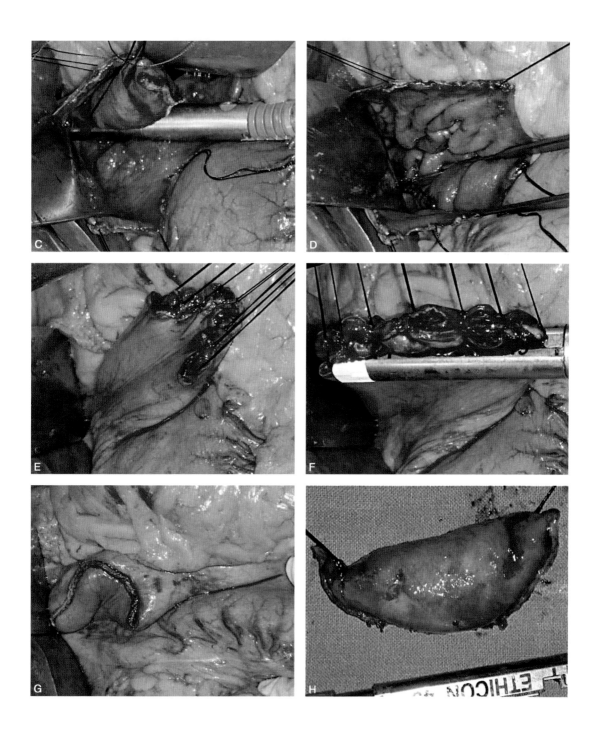

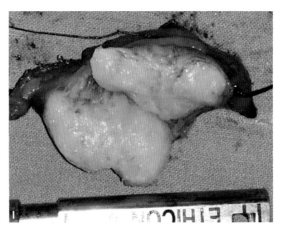

图 12-6　胃体近食管胃结合部间质瘤切除及重建步骤

A. CT 示胃底腔内型 GIST；B. 剖开胃前壁，显露胃腔内 GIST，根部位于胃底部；C. 用 30mm 残端闭合器分次横断胃壁，切除 GIST；D. 于黏膜面 1-0 丝线间断、全层加固；E. 用 1-0 丝线间断对合剖开的胃前壁；F. 用 100mm 直线切割闭合器闭合胃前壁；G. 用 1-0 丝线间断加固；H. 切除的标本；I. 剖开肿瘤

二、近端胃切除管状胃重建

近端胃切除后管状胃消化道重建是贲门区 GIST 最常用的方法。CT 示肿瘤位于胃底贲门区（图 12-7A）。图 12-7B 示胃切除肿瘤后黏膜面情况。开腹探查后发现肿瘤局限于胃底贲门区，充分游离大小弯及脾门后，于食管下端横断，将肿瘤连同近端胃拉出腹腔外。沿预定切除线（图 12-7C），用直线切割闭合器切除肿瘤，将残胃管状成型（图 12-7D）。于管状胃中上 1/3，沿纵轴剖开胃壁约 3cm，用 25mm 管型吻合器于管状胃上端月 3cm 前壁戳出钉绽头，与食管下端吻合（图 12-7E）。最后用 1#丝线缝合管状胃前壁开口，幽门成型（图 12-7F）。检查标本，切缘完整，肿瘤表面呈现多发溃疡（图 12-7B）。

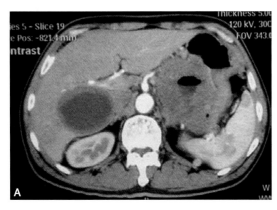
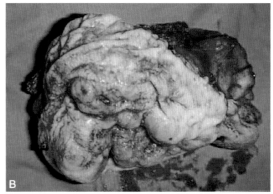

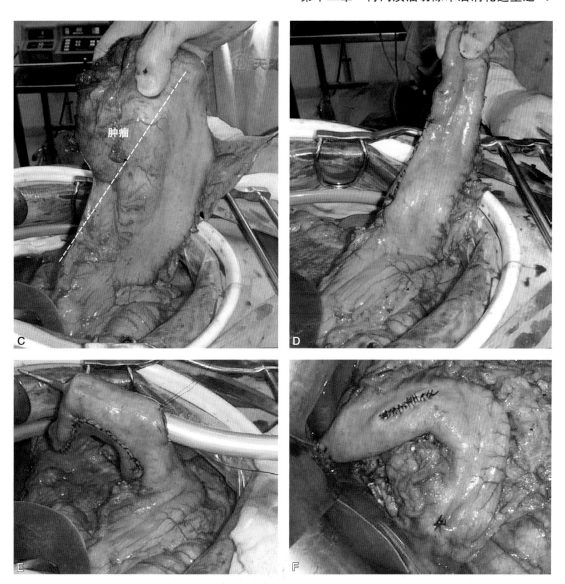

图 12-7　食管胃结合部巨大间质瘤切除及重建步骤

A. CT 示，胃底贲门区巨大占位病变；B. 切除的标本；C. 离断食管下端后，将胃拉出腹腔；D. 切除标本后形成管状胃；E. 于管状胃前壁戳口置入管型吻合器，于食管下端做端-侧吻合；F. 闭合管状胃前壁戳口，幽门成型

三、食管胃结合部腔外型 GIST 切除消化道重建

CT 显示食管胃结合部食管裂孔疝处腔外型不规则占位，考虑 GIST。开腹探查，游离食管胃结合部，沿食管裂孔向头侧探查，肿瘤位于贲门右侧，沿食管下端外侧向头侧延伸长度约 8cm，最大直径 5cm。游离食管下端，用无菌手套制作的束带贯穿、牵引肿瘤上端食管（图12-8A），沿食管下端右侧将肿瘤自食管外膜钝性剥离，虚线部分为肿瘤。于食管下端，距肿瘤约 2cm 处置入荷包钳，横断食管，食管下断端内置入 25mm 管型吻合器抵钉座（图 12-8B），于肿瘤下端距肿瘤约 2cm 处用电刀剖开前壁，见肿瘤位于食管下端右后壁黏膜下完整

切除肿瘤(图 12-8C)。选择胃底最上端,用 25mm 管型吻合器进行胃底-食管下端-侧端吻合(图 12-8D)。用 30mm 残端闭合器闭合食管胃结合部残端(图 12-8E)。用电刀横断浆膜及幽门括约肌,可吸收 4#缝线缝合 3 针,完成幽门成型(图 12-8F)。图 12-8G 为术后 3 个月上消化道造影,显示完整胃轮廓:食管下端-胃吻合口顺畅,胃内无实物残留。

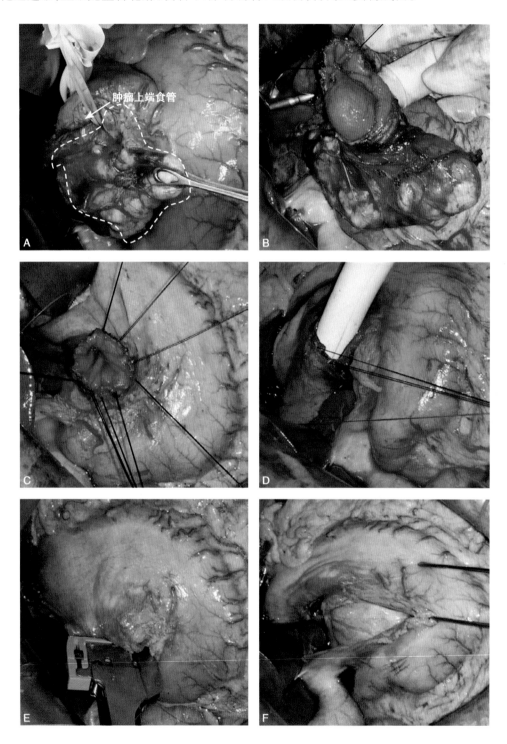

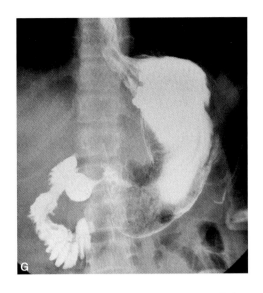

图 12-8　食管胃结合部 GIST 切除及重建步骤
A. GIST 位于食管胃结合部,外生型;B. 于肿瘤下端约 2cm 胃前壁剖开胃壁;C. 切除 GIST 后的食管胃结合部;D. 用 25mm 管型吻合器行食管下端-胃底端侧吻合;E. 残端闭合器闭合食管胃结合部;F. 完成重建及幽门成型;G. 术后 3 个月上消化道造影

四、da Vinci 机器人辅助胃间质瘤切除术后消化道重建

对于发生于位置困难的胃间质瘤(gastrointestinal stromal tumor,GIST),机器人辅助手术具有得天独厚的优势。对于直径 5cm 以下的 GIST,切除肿瘤后采取倒刺线缝合,方便、快捷,并且可以最大限度保留胃容量。

1. GIST 位于食管胃结合部　肿瘤长径约 4.5cm(图 12-9A),内镜检查发现肿瘤位于食管下段-胃底部,表面有溃疡并附白苔(图 12-9B)。采取 da Vinci 机器人辅助手术:探查发现肿瘤位于食管胃结合部,腔内生长(图 12-9C)。首先嘱麻醉师抽吸胃管,尽量排空胃内容物,以防开放胃腔后胃内容物污染腹腔。用超声刀离断小弯侧血管,自浆膜面剖开胃腔,将肿瘤翻转(图 12-9D)。沿肿瘤基底部 1cm 完整切除肿瘤,即刻置入取物袋中。缺损处跨越食管胃结合部,用倒刺线于残胃缺损处的最左侧缝合,逐渐缩小缺损。图 12-9E 红色箭头为倒刺线。接近食管胃结合部时,嘱麻醉医师移动胃管(图 12-9E 黑色箭头处),显示食管胃结合部。此时采取与食管垂直方向缝合,以免造成食管胃结合部狭窄。全层缝合后,浆肌层加固。图 12-9F 示完成缝合,红色箭头为倒刺线。图 12-9G 胃完整切除的标本,后恢复。

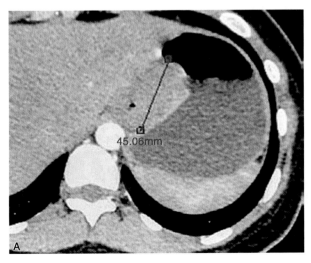

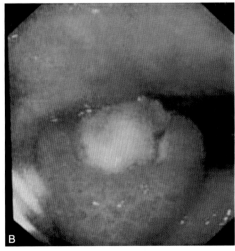

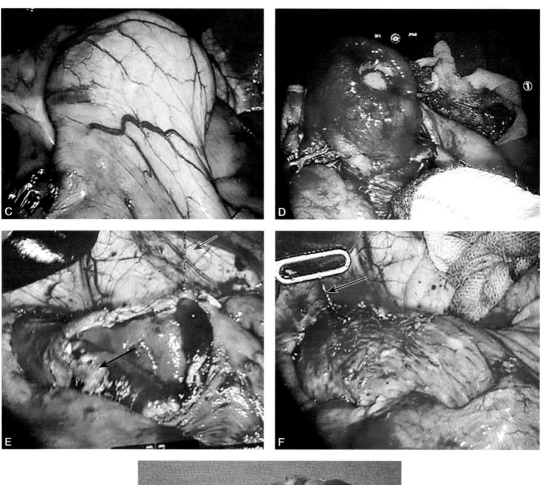

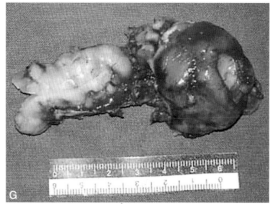

图 12-9　食管胃接合管 GIST,da Vinci 机器人辅助
局部切除,倒刺线残胃修补重建

2. 胃窦大弯腔内型 GIST（图 12-10A）　首先沿胃窦大弯血管弓外 3cm 处离断网膜。将胃窦大弯翻起,确定 GIST 的基底部位（图 12-10B）。于胃浆膜面沿 GIST 基底部 1cm 处剖开胃壁,将肿瘤翻转,同时将小块纱布条置入胃腔内指示并防止胃内容物溢出（图 12-10C）。继续沿肿瘤基地完整切除（图 12-10D）,即刻置入取物袋中。采取相同方法用倒刺线缝合胃窦缺损（图 12-10E）。图 12-10F 为标本。

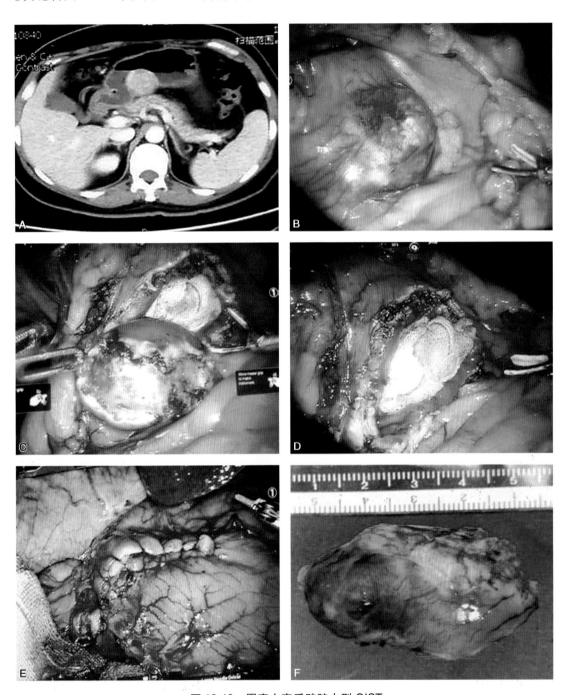

图 12-10　胃窦大弯后壁腔内型 GIST

3. 胃体大弯壁内-壁外型(哑铃型)GIST(图 12-11A～C) 用超声刀沿肿瘤基底边界 1cm 剖开胃腔,吸引器吸净胃内容物,避免胃液污染腹腔。沿肿瘤基底左右汇合完整切除标本(图 12-11D),即刻装入取物袋内,避免肿瘤污染腹腔。仔细观察胃壁切缘,止血确切,必要时修剪切缘(图 12-11E)。嘱麻醉师将胃管持续插入(图 12-11F 黑色箭头),指示贲门方向及位置。用倒刺线由胃大弯近端开始,采取连续垂直褥式缝合法,逐渐缝合胃部缺损(图 12-11G)。图 12-11H 为完成单程连续垂直褥式缝合后术野,图 12-11I 为手术标本,上端为浆膜侧,下端为黏膜侧。

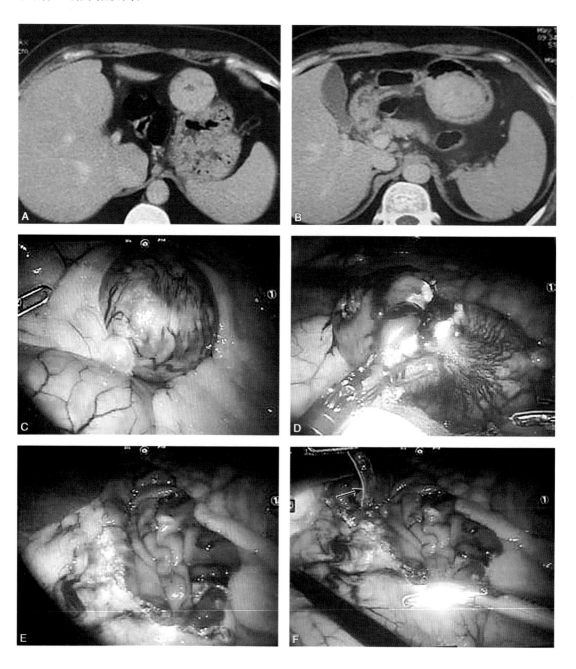

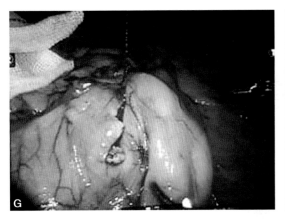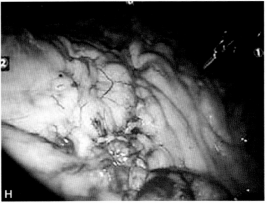

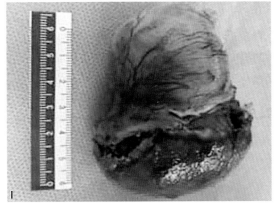

图 12-11 胃体大弯侧壁外-壁内型间质瘤

（梁　寒）

参 考 文 献

1. 中国胃肠间质瘤专家组. 中国胃肠间质瘤诊断治疗共识(2008 版). 临床肿瘤学杂志,2009,14(8):
   746-754.

2. CSCO 胃肠间质瘤专家委员会. 中国胃肠间质瘤诊断治疗专家共识(2013 年版). 临床肿瘤学杂志,2013,
   18(11):1025-1031.

3. Huang H, Liu YX, Zhan ZL, et al. Different sites and prognoses of gastrointestinal stromal tumors of stomach: report of 187 cases. World J Surg,2010,34:1523-1533.

4. 王刚,张汝鹏,赵敬柱,等. 132 例胃的胃肠间质瘤治疗及预后分析. 中华胃肠外科杂志,2010,13(7):
   492-496.

5. 梁寒. 食管胃结合部癌的消化道重建. 中华消化外科杂志,2014,13(2):92-97.

6. 梁寒. 胃肠间质瘤规范化手术原则及注意要点. 中国实用外科杂志,2015,35(4):41-45.

7. 梁寒. 胃肠间质瘤的手术治疗. 中华消化外科杂志,2013,12(4):249-252.

第十三章

da Vinci 机器人辅助胃切除术后消化道重建

  da Vinci 机器人手术系统是手术器械的革命性进步,也开创了工业自动化在外科手术领域应用的先河。相对于传统的腹腔镜具有以下优势:运用计算机辅助技术同步重现术者操作动作,机械臂拥有 7 个自由度关节活动范围超过 90°,同时可以自动过滤术者手颤,使术者的操作更精细、更准确;能够提供裸眼高清晰度三维视频图像,放大 10~15 倍,特别适合局部精细操作,例如术者手柄位移 6cm,反应在腹腔内针持实际位移仅 2cm,极大提高了操作的精细程度(图 13-1)。上述优点保证了术者精细操作如手工缝合的灵活、准确和便利。经过训练可以达到开放手工缝合速度和精度。da Vinci 机器人手术系统与腹腔镜最大的区别和优势是手术过程完全由术者掌控,省略了手术团队成员默契配合的磨合过程。笔者认为,只要具有开放手术经验,经过 da Vinci 机器人手术培训后,在熟悉控制台操作的基础上,手术学

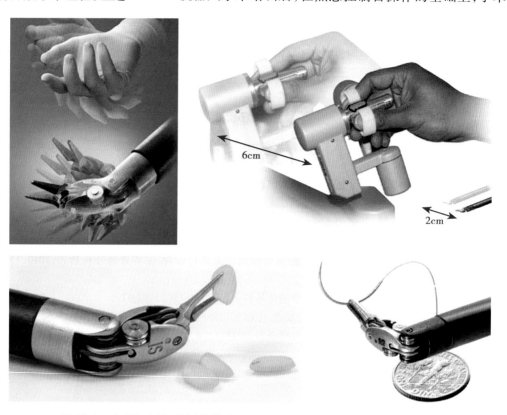

图 13-1 da Vinci Si 系统(图片由 INTUITIVE SURGICAL 公司授权使用)

习曲线很短。以下就采用 da Vinci 机器人进行消化道重建与腹腔镜比较具有优势的手工缝合重建方式介绍如下。

第一节　远端胃切除术后 Billroth Ⅰ重建

一、手术适应证

同腹腔镜远端胃切除。

二、手术步骤

图 13-2A 为胃镜所见,胃窦小弯浅溃疡,直径 18mm;超声内镜诊断为 T1aN0(图 13-2B)。

1. 完成相应的淋巴结清扫　清扫完 No.6 区淋巴结,暴露胃网膜右动、静脉(图 13-2C:蓝箭头指示静脉,红箭头指示动脉)。

2. 离断十二指肠　于幽门环下方用超声刀横断十二指肠,保留十二指肠残端 2cm(图

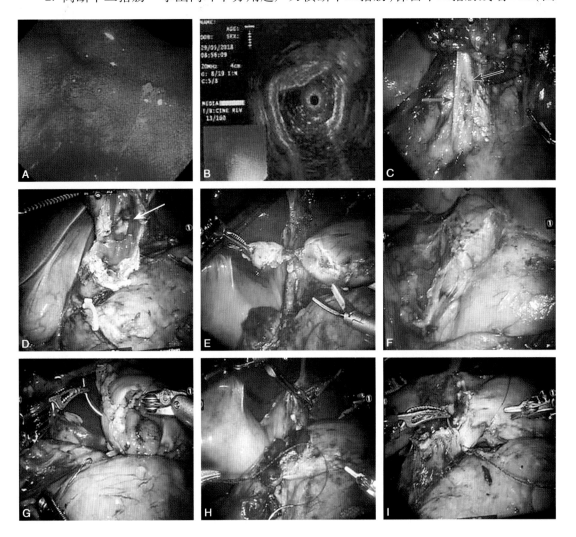

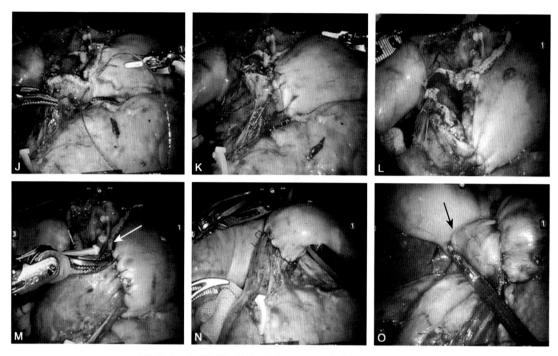

图 13-2 远端胃切除术后 Billroth Ⅰ式消化道重建步骤
A.胃窦小弯浅溃疡,直径 18mm;B.临床分期 cT1aN0;C.清扫弯 No.6 区淋巴结,暴露胃网膜右动、静脉:蓝箭头指示静脉,红箭头指示动脉;D.于幽门环下方离断十二指肠(白色箭头);E.于残胃切线和大弯夹角处切开 2.5cm 开口;F.游离松解十二指肠侧韧带;G.由残胃切线顶点开始连续全层缝合后壁;H.逐渐完成后壁缝合;I.前壁采取连续改良垂直褥式缝合,深进针;J.浅出针;K.浅进针,深出针;L.在缝合过程中及时调整两边长度;M.完成合拢缝合后,用可吸收 4 个零的 771D 进行连续浆肌层加固,特别注意加固残胃切线的三角区:白色箭头处;N.完成吻合后,评估吻合口张力;O.嘱麻醉师将胃管放置过吻合口,黑色箭头示

13-2D)。检查十二指肠断端,确切止血,修剪断端达到光滑平整。

3.**横断胃体** 选择适当位置横断胃体,于残胃切线和大弯夹角处用超声刀切开 2.5cm 开口(图 13-2E)。修剪残胃侧切口,使之于十二指肠断端内径匹配。

4.**游离松解十二指肠侧韧带** 完全松解游离十二指肠侧韧带(图 13-2F),以减少吻合时的张力。

5.**十二指肠残端-残胃吻合** 采用倒刺线,由残胃切线顶点开始连续全层缝合后壁(图 13-2G)。注意每针均确保残胃和十二指肠全层,距残端约 5mm。针距 2~3mm,逐渐完成后壁缝合(图 13-2H)。前壁采取连续改良垂直褥式缝合,深进针(图 13-2I),浅出针(图 13-2J);浅进针,深出针(图 13-2K)。在缝合过程中随时调整两边等距(图 13-2L);完成合拢缝合后,用可吸收 4 个零的 771D 进行连续浆肌层加固,特别注意加固残胃切线的三角区(图 13-2M 白色箭头处)。

6.**评估吻合口张力** 完成吻合后,评估吻合口张力(图 13-2N)。嘱麻醉师将胃管放置通过吻合口(图 13-2O,黑色箭头示)。至此,完成全部吻合。

图 13-3A 为术后 7 天上消化道造影所见,残胃充盈良好,吻合口通常,没有狭窄。未见造影剂外漏;图 13-3B 术后 1 个月复查胃镜所见:吻合口黏膜光滑,通常,无狭窄及溃疡。

三、注意事项

用超声刀切开十二指肠时,尽量保证切缘平滑,无渗血,切忌黏膜与浆肌层分离。残端

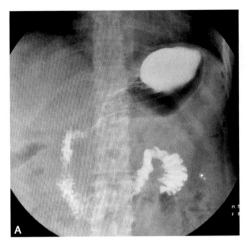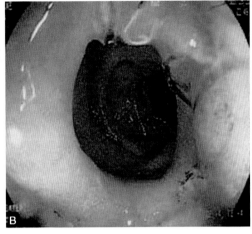

图 13-3　术后影像及内镜检查
A. 术后 7 天上消化道造影；B. 术后 1 个月复查胃镜

保留 2cm 的裸区，以方便手工缝合。残胃大弯侧至少保留 50% 以上，注意残端裸区<7cm，以保障充足血运。对于胃窦 cT2-3N0 病例，不强调结扎胃网膜左动脉。残胃开口直径尽量与十二指肠口径匹配，特别注意十二指肠-残胃吻合口与残胃切线交叉点，应予以加固缝合。具体还有以下注意事项：

1. 要避免缝合过程中吻合口内翻的组织过多，造成重建后吻合口水肿。这一点通过采取笔者的改良连续垂直褥式缝合方法可以较好地避免。

2. 采取单层缝合时，针距要足够密，与管型吻合器特别是三排钉直线闭合器比较，缝合的针距稍密，不会有造成肠管缺血之虞。笔者在开始尝试时就发生过单层缝合 3mm 针距，吻合口迟发瘘的病例。如果吻合不甚满意，建议连续浆肌层缝合加固。

3. 特别注意吻合口张力，去除标本后应该客观评估是否具备 Billroth Ⅰ式重建的条件。建议常规游离十二指肠侧韧带，以减少吻合口张力。

4. 避免十二指肠液的腹腔污染。建议最后横断十二指肠，或者先用直线切开闭合器于幽门环下横断闭合十二指肠，重建时再打开十二指肠残端。

5. 如果术者发生消化液外溢等可能造成腹腔污染的情况，建议于吻合口附近常规放置一根腹腔引流管。

四、术式评价

远端胃切除术后 Billroth Ⅰ式消化道重建是符合生理的重建方式，但是采取腹腔镜或机器人辅助手术时，由于没有适用于微创的管型吻合期，因此临床医生不断探索出利用直线切割闭合器进行三角吻合，和改良的三角吻合。临床实践表明，上述方法手术操作技术要求高、手术操作复杂且容易发生各种相关并发症。Da Vinci 机器人手术系统由于具有灵活的机械臂，最高 15 倍的方法系统和高保真 3D 视野，因此经过短期训练即可以达到与开放手术相同的灵活缝合要求。对于适合采取 Billroth Ⅰ式消化道重建的病例，采取机器人辅助全腹腔内人工缝合残胃-十二指肠吻合口，可谓事半功倍的操作。但是，该方法未见文献报道，笔者也正在临床探索阶段，也是在完成了近百例机器人胃切除消化道重建的基础上尝试的新方法,需要积累更多的经验。

第二节　远端胃切除术后 Billroth Ⅱ式消化道重建

一、手术适应证

同腹腔镜远端胃切除。

二、手术步骤

详见腹腔镜远端胃切除术后 Billroth Ⅱ式消化道重建。在此仅介绍残胃-空肠吻合的具体步骤:用直线切割闭合器横断胃体后,将标本装入标本袋,置于右上腹胆囊床。于残胃闭合线与大弯交角用超声刀切开 2.5cm 开口。寻找屈氏韧带,沿屈氏韧带以远约 25cm 空肠,用超声刀于对系膜缘切开约 2.5cm 开口,用直线切割闭合器进行空肠-残胃后壁侧-侧吻合(图 13-4A)。检查黏膜面无活动性出血后,用倒刺线自左至右侧采取改良垂直褥式连续缝合共同开口(图 13-4B,13-4C)。继续以深进-浅出,浅进-深出的顺序完成缝合(图 13-4D,13-4E)。最后自右至左采取浆肌层连续缝合加固:进针方向与吻合口平行,完成全部吻合(图 13-4F)。

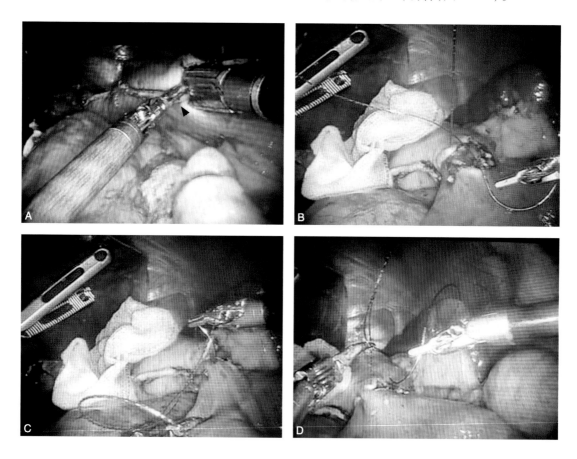

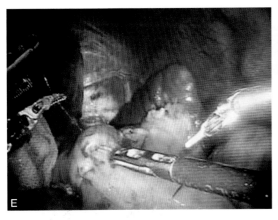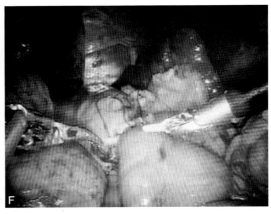

图 13-4 远端胃切除术后 Billroth Ⅱ式消化道重建步骤

A. 空肠-残胃侧-侧吻合；B. 由左至右缝合共同开口；C. 采取改良垂直褥式连续缝合；D. 逐步完成缝合；
E. 自右至左浆肌层连续加固缝合；F. 继续完成浆肌层加固缝合

三、注意事项

空肠-残胃吻合时应该注意空肠系膜方向，且勿扭转。用直线切割闭合器由空肠远端插入空肠腔，与残胃后壁吻合时注意吻合线与胃残端的夹角（图 13-4A 黑箭头），至少应该>30°，否则夹角顶端组织容易造成缺血坏死。吻合前注意评估空肠系膜张力，如果张力过大，可以采取结肠后胃-空肠吻合。手法缝合时每针的针距尽量保持一致，边缝合边检查，保证黏膜完全内翻。

第三节 远端胃切除术后 Uncut Roux-en-Y 消化道重建

一、手术适应证

同腹腔镜远端胃切除。

二、手术步骤

1. 空肠-残胃吻合 于残胃大弯与切线夹角用超声刀切开 2.5cm 开口。空肠近端距屈氏韧带约 25cm 对系膜缘用超声刀切开 2.5cm 开口。先由后壁开始残胃-空肠端-端吻合，用倒刺线由右向左全层连续缝合：图 13-5A 白箭头为空肠近端，黑箭头为空肠远端，针距 4mm。完成后壁连续缝合后转至前壁，采用改良垂直褥式缝合技术（图 13-5B），具体方法参考第三章第七节有关内容。完成单层缝合后（图 13-5C），浆肌层连续加固缝合（图 13-5D），至此，完成了空肠-残胃吻合。

2. 空肠-空肠侧-侧吻合 远端空肠 35cm 处，用超声刀于对系膜缘切开 2.5cm；近端空肠距空肠残胃吻合口约 6cm 处对系膜缘切开 2.5cm。用倒刺线由近端空肠远端（图 13-5E 白箭头处）与远端空肠近端（图 13-5E 黑箭头处）连续全层缝合，针距 4mm。继续缝合完后壁（图 13-5F，13-5G）。前壁同样采取改良垂直褥式缝合：先由右侧肠壁深进针（图 13-5H 白色箭头处），再由左侧肠壁浅出针（图 13-5H 黑色箭头处）。由此连续缝合，直至与后壁缝合

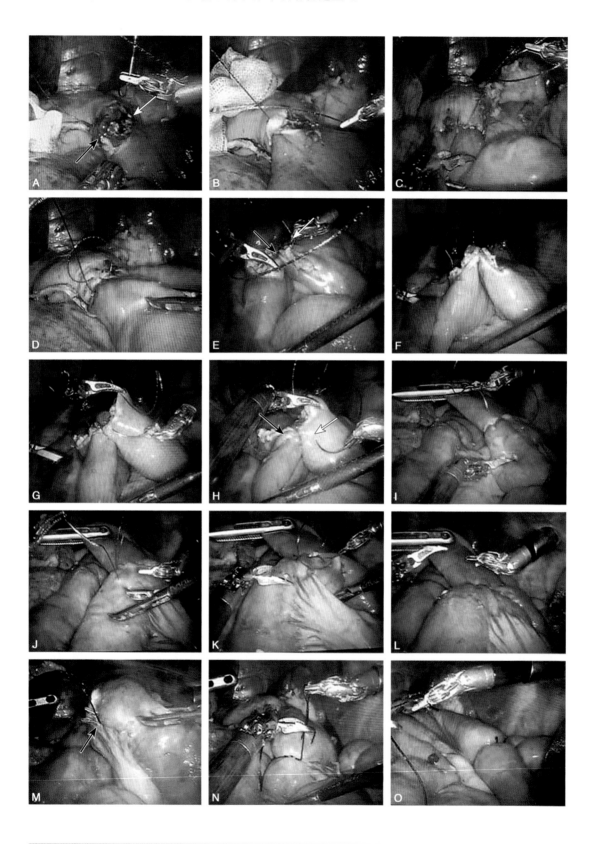

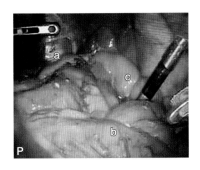

图13-5　远端胃切除术后uncut-RY消化道重建
A.残胃-空肠侧-侧吻合;B.残胃-空肠改良垂直褥式连续缝合;C.完成改良垂直褥式联系缝合;D.浆肌层联系缝合加固;E.空肠-空肠后壁侧侧连续全层缝合;F.继续后壁全层连续缝合;G.前壁改良垂直褥式连续缝合;H.深进针;I.改良垂直褥式缝合最后一针;J、K.继续浆肌层连续缝合加固;L.完成空肠-空肠侧-侧吻合;M.用针持钳将7#丝线穿过空肠系膜无血管区;N、O.完成7#丝线结扎;P.完成后术野

处回合(图13-5I)。然后再由左至右连续浆肌层加固(图13-5J,K),直至完成全部空肠-空肠测测吻合(图13-5L),检查吻合口缝合质量。

3. 结扎近端空肠　于近端空肠与胃空肠吻合口中间,距胃空肠吻合口3cm,距空肠-空肠侧-侧吻合口3cm处,用针持钳夹住一根7#丝线,由空肠系膜贴近肠管处无血管区戳孔(图13-5M黑色箭头处),将7#丝线穿过系膜,适度结扎(图13-5N),完成空肠uncut(图13-5O)。图13-5P为完成远端胃切除uncut Roux-en-Y重建术野:a:残胃空肠吻合;b:空肠-空肠侧-侧吻合;c:丝线结扎处。

三、注意事项

空肠-残胃吻合一般采用结肠前,吻合前一定要反复确定屈氏韧带位置,避免发生肠系膜扭转。手工倒刺线缝合时,针距要适宜,避免过密或过松,一般掌握在4mm左右。每针都要定确定全层缝合,特别是保证黏膜缝合。采取改良的垂直褥式缝合时,深进针(距切缘6mm)与浅出针(距切缘2mm)都要全层,包括浆膜、肌层及黏膜。后壁缝合结束,转到前壁缝合时,保证后壁与前壁缝合的结合部不留疏漏。用7#丝线结扎肠管时,一定要从系膜的无血管区穿过,避免损伤血管。

第四节　近端-端胃切除术后双通路消化道重建

一、手术适应证

同腹腔镜近端胃切除。

二、手术步骤

1. 食管下端-空肠端-侧吻合　根据肿瘤部位在食管下端适当位置横断食管,用直线切割闭合器在胃体适当位置横断胃体,将标本装入取物袋,移至右上腹胆囊窝处。观察食管下端断端是否整齐,是否有出血(图13-6A黑色箭头处)。寻找、确定屈氏韧带根部,远端空肠25cm处,用超声刀于系膜打洞,切断一支末梢血管(图13-6B);用直线切割闭合器横断空肠(图13-6C),将远端空肠(图13-6C黑色箭头处)上提,评估系膜张力,根据具体情况可以选择横结肠前或横结肠后与食管下端吻合;于远端空肠断端以远3cm处用超声刀于对系膜缘切开2.5cm(图13-6D)。将远端空肠上提,用倒刺线由左后壁开始以针距4mm连续全层缝合,每一针都要确定食管端缝合全层(图13-6E),完成后壁连续缝合后,再次检查食管侧黏膜完整(图13-6F)。在缝合过程随时嘱麻醉师将胃管送出食管下端,以作为指示(图13-6G)。完成后壁连续缝合后转至前壁,采用改良垂直褥式缝合技术(图13-6H),具体方法参考第三章第七节有关内容。完成单层缝合后,继续浆肌层加固缝合(图13-6I),至此,完成了食管下端-空肠端-侧吻合(图13-6J)。以无损伤持物钳夹闭空肠远端(图13-6K),嘱麻醉师由胃管内注气试验,以判断吻合口是否完整(图13-6L)。

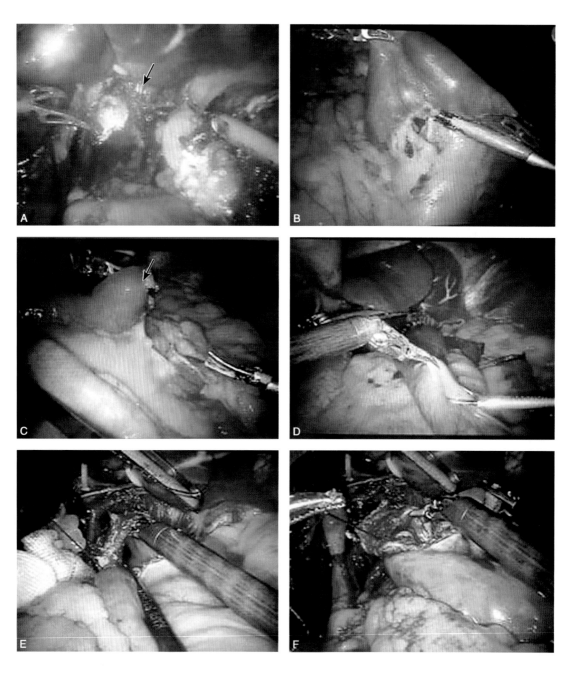

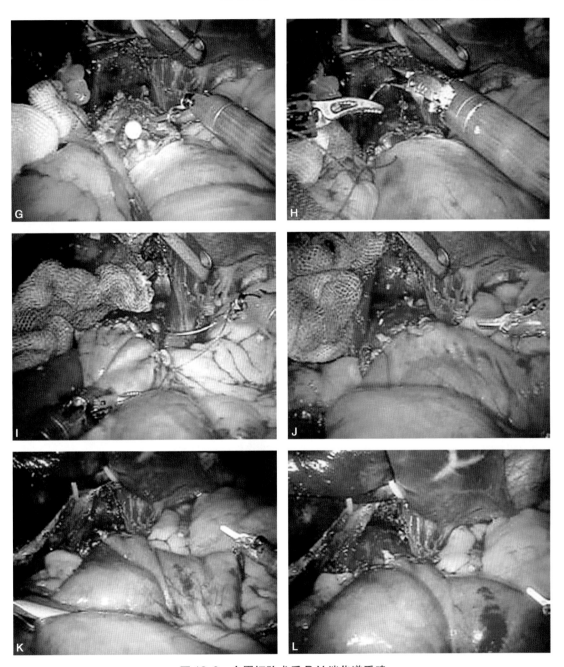

图 13-6 全胃切除术后 R-Y 消化道重建

A.检查食管下端断端是否整齐,是否有出血;B.用超声刀于系膜打洞,切断一支末梢血管;C.用直线切割闭合器横断空肠;D.用超声刀于对系膜缘切开 2.5cm;E.连续全层缝合食管和空肠;F.检查食管黏膜是否完整;G.将胃管送出食管下端;H.前壁采取改良垂直褥式缝合技术;I.继续浆肌层连续加固缝合;J.完成食管下端-空肠端侧吻合;K.以无损伤持物钳夹闭空肠远端;L.由胃管内注气试验,以判断吻合口是否完整

2. 残胃-空肠侧-侧吻合　于食管空肠吻合口远端约 8cm 处,用超声刀于对系膜缘切开 3cm(图 13-7A)。于残胃后壁距残端 3cm,用超声刀与切端平行剖开胃壁约 3cm(图 13-7B)。自上而下用倒刺线残胃空肠连续全层缝合(图 13-7C)。完成后壁连续全层缝合(图 13-7D)。继续缝合前壁,同样采取改良垂直褥式缝合,完成前壁缝合(图 13-7E)。继续浆肌层加固

（图 13-7F）。由此完成残胃空肠侧-侧吻合（图 13-7G）。

3. 近端空肠-远端空肠侧-侧吻合 于近端空肠断端 4cm 处,用超声刀于对系膜缘切开 2.5cm（图 13-7H）。在远端空残胃-空肠吻合口远侧约 30cm 处,用超声刀于对系膜缘切开 2.5cm（图 13-7I）。同样采用倒刺线由后壁连续全层缝合（图 13-7J）。继续缝合前壁,同样采取改良垂直褥式缝合,完成前壁缝合。继续浆肌层加固（图 13-7K）。图 13-7L 为完成近端胃切除术后双通路重建后术野:a 食管下端与空肠吻合口;b 残胃与空肠吻合口;c 空肠-空肠侧-侧吻合口。

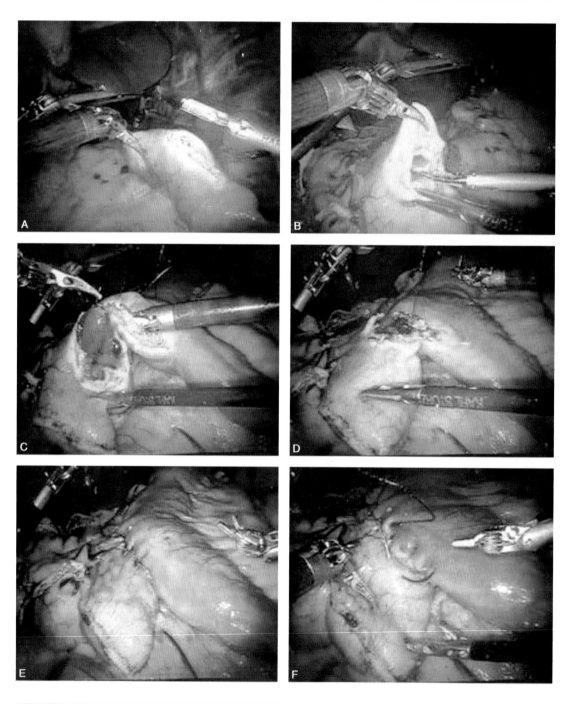

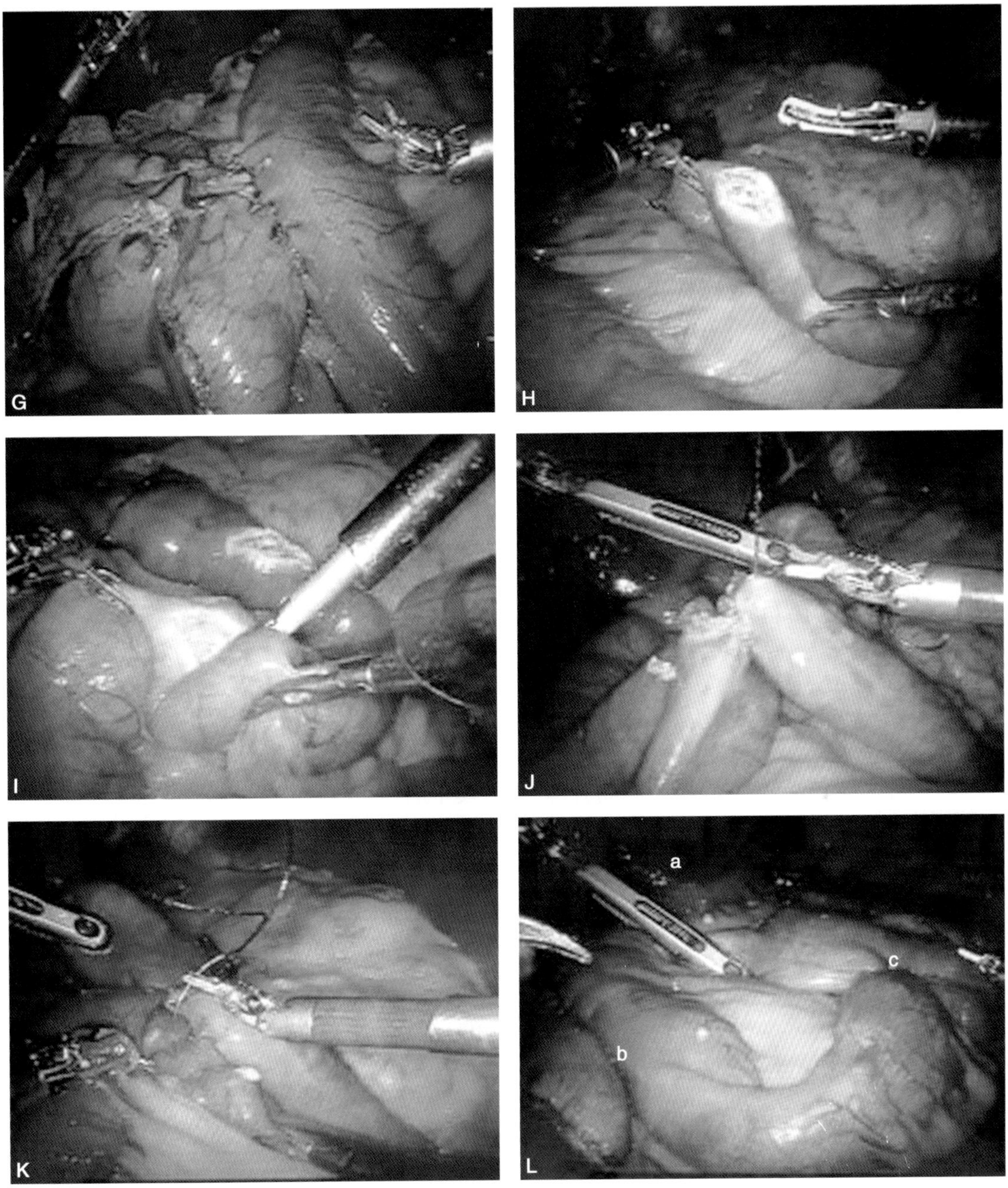

图 13-7　近端胃切除术后双通路消化道重建
A. 用超声刀于对系膜缘切开 3cm；B. 用超声刀与切端平行剖开胃壁约 3cm；C. 自上而下用倒刺线连续全层缝合；D. 完成后壁连续全层缝合；E. 完成前壁缝合；F. 继续浆肌层加固；G. 完成残胃空肠侧-侧吻合；H. 用超声刀于对系膜缘切开 2.5cm；I. 用超声刀于对系膜缘切开 2.5cm；J. 采用倒刺线由后壁连续全层缝合；K. 继续缝前壁；L. 完成近端胃切除术后双通路重建后术野

术后 7 天上消化道造影(图 13-8)显示,造影剂顺利通过食管-空肠吻合口,没有明显狭窄及造影剂泄露;造影剂经过空肠-残胃吻合口时顺利进入残胃,在残胃几乎充盈后开始继续进入远端空肠。

三、注意事项

食管-空肠吻合口距空肠-残胃吻合口之间空肠袢不宜过长,一般掌握在 7 ~ 10cm 之间。否则术后影响食物进入残胃,理论上,重建后食管下端-空肠吻合口与空肠残胃间空肠作为纵轴,残胃作为横轴,两者间夹角应该大于 90°。这样有利于食物排入残胃。

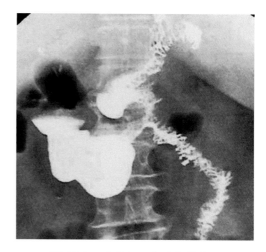

图 13-8 术后 6 天上消化道造影

第五节 全胃切除术后 Roux-en-Y 消化道重建

一、手术适应证

同腹腔镜远端胃切除。

二、手术步骤

具体详见第四节食管下端-空肠吻合部分,以及空肠-空肠侧-侧吻合部分。

三、注意事项

Roux-en-Y 重建,空肠-食管吻合一般采取结肠钳。根据患者具体情况,如果空肠系膜短,为避免吻合后产生张力,建议采取结肠后位。近端空肠与远端空肠吻合后,应该关闭系膜孔,避免术后发生内疝。

(梁 寒)

参 考 文 献

1. 余佩武,钱锋. 机器人胃肠手术学. 北京:人民卫生出版社,2017.
2. 李政焰,石彦,余佩武. 达芬奇机器人手术系统与腹腔镜胃癌根治术近期疗效的 Meta 分析. 中华消化外科杂志,2015,14(3):200-206.
3. 郝迎学,刘春阳,冯晨,等. 完全达芬奇机器人手术系统胃癌根治术的临床疗效. 中华消化外科杂志,2017,16(10):1067-1071.
4. 梁寒. 一种新型垂直褥式肠道缝合技术. 中华胃肠外科杂志,2017,20(8):961-963.

索　引

06